법의병리학

Atlas of Forensic Histopathology

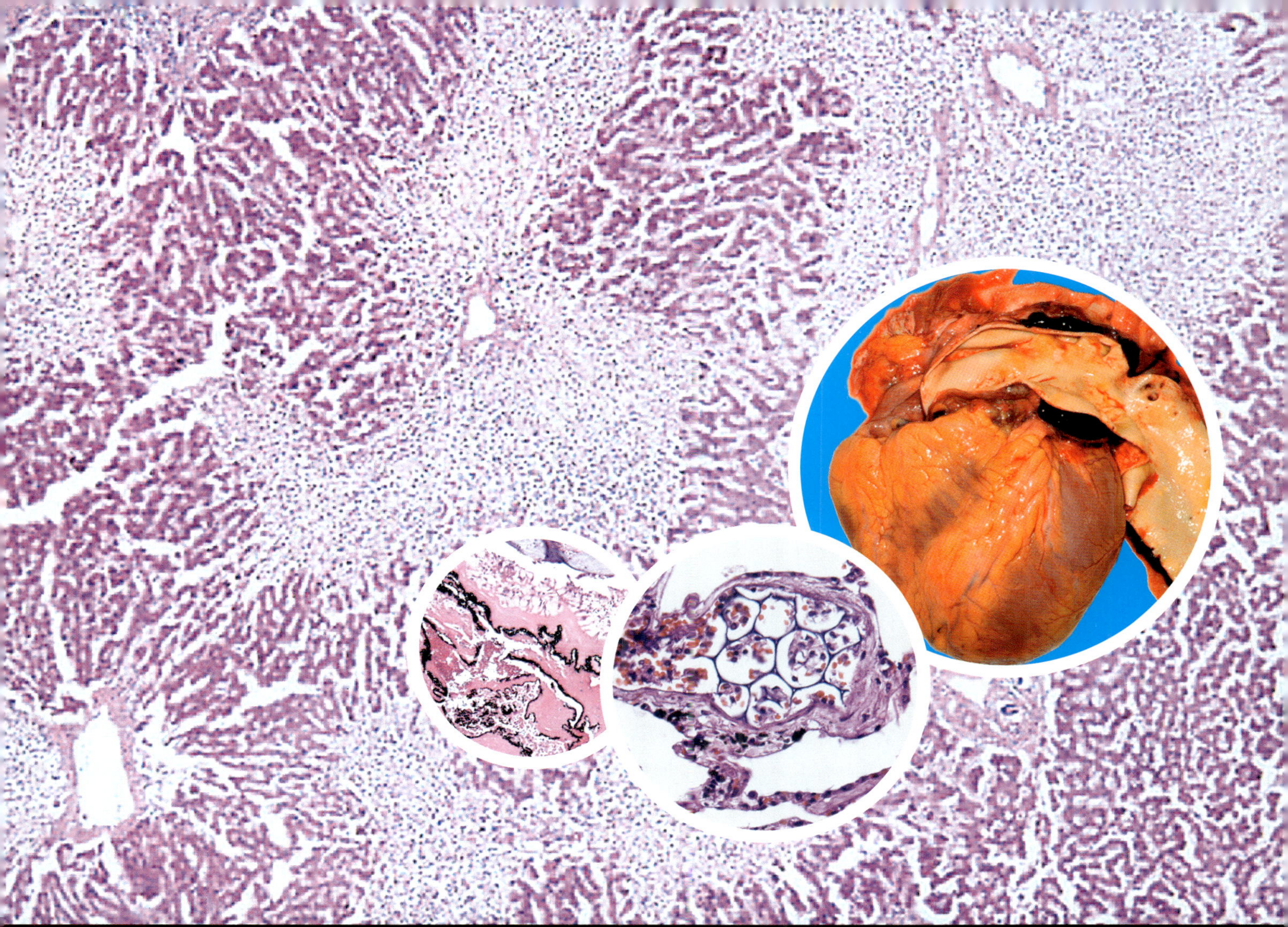

사법부검에서 주로 경험하는 외인사 및 내인사에 대한 병리조직검사의 지침서

법의병리학

Atlas of Forensic Histopathology

권태정 저

고려의학

머리말

법의학은 인간 생명의 권리를 지키는 중요한 사회의학임에도 불구하고 오랫동안 의학의 한 변방으로서 의학도들에게 친근하지 못한 학문으로 존재하였다. 그러나 근자에 국립과학수사연구원(연구소가 연구원으로 승격되었음)에 대한 국민적 신뢰와 매스컴에 의한 사회적인 홍보에 힘입어 법의학에 대한 관심이 높아지고 법의학에 입문하고자 하는 의학도가 매년 증가하고 있는 것은 참으로 다행스러운 일이다. 사람이 사망하면 그 원인을 규명하기 위하여 부검을 하게 되는데 법의부검은 사고사 위주의 사법부검과 질병 위주의 의학적부검으로 분류할 수 있다. 부검은 사인규명 뿐 아니라 의학발전을 위해서도 반드시 필요한 의료행위임에도 불구하고 의학교육을 담당하고있는 대학병원조차도 거의 외면하고 있는 실정이다. 국립과학수사연구원은 사법부검과 의학적부검의 중추적인 역할을 담당하는 기관으로서 사고와 관련된 사례 뿐 아니라 병원병리과에서는 쉽게 접할 수 없는 질병과 관련된 많은 귀중한 자료를 확보하고 있다. 부검 후 사고사의 일부와 내인사의 대부분은 병리조직검사를 시행하는데 본 연구원에서 병리조직검사를 담당하고 있는 필자가 이번에 그동안 경험하고 축적한 사례들을 중심으로 법의병리학을 출간하게 된 것을 매우 기쁘고 보람있게 생각한다.

필자는 병리학을 전공하고 병원에서 근무했던 사람으로서 본 연구원 법의학과에서 처음으로 사법적 시신에 대한 병리조직검사를 하게 되었을 때 매우 당황했던 기억이 있다. 첫째는 병원에서는 항상 신선하고 고정이 잘 된 조직만을 보았으나 법의학과의 조직은 정도의 차이는 있지만 부패가 이미 상당히 진행되어 있어서 부패와 괴사 또는 변성의 기준을 정하기 어려웠다. 둘째는 병원에서는 주로 생검조직이나 종양 위주의 조직을 보았으나 법의학과에서는 전공의 수련 중 교과서에서만 배웠을 뿐 실제로는 거의 경험하지 못한 질병을 보게된 것이다. 셋째는 사고 즉 외상, 감전, 화재, 총창, 익사, 질식, 약물 또는 독물 중독 등과 관련된 순수 법의학적 감정과 직결된 조직을 처음 접하게 되어 진단적 소견이 무엇인지 판단하기 어려웠다. 넷째는 대부분 사고 또는 변사로 노상이나 집에서 갑자기 사망하기 때문에 병원진료기록이 전혀 없거나 있다고 해도 정보가 매우 미흡하고, 과거병력은 대부분 전혀 알 수 없는 상황에서 조직검사를 해야하는 어려움이 있었다. 따라서 참고서적이나 문헌을 찾아보았는데 법의학책은 다수 있었으나 병리학적 소견을 기술한 법의병리학 책은 국내는 물론이고 해외에도 단행본 한 두권 정도에 불과하였고 최근에는 그나마도 절판되어있는 실정이다. 중요 장기의 질환은 각각의 병리학 서적을 참고할 수 있어서 큰 도움이 되었다. 국립과학수사연구원은 서울 본원이외에도 중부, 동부, 남부, 서부 4개의 분원이 있는데 서울 본원에서만도 연간 약 2500건의 부검을 시행하고 있어서 부검이 아니면 접할 수 없는 많은 귀중한 자료들을 보유하고 있다. 필자는 이 자료들을 체계적으로 정리하여 후학들과 함께 공유함으로써 그들이 법의병리학에 입문하는데 조금이라도 도움이 되었으면 하는 바램이 있다.

이 책의 구성은 일반 법의학 교과서의 목차를 참고하여 사고사 즉 외인사와, 질병 즉 내인사의 순서로 기술하였고 쉽고 편안한 마음으로 펴 볼 수 있도록 사진 위주로 정리하였다. 질병과 관련해서는 부검현장에서 많이 경험하고 실제로 사망과 직결되는 심장, 폐, 뇌질환을 중심으로 편집하였고, 사인과 직결되지 않는 질환이나 종양 등은 다른 병리학 책에 훨씬 잘 기술되어 있으므로 가급적 제외하였다. 이 책에 수록된 사진들은 모두 국립과학수사연구원 법의학과에서 시행된 부검에서 기원한 것임을 밝혀둔다.

이 책의 출간을 위하여 귀중한 자료를 기꺼이 제공해주신 동료 법의관 선생님들과 실무를 담당해주신 법의학과 직원 여러분들께 심심한 감사를 드리고, 아무쪼록 이 책이 법의학 및 병리학 전공자들이 법의학적 감정을 하는데 보탬이 되는 작은 길잡이가 되기를 바란다. 끝으로 내 삶의 중심인 가족의 격려에 감사하고, 아울러 선뜻 출판에 응해주신 고려의학에 사의를 표하고 싶다.

2010년 가을에

권 태 정

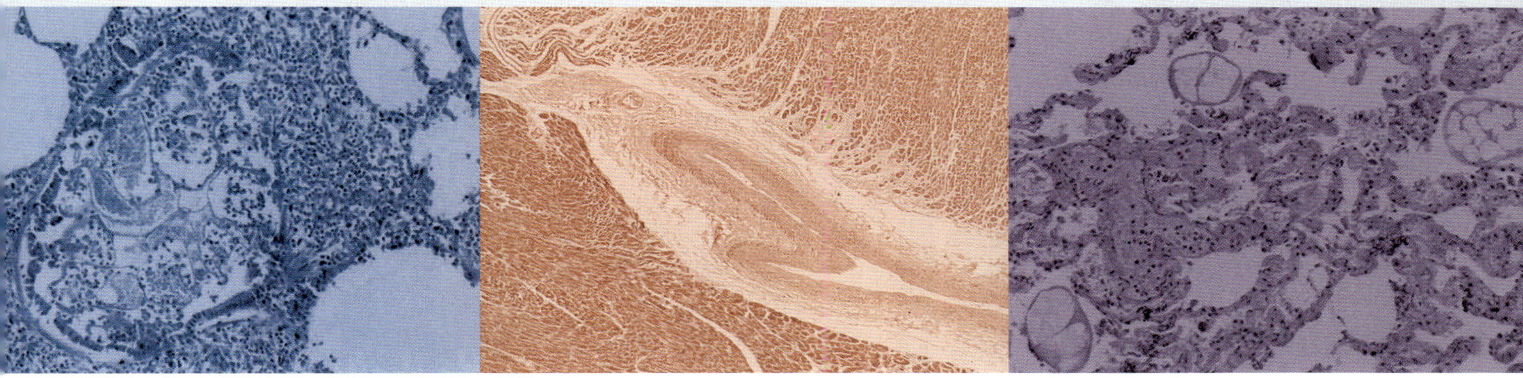

Contents

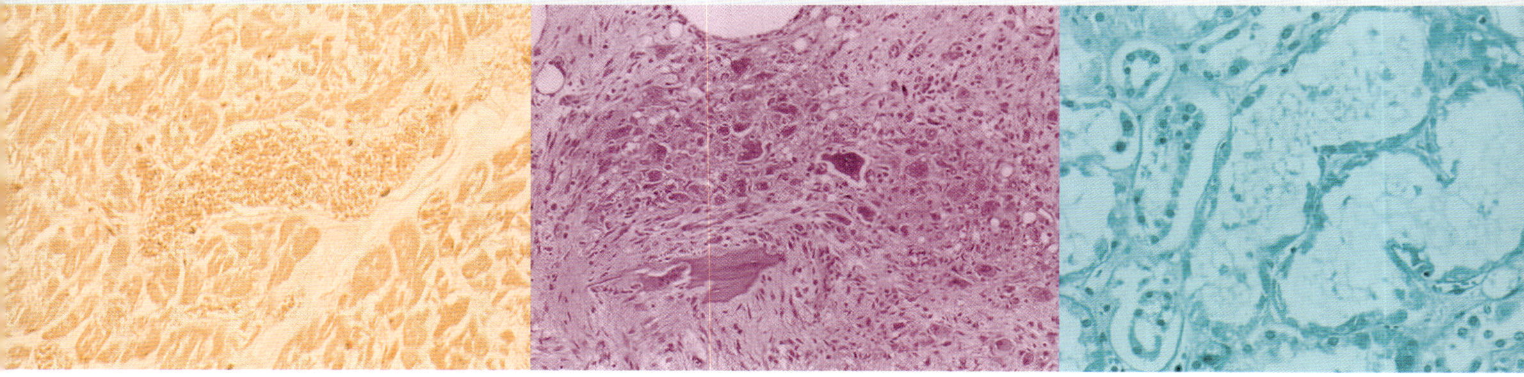

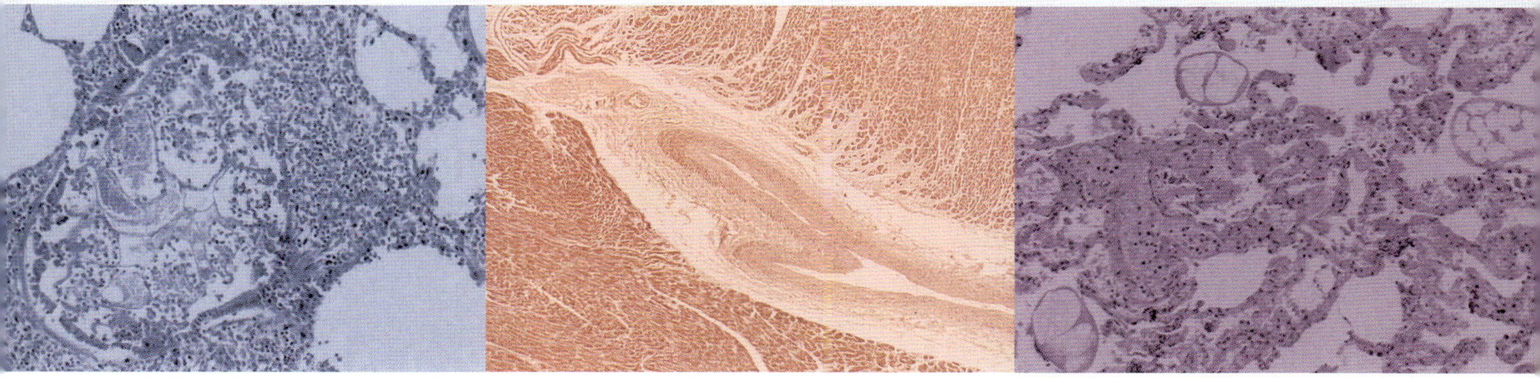

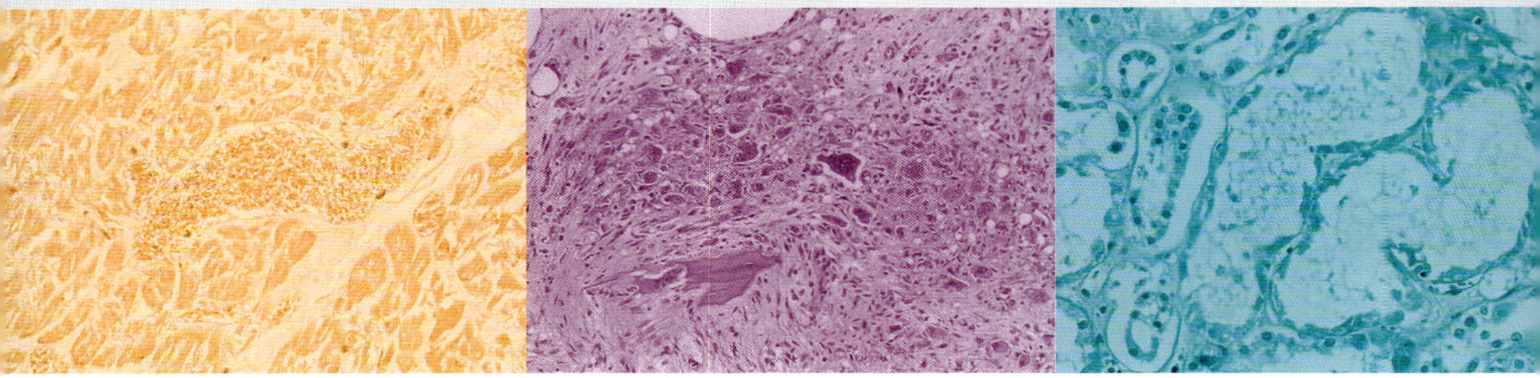

13 색전증 / 42

14 심혈관질환 / 52

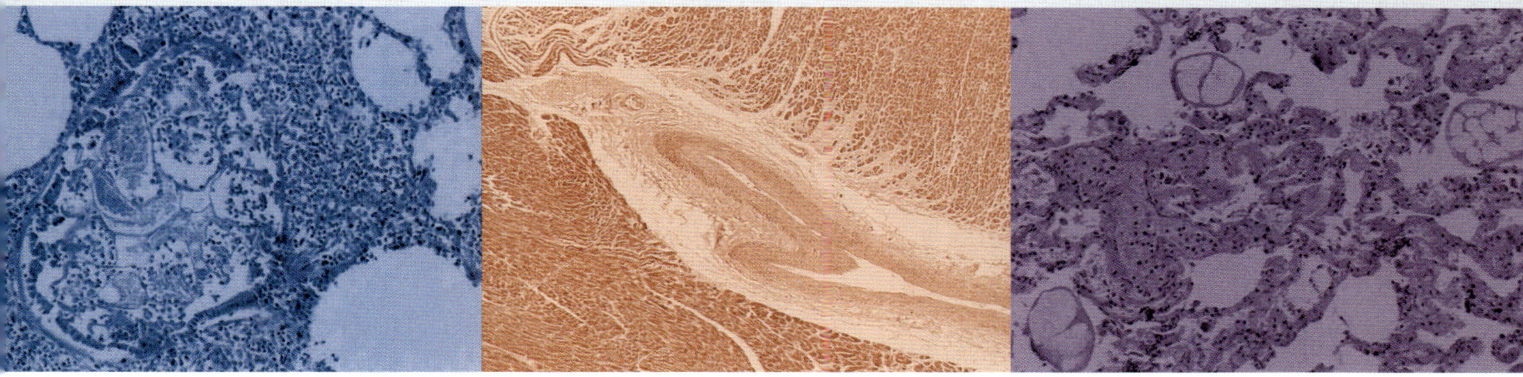

15 호흡기질환 / 70

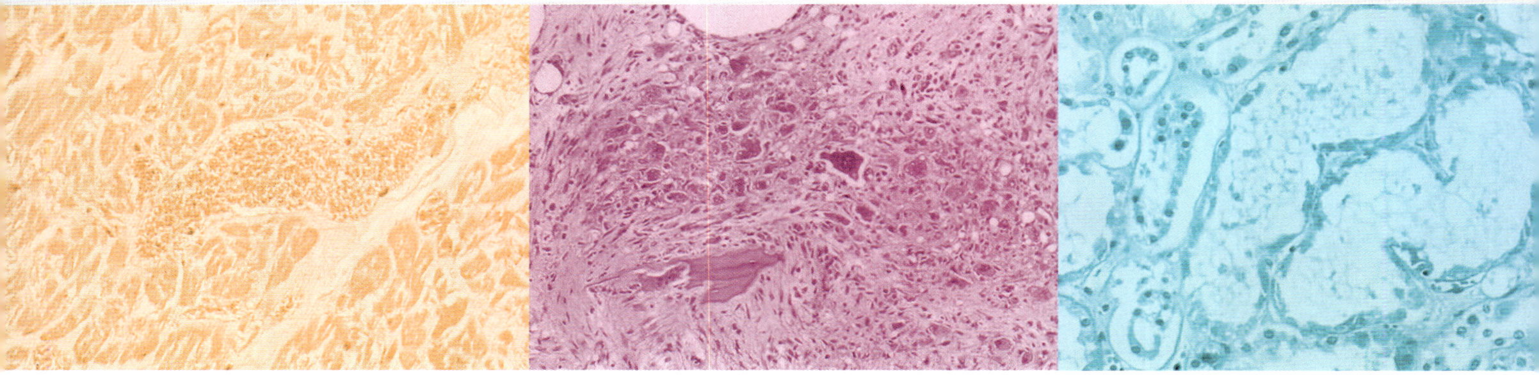

16 중추신경질환 / 86

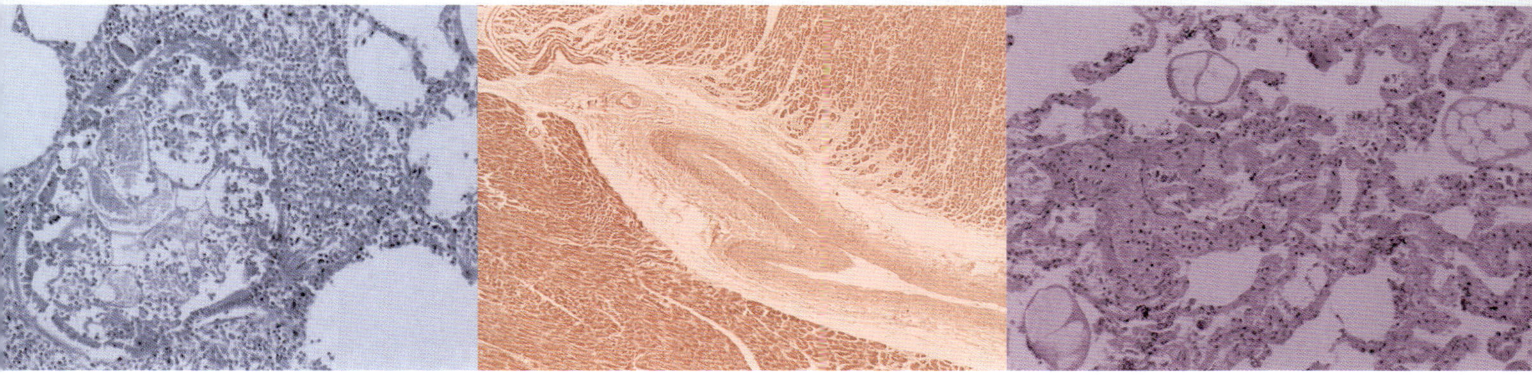

17 소화기질환 / 104

18 간담도 및 췌장질환 / 108

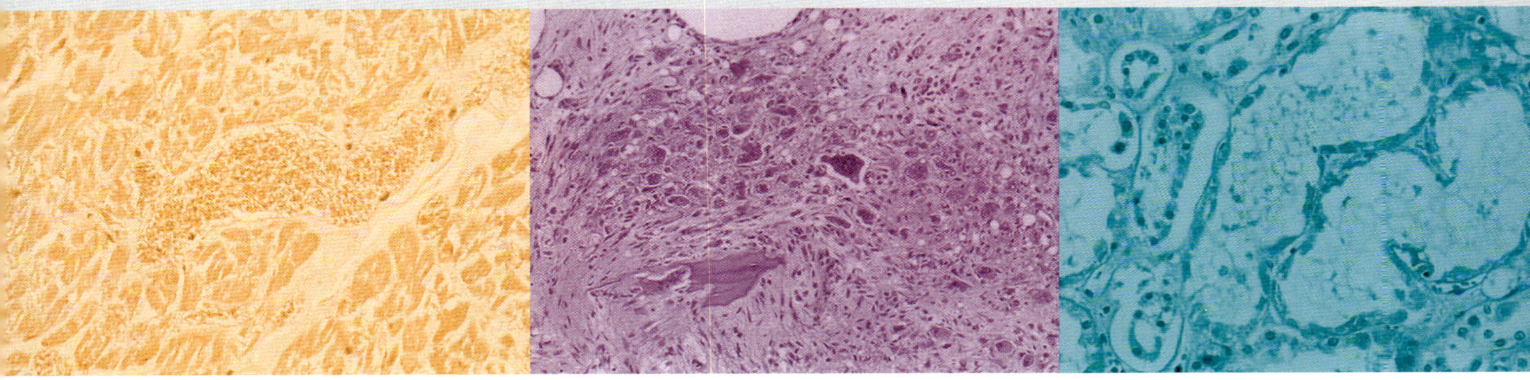

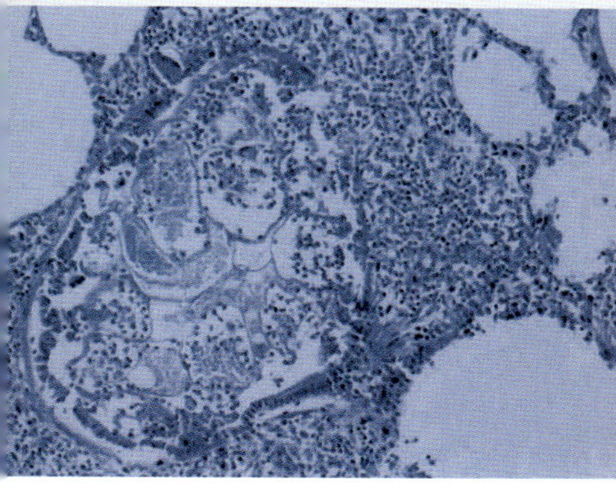
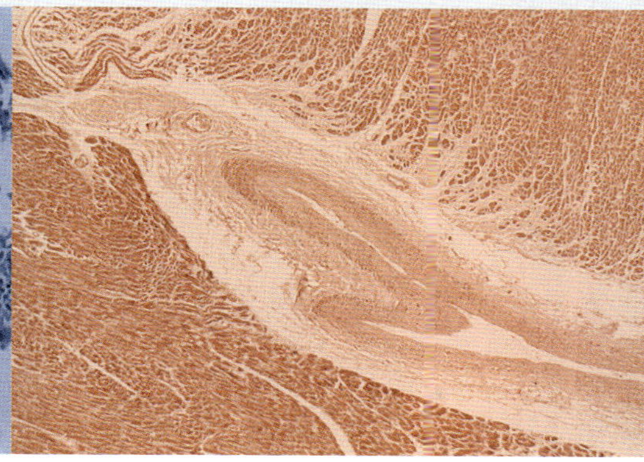
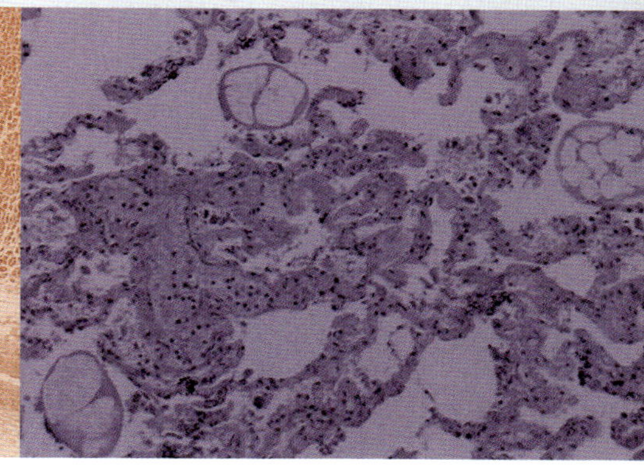

21 혈액 및 조혈질환 / 124

22 임신관련사망 / 128

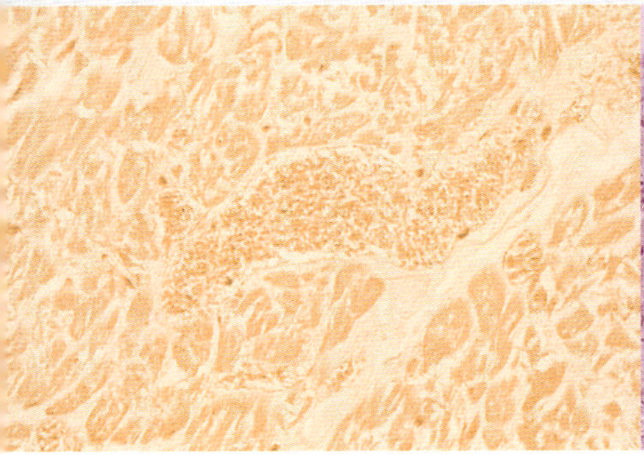

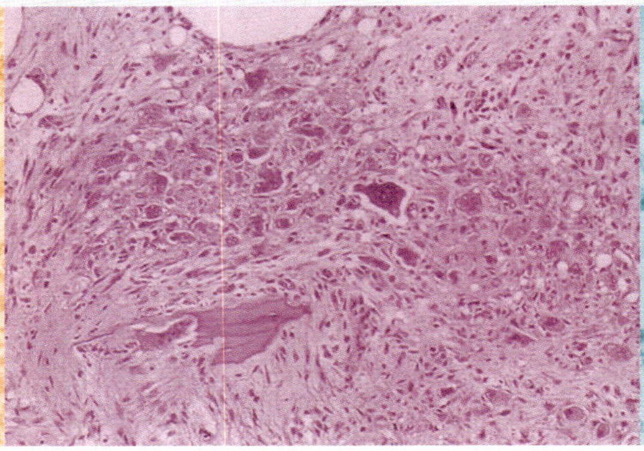

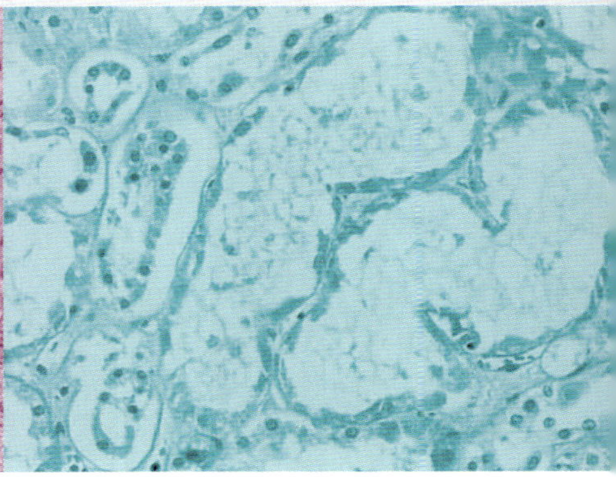

Chapter
01

장기의 사후 조직변화와 활력징후

자가융해(Autolysis)

사망 후 산소공급의 중단으로 세포내에 존재하는 자가융해효소가 활성화되어 세포의 구성성분이 용해되고 생명체가 분해되는 과정으로 세균은 참여하지 않는다.

- 섭씨 37~40도에서 가장 진행속도가 빠르고 냉동, 해동, 질병, 대사이상이 있을때 가속된다.
- 각 장기에 존재하는 효소의 종류와 세포의 배열 및 산도가 다르기 때문에 장기에 따라 진행속도가 다르다.

부패(Putrefaction)

- 세균에 의해 유도되는 장기의 축소와 액화현상으로서 자가융해에 의해 시작된다.
- 부패균은 병원균보다 크고 막대모양이며 주로 혈관과 림프관으로 파급되므로 맥관이 풍부한 간, 폐, 근육, 심장에서 잘 증식하고 혈관내에 덩어리로 존재하여 세균색전처럼 보인다.
- 가스괴저 감염이 없으면서 조직내에 가스방울이 있으면 부패를 의미한다.
- 아교섬유, 혈철소, 신요세관원주 등은 부패에 강하여 비교적 잘 보존된다.
- 부패중 지방액화로 생긴 지방산이 바늘모양의 결정체 형태로 간, 복막, 심외막 등에 잘 축적된다.

장기별 조직소견

모든 세포는 사망 후 공통적으로 핵과 세포질의 염색성이 감소하고 세포의 경계가 불분명해진다. 핵은 핵농축, 핵막의 과염색성, 염색질용해, 핵용해, 핵소실의 과정을 거치고, 세포질은 부종이 있다가 세포분해된다. 괴사와의 감별점은 염증이나 출혈 등 활력징후가 없는 것이다.

● 피부

- 비교적 자가융해와 부패에 강하지만 열, 화학작용, 화상 등이 있으면 내부장기보다 부패가 더 잘 된다.
- 부패가 심하면 표피전체가 진피로부터 분리된다.
  감별점 : 감전시에는 표피의 기저층은 유지되고 그 상부의 표피층이 벗겨진다.
- 시반부위는 울혈과 출혈이 있어 활력징후를 보이는 피부와 감별이 매우 어렵지만 섬유소는 침착되지 않는다.

● 혈액

- 사망 후 2~3 시간 경과하면 혈액도말상에서는 각각의 혈구세포를 구별하기 어렵지만 조직절편상에서는 혈구세포의 형태가 비교적 잘 유지된다.
- 호중구는 림프구와 비슷한 모양으로 변형되지만, 림프구와 호산구의 모양은 비교적 잘 유지된다.

● 간

- 부패간과 간괴사는 감별하기 어려운 경우도 있으나 부패간은 염증이나 출혈 등 활력징후가 없고, 간세포가 희미한 호염기성으로 염색되고, 세포질이 팽창되며 세포막의 경계가 불분명하다.
- 부패가 심하면 부패가스가 생겨서 다양한 크기의 공포가 형성된다.

● 신장

자가융해와 급성요세관괴사(acute tubular necrosis)의 감별점은 다음과 같다.

- 자가융해 : 사구체, 요세관, 혈관이 모두 같은 정도로 염색성이 감소하고 세포경계가 불분명하며, 근위요세관의 내강이 좁다.
- 요세관괴사 : 근위요세관의 내강이 넓고, 상피세포가 위축되어 키가 작고, 세포가 중간중간 탈락되며, 동시에 상피세포의 재생(호염기성 세포질, 큰 핵, 뚜렷한 핵소체)이 관찰된다.

● 심장

- 내부장기 중 심장은 비교적 자가융해에 강하다.
- 현미경검사상 사망후 6시간까지는 변화가 없고, 18~24시간에는 핵이 농축되며, 3일후에는 심근섬유가 균질화되어 횡문이 소실되고, 15일에는 세포의 핵과 근세사가 완전히 붕괴된다. 그러나 심장동맥의 형태는 수개월 동안 잘 유지된다.

● 폐

부패가스로 생긴 공포와 폐기종으로 인한 폐포팽창의 감별점은 다음과 같다.

- 폐기종 : 세기관지에서 폐포로 분지되는 구조가 잘 유지되고 폐포상피세포로 피복된다.
- 부패가스 : 기도의 본래 구조가 유지되지 않고 부패 공포는 상피세포로 피복되지 않는다.

● 뇌

뇌의 자가융해와 허혈뇌괴사의 감별점은 다음과 같다.

- 자가융해 : 신경원의 세포질이 연한 호염기성으로 염색된다.
- 허혈뇌괴사 : 신경원의 세포체가 위축되고 세포질이 매우 진한 호산성이며 핵은 농축되고 핵소체가 소실된다 (적색신경원).

● 췌장

- 췌장은 단백질 분해효소를 다량 분비하므로 자가융해가 매우 빠르게 진행된다.
- 자가융해된 조직에 종종 출혈이 있어 급성췌장염으로 오인할 수 있으나 염증이나 지방괴사는 볼 수 없다.

● 위장관

- 소화효소가 풍부하여 자가융해가 매우 빠르게 진행된다.

장기간 매장시신

부패가 심한 장기간 매장시신에서 확인가능한 조직소견은 다음과 같다.

- 피부 : 반흔 및 금속물질의 침착
- 간 : 간경변증, 혈색소침착증
- 폐 : 탄분증, 규소폐증, 흡인된 이물질, 폐렴
- 자궁 : 태아조직
- 심장 : 심장동맥경화증, 심근섬유증
- 종양

활력징후

- 활력징후의 조직학적 근거는 출혈 또는 염증반응이다.
- 염증반응은 손상 후 최소한 수시간 동안 생존해야 생긴다.
- 조직내 부종과 섬유소망 침착이 있고, 백혈구가 혈관안쪽벽에 배열되면 활력징후 가능성이 높다.
- 활력징후와 감별이 필요한 사망후 출혈
  - 혈액침하 즉 시반은 사망후 혈관파열로 생김
  - 화재사, 사망 수시간내의 외상, 또는 인공호흡시에도 출혈 발생

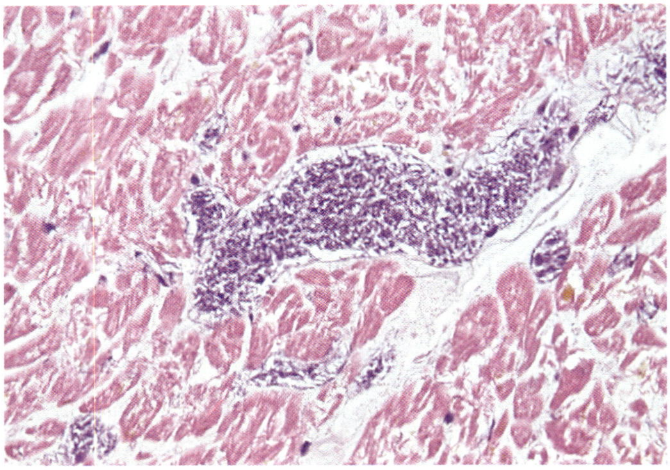

사진 1-1 부패(심장). 심근세포의 핵이 소실되고 혈관에 부패균의 덩어리가 들어있음.

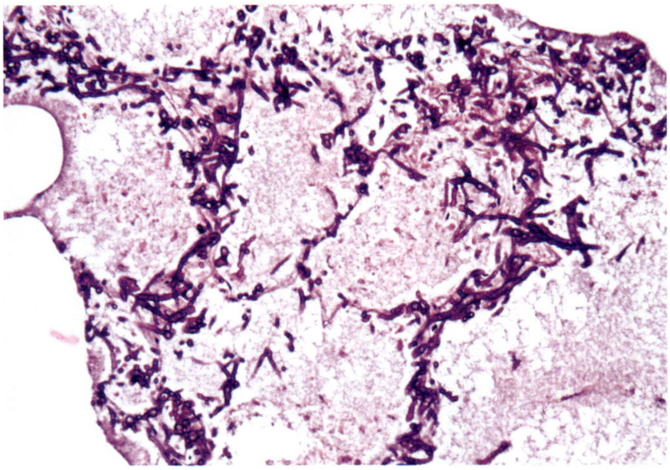

사진 1-2 부패(폐). 폐포중격과 폐포에 곰팡이가 증식하고 있으나 염증반응은 없음.

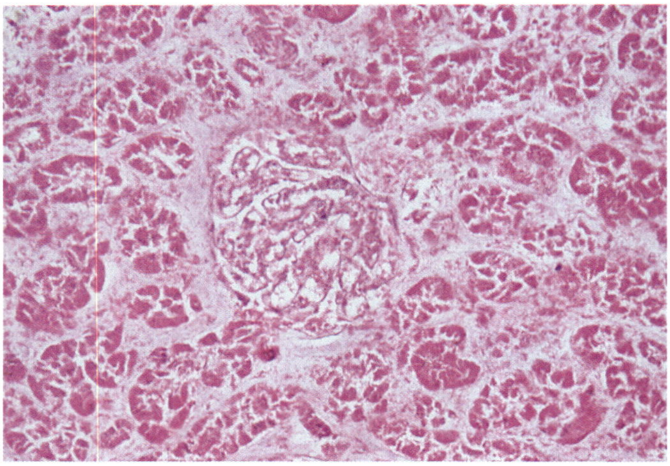

사진 1-3 부패(신장). 세포의 경계가 불분명하고 핵이 소실되며 염증세포 침윤이 없음.

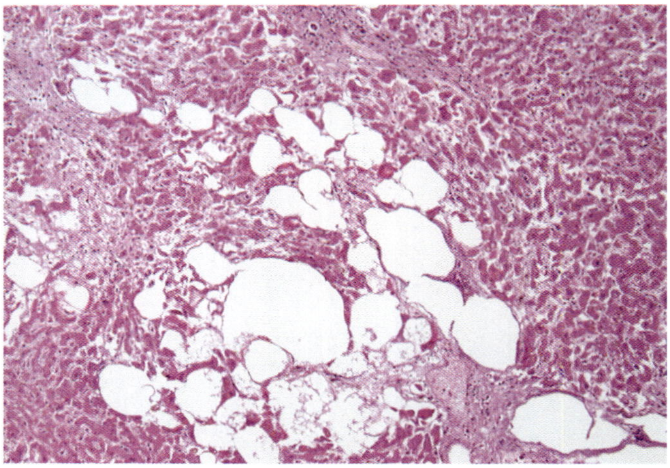

사진 1-4 부패(간). 간실질에 크고 작은 공포를 형성함.

Chapter 02

조직학적 경과시간 추정

창상(Wound)

창상에 대한 조직반응은 개인차이가 많으므로 조직검사만으로는 경과시간 추정에 한계가 있고, 헤모시데린은 수상 후 수 년까지도 관찰된다.

경과시간	조직소견
4~8시간	섬유소와 백혈구가 혈관밖으로 유출됨
18시간	섬유모세포의 증식이 시작되고 대식세포가 출현
26시간	혈관모세포의 발아
1~5일	괴사조직이 제거되고 혈액이 변형됨
3~5일	육아조직(모세혈관과 섬유모세포로 구성)이 형성되고 헤모시데린이 침착
4~6일	육아조직과 아교섬유의 지속적인 증가. 상당량의 헤모시데린이 침착
7일	형질세포가 침윤
8일	모세혈관이 지속적으로 형성
8~9일	상피가 재생
10~14일	모세혈관 감소. 반흔조직 형성
2~3주	탄력섬유 형성
7개월	다량의 탄력섬유
6~12개월	과다한 아교섬유는 제거됨

골절

경과시간	조직소견
4~5일	골절부위의 혈종내에 혈관이 생기고 염증세포가 침윤. 괴사된 골편들은 흡수됨
9일	파괴된 골육주 주위에 새뼈(new bone)가 처음으로 형성됨
6~10주	골절부위는 가골조직(callus)으로 채워짐

뇌경색

경과시간	조직소견
1시간 이내	신경원(neuron)의 세포질에 미세공포 형성. 신경원 주위에 공포형성
4~12시간	신경원의 세포질이 진한 호산성으로 염색되고 Nissl소체 소실. 핵이 농축되고 핵소체 소실
15~24시간	호중구 침윤
2~3일	대식세포(주로 포말세포) 침윤
5일	호중구의 침윤이 중지됨
1주일	경색주변 부위에 별아교세포 증식

뇌경막밑혈종

경막밑혈종의 수복과정은 개인차이가 많고 재출혈이 반복되어 경과시간 추정에 어려움이 있지만 다른 부위의 손상보다는 비교적 정확하게 유추할 수 있다. 육안검사상 혈종이 형성되고 1~2주일이 지나면 경막내면에 갈색 막이 생기고, 1개월 이후에는 진한 갈색 액체를 내포하는 단단한 낭(cyst)을 형성하지만 때로는 혈종이 기질화되어 충실한 형태를 보인다.

경과시간	조직소견
24시간 이내	경막의 모세혈관과 세정맥이 확장. 소수의 호중구 침윤
2~5일	섬유모세포와 대식세포가 경막에서 혈종으로 자라 들어감
5~10일	섬유모세포와 대식세포의 수가 증가하고 모세혈관을 형성하기 시작. 헤모시데린을 포식한 소수의 대식세포 침윤. 혈종의 천장 즉 경막밑에 외막(outer membrane)이 형성되기 시작
10~20일	섬유모세포와 혈관이 증식하고(육아조직) 동양형 모세혈관(sinusoidal capillary)이 잘 발달됨. 15일경에는 혈종의 바닥 즉 거미막 바로 위에 내막(inner membrane)이 형성됨
20~30일	육아조직이 더 치밀해지고 새로운 모세혈관에 적혈구가 형성됨. 외막의 두께가 본래의 경막과 같아짐.
1~3개월	외막이 유리질화되어 완성되고 재출혈이 있음. 헤모시데린포식 대식세포가 침윤됨
6개월 이상	6개월부터는 본래의 경막과 흡사해지고 경과시간 추정이 의미 없음.

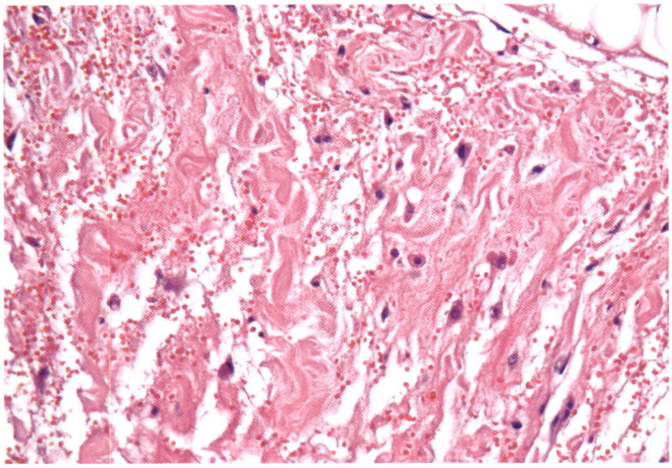

사진 2-1 **창상(피부).** 피하출혈 부위에 대식세포가 침윤됨(20시간).

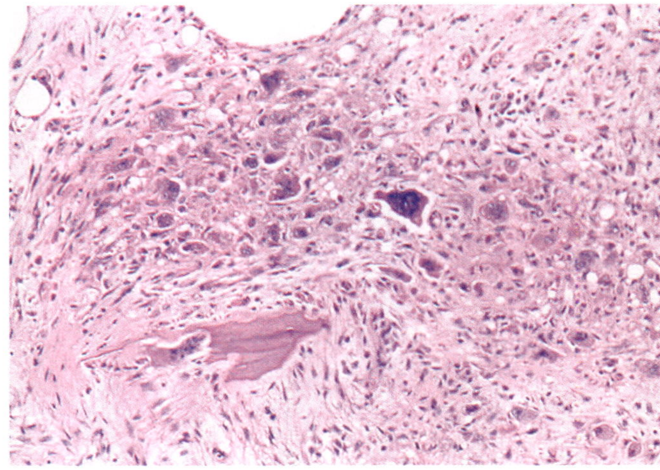

사진 2-2 **뼈손상.** 손상된 뼈조직이 파골세포에 의해 흡수됨(2~5일).

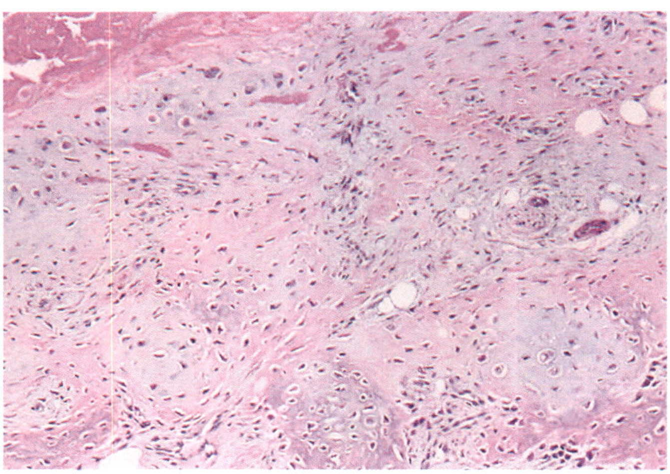

사진 2-3 **뼈재생.** 새로운 뼈가 형성되기 시작함(9일 이상).

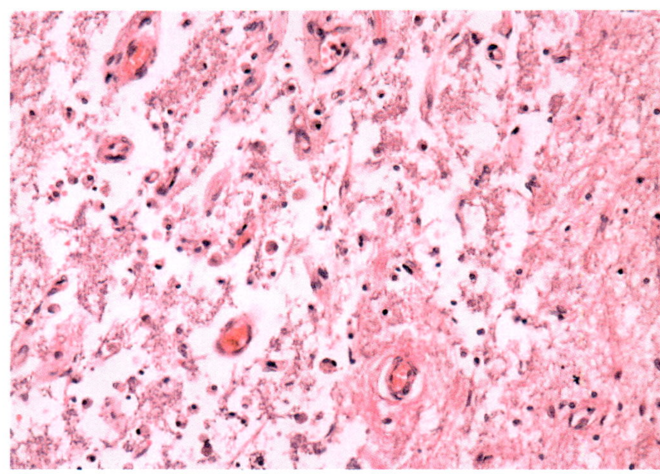

사진 2-4 **뇌경색.** 뇌실질에 다수의 대식세포가 침윤됨(2~3일).

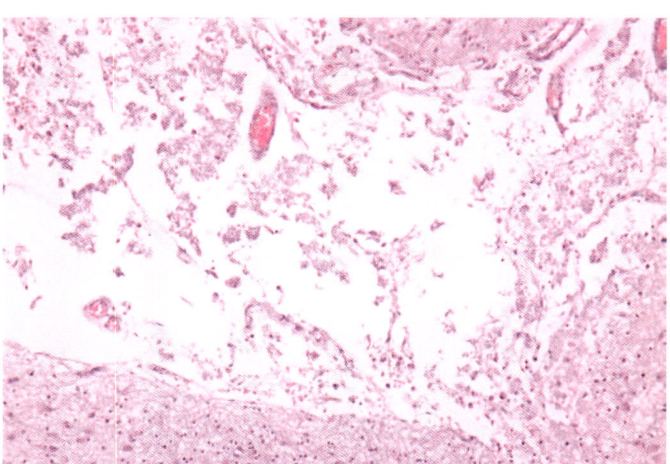

사진 2-5 **뇌경색.** 뇌실질의 액화괴사로 낭이 형성됨(1주일 이상).

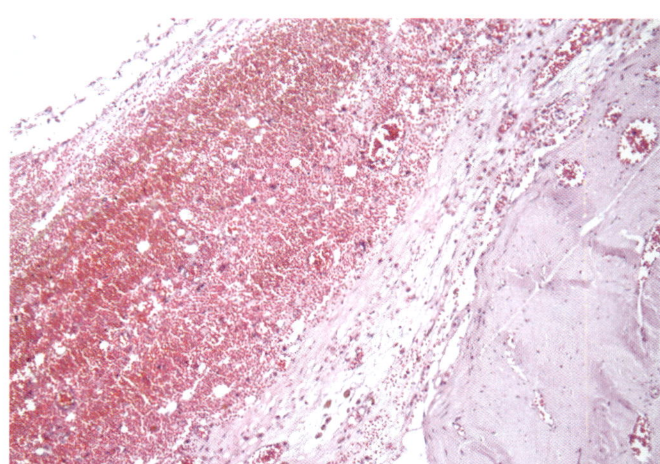

사진 2-6 **경막밑혈종.** 혈종내에서 소수의 섬유모세포와 모세혈관을 봄(2~5일).

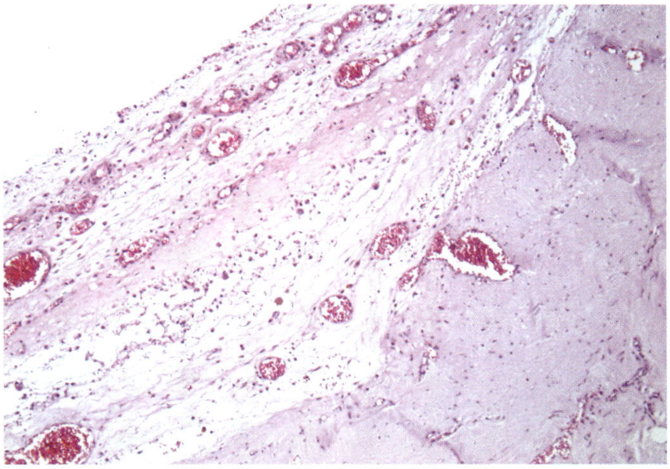

사진 2-7 경막밑혈종. 육아조직이 형성되고 헤모시데린포식 대식세포가 침윤됨(5~10일).

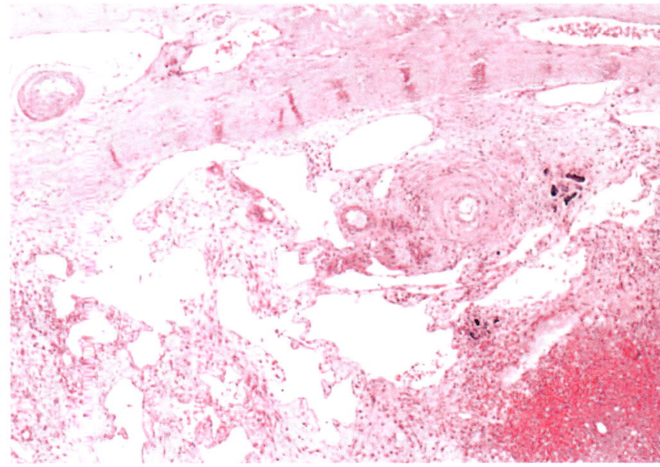

사진 2-8 경막밑혈종. 새로 형성된 막에서 동양형 혈관을 봄(10~20일).

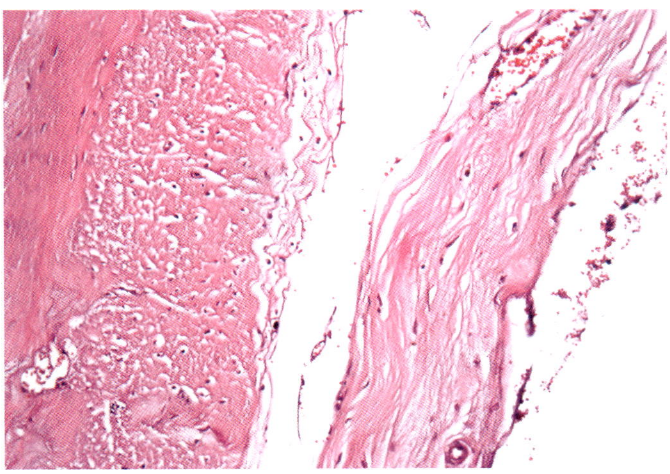

사진 2-9 경막밑혈종. 기존 경막과 유사한 새로운 막이 형성됨(30일).

Chapter

03

손상 후 합병증

쇼크(Shock)

- 원인 : 치명적인 임상적인 상황 즉 과다출혈, 심한 외상, 화상, 심근경색증, 폐색전증, 패혈증의 공통적인 종착점으로서 중요장기의 심각한 손상을 일으킨다.
- 발병기전 : 저관류(hypoperfusion)에 의한 다발성 장기부전
- 공통적인 조직소견 : 세동맥, 모세혈관, 세정맥 등 종말혈관이 확장되고 적혈구와 혈소판이 응집되며 쇼크소체(shock body)가 형성된다. 쇼크소체는 원형 또는 난원형의 호산성 구조로 크기는 약 200 마이크론이고 단백질막으로 둘러싸인다.

- 장기별 조직소견
  - 뇌 – 전뇌경색(global cerebral ischemia)이 되면 뇌조직이 연화되어 잘 부서지고 포르말린에 잘 고정되지 않는다.
    - 12~24시간이 경과되면 현미경소견상 신경원이 진한 호산성 세포질과 핵농축 및 핵붕괴를 보이는 적색신경원(red neuron)으로 변형된다. 24시간~2주일이 경과되면 뇌조직괴사, 대식세포 침윤, 혈관증식이 있고, 그 이후에는 괴사조직이 제거되고, 신경교증(gliosis)이 진행된다.
  - 심장 – 국소적 또는 광범위한 응고괴사와 심내막의 출혈을 본다.
  - 신장 – 급성요세관괴사가 특징이다. 즉 근위요세관의 내강이 확장되고 키가 작고 납작한 상피세포로 피복된다. 상피세포괴사는 단세포괴사(single cell necrosis) 또는 세포 탈락의 형태로 이루어진다.
    - 상피세포의 재생 (핵 대 세포질 비율의 증가, 호염기성 세포질, 뚜렷한 핵소체)
    - 간질 부종, 염증세포 침윤, 헤모그로빈 원주 등
  - 폐 – 미만폐포손상을 보며, 특히 패혈증이나 외상에 의한 쇼크일때 가장 심하다.

- 폐 모세혈관에 거핵세포(megakaryocytes)가 출현한다(저산소증에 대한 골수의 반응임).

- 간 – 지방변성과 간세포괴사 특히 소엽중심 출혈괴사가 특징이다.
- 위장관 – 위와 소장점막의 미란, 출혈, 궤양이 생긴다.
- 뇌하수체 – 뇌하수체 전엽이 경색된다.

다발장기손상(Multiple organ failure)

- 보통 폐에서 시작하여 간, 위장관, 신장으로 파급된다.
- 약 90%는 패혈증과 연관됨
- 폐부전 : 급성호흡곤란증후군
  간부전 : 간효소 증가
  신부전 : 급성요세관괴사
  심혈관부전 : 혈관확장과 심박출증가
  뇌손상 : 혼수
  위장관부전 : 장폐쇄증
  기타 내분비, 대사, 면역계통의 부전

성인호흡부전증후군

- 임상소견 : 급속하게 진행되는 심한 호흡곤란, 청색증, 저산소증
- 원인
  - 폐질환 – 바이러스폐렴, 산소중독, 유독물질의 흡입, 위내용물의 흡인
  - 전신질환 – 패혈증, 외상후 쇼크, 출혈췌장염, 화상, 복부수술 합병증, 약물 과용, 투석
- 육안소견 : 폐가 무겁고 단단하다.
- 현미경소견
  - 초기 – 미만폐포손상(diffuse alveolar damage)으로 폐조직의 울혈, 간질과 폐포강내 부종액, 섬유소침착, 염증세포 침윤, 폐포강 내벽의 호산성 유리질막 형성, 제2형 폐포세포 증식을 본다.
  - 후기 – 섬유소성 삼출물이 기질화되어 폐포강과 폐포중격의 섬유성비후를 일으킨다.

파종혈관내응고(Disseminated intravascular coagulation)

- 유발원인 : 전이암, 급성백혈병, 중증감염, 태반박리, 사망태아의 자궁내잔존, 유산, 양수색전증, 임신중독증, 외상, 화상, 지속적인 쇼크
- 현미경소견 : 각 장기의 소혈관이 작은 섬유소혈전으로 막히고 장기의 경색을 일으킨다(뇌, 심장, 폐, 신장, 부신, 비장, 간의 순서로 호발).
  - 신장 – 사구체에 혈전 형성, 양쪽 신피질괴사
  - 폐 – 폐포 모세혈관에 혈전 형성, 폐부종, 섬유소 삼출물, 유리질막 형성
  - 뇌 – 미소경색
  - 뇌하수체 – 산후 출혈괴사

스트레스궤양

- 원인 : 쇼크, 광범위한 화상, 패혈증, 외상, 뇌압상승을 유도하는 두개내병변, 뇌수술후 발생
- 육안소견 : 위 또는 십이지장에 1cm 이하의 궤양이 다발성으로 생기고 궤양의 가장자리나 기저부는 단단하지않다.
- 현미경소견 : 점막과 점막하층에 출혈과 염증세포가 침윤되나 섬유화는 되지 않는다.

흡인폐렴

- 흡인된 이물질 주위에서 육아종, 이물거대세포, 염증세포침윤, 폐농양 등의 소견을 본다.

횡문근융해(Rhabdomyolysis)

- 골격근이 붕괴 또는 융해되어 소변에 미오글로빈(myoglobin), 근육내단백, 전해질 등이 유출되는 현상이다.
- 원인 : 외상, 중독, 감염
- 발생기전 : 근육의 직접손상 또는 대사이상
- 진단 : 혈청내 creatinine phosphokinase(CPK)의 증가
- 합병증 : 급성신부전, 심장부정맥, 파종혈관내응고
- 현미경소견 : 근섬유의 공포변성과 염증, 석회화, 신요세관의 미오글로빈원주(적갈색의 과립물질)

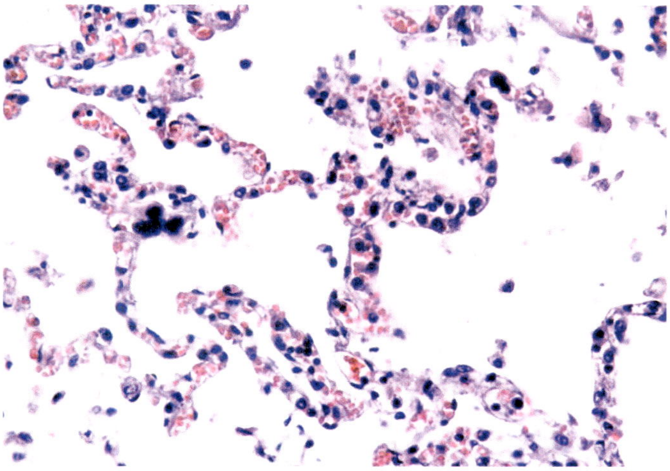

사진 3-1 **쇼크(폐).** 폐포중격의 모세혈관에서 거핵세포(megakaryocyte)를 봄.

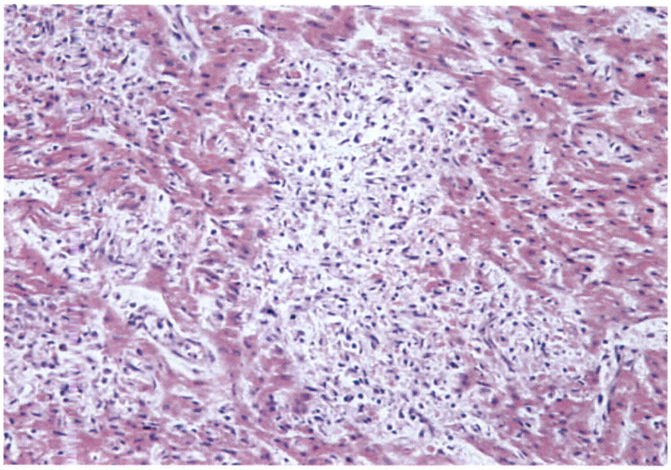

사진 3-2 **쇼크(심장).** 심근이 괴사되고 염증세포가 침윤됨.

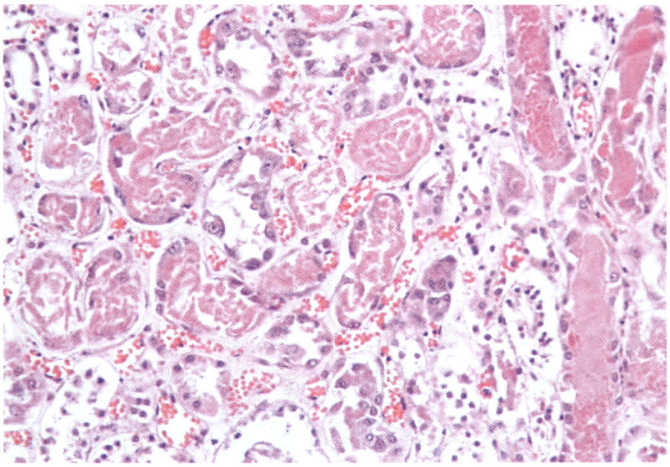

사진 3-3 **쇼크(신장).** 재생된 요세관의 상피세포는 핵소체가 뚜렷하고 세포질이 호염기성임.

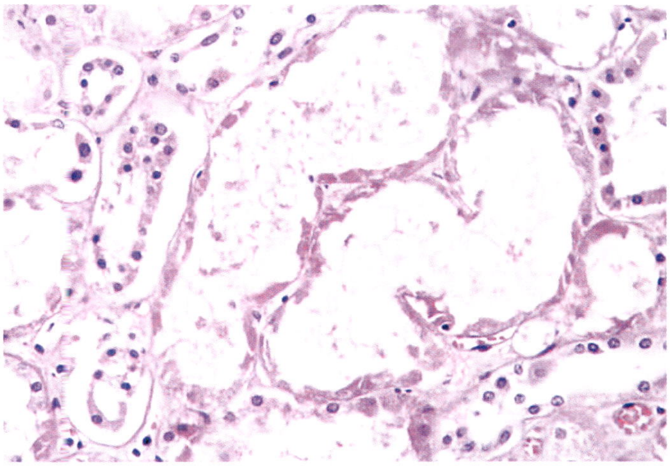

사진 3-4 **쇼크(신장).** 근위요세관의 내강이 확장되고 상피세포가 납작하고 중간중간 탈락됨.

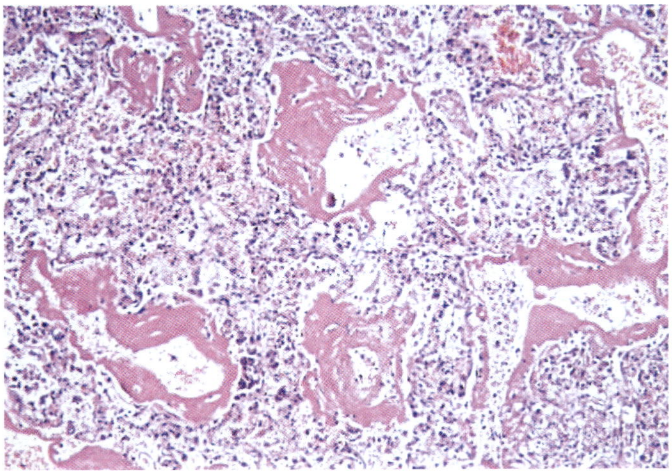

사진 3-5 **미만폐포손상(폐).** 폐포중격이 섬유조직 증식으로 두꺼워지고 폐포 안쪽벽에 유리질막이 형성됨.

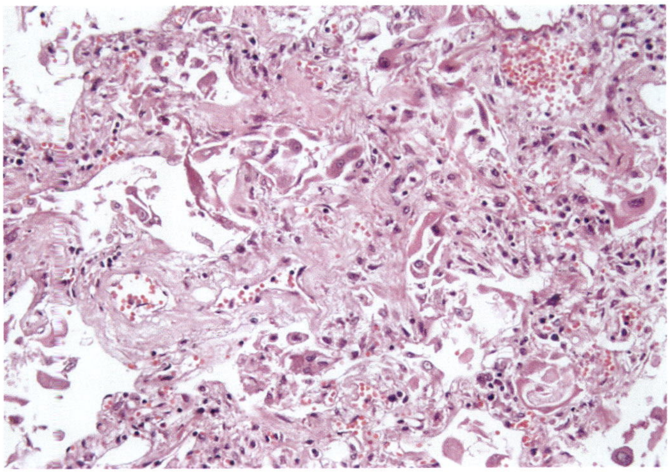

사진 3-6 **미만폐포손상(폐).** 폐포중격이 섬유화로 두꺼워지고 폐포세포가 증식함.

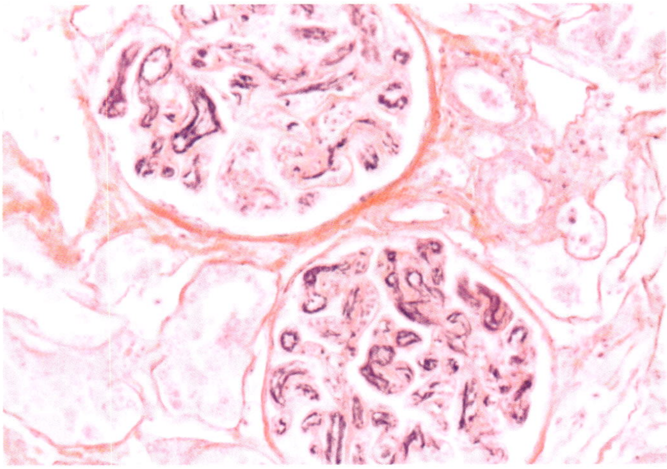

사진 3-7 **파종혈관내응고.** 신사구체에 섬유소혈전이 형성됨 (PTAH).

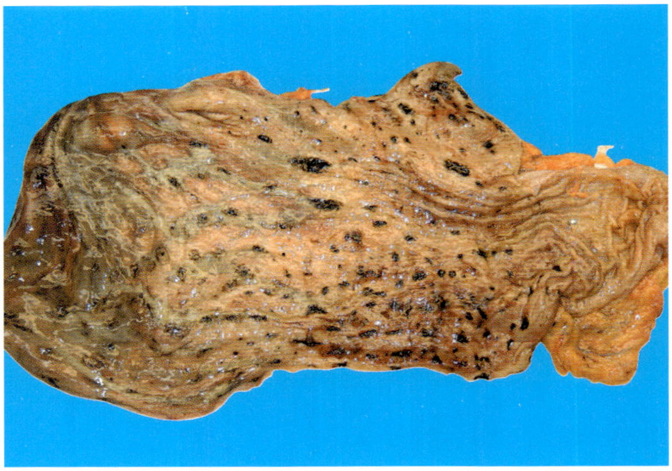

사진 3-8 **스트레스궤양.** 위점막에서 다수의 출혈성 미란을 봄.

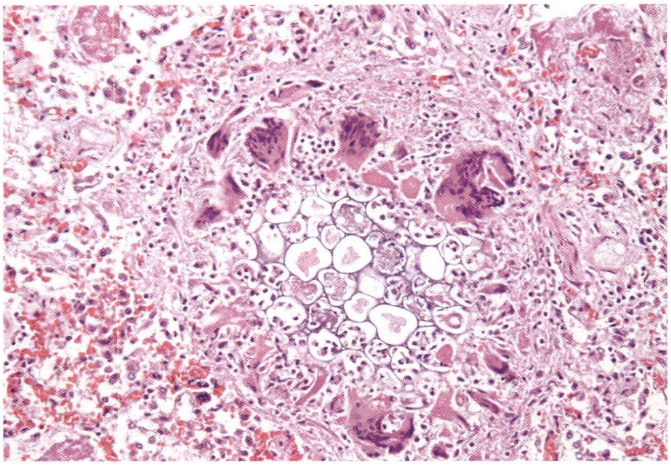

사진 3-9 **흡인폐렴.** 흡인된 이물질 주위에 이물반응이 생김.

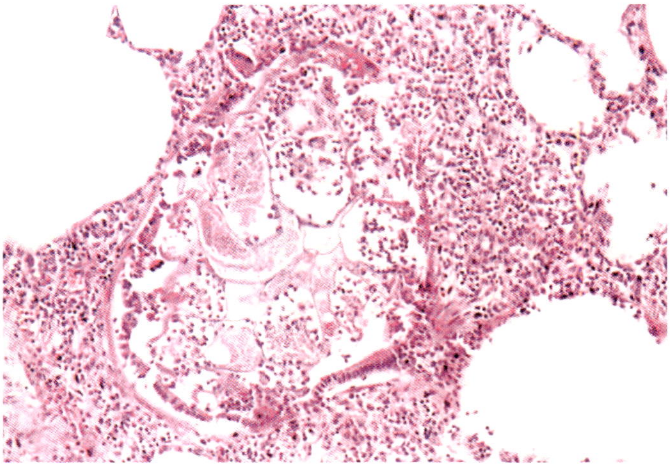

사진 3-10 **흡인폐렴.** 세기관지에 이물질이 들어있고 호중구가 침윤됨.

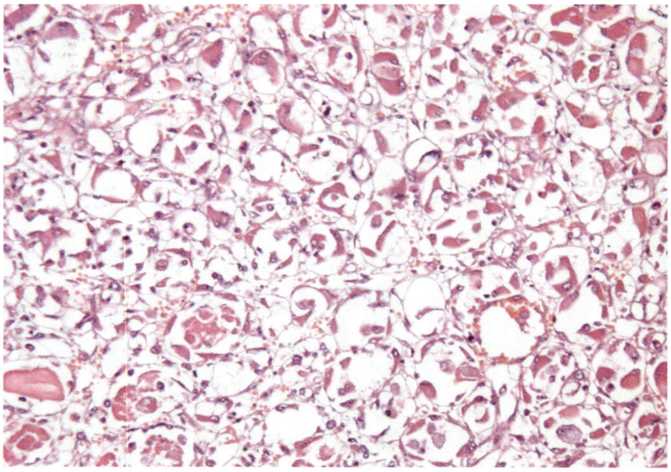

사진 3-11 **횡문근융해.** 횡문근섬유가 융해되어 공포가 생김.

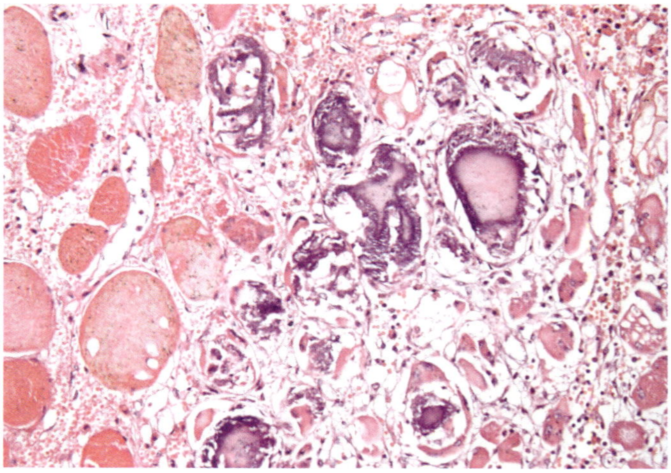

사진 3-12 **횡문근융해.** 융해된 부위에 염증세포가 침윤되고 석회화됨.

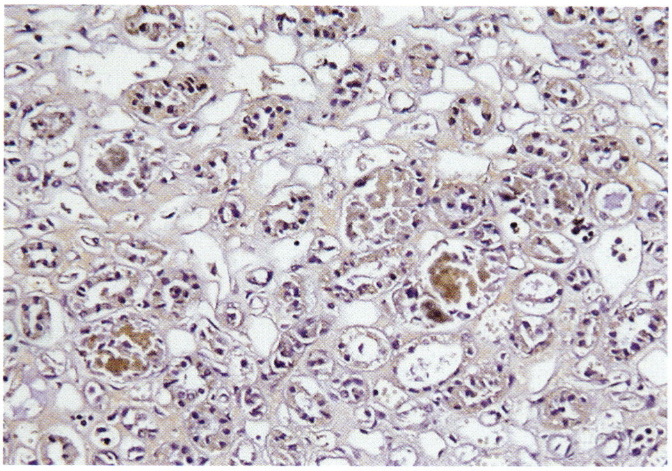

사진 3-13 **횡문근융해(신장).** 신요세관에서 미오글로부린 원주를 봄 (미오글로부린 면역염색)

Chapter 04

예방접종후 사망과 아나필락시스

예방접종

- 백신에 포함되어있는 보존제, 항원보강제, 항생제, 안정제 등 성분들이 국소적 또는 전신적인 부작용을 일으킨다.
- 발생기전 : 과민반응 또는 원인불명
- 부작용 발생빈도 : 0~67%, 사망률은 1/200만 명
- 국소반응 : 통증, 부종, 발적, 발열, 두통, 졸음, 구토
- 전신반응

  디프테리아와 파상풍 : 혈청병(serum sickness), Guillian–Barre증후군, 아나필락시스, 신경염, 탈수초질환, 관절염

  백일해 : 열성경련, 급성뇌병증, 아나필락시스, 무균뇌막염, Guillian–Barre증후군, 다형홍반, 소아당뇨병

  간염 : 아나필락시스, Guillian–Barre증후군, 다발경화증(multiple sclerosis), 영아급사 증후군

  인플루엔자 : 아나필락시스, 시신경염, 혈관염, 뇌신경마비

아나필락시스 (Anaphylaxis)

- 각종 자극, 즉 벌레물림, 음식, 약물, 방사선조영물질 등에 대한 심한 급성면역반응
- 임상소견 : 저혈압, 기관지수축, 기도폐색, 쇼크, 사망
- 부검소견 : 대부분 급격한 쇼크로 사망하기 때문에 특기할만한 소견이 없음. 그러나 벌레물린 피부의 부종과 발적, 후두부종, 기관지내 점액덩어리, 폐와 뇌의 부종, 내부장기의 울혈 등을 본다.

- 현미경소견 : 부종, 비만세포와 호산구의 침윤, 피부괴사
- 벌침
  - 다수의 벌침을 받은 경우에는 벌침부위의 피부괴사, 비장여포의 괴사, 간, 신장, 심근의 지방변성, 대뇌피질의 출혈경색, 비장경색 등이 생긴다.
  - 한개 또는 소수의 벌침을 받은 경우에는 벌침부위의 작은 출혈과 국소적인 괴사가 있거나 조직반응이 없고, 내부장기는 특기할만한 소견이 없다.

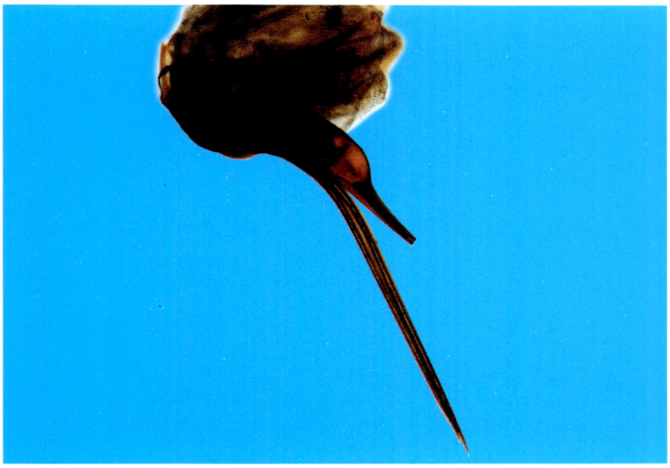

사진 4-1 **벌침.** 피부에서 뽑아낸 벌침으로서 가늘고 뾰족함.

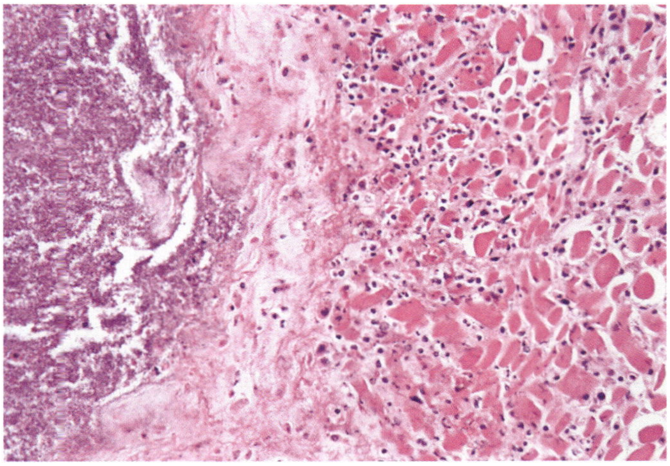

사진 4-2 **벌침.** 벌침이 박힌 부위가 괴사되고 염증세포가 침윤됨.

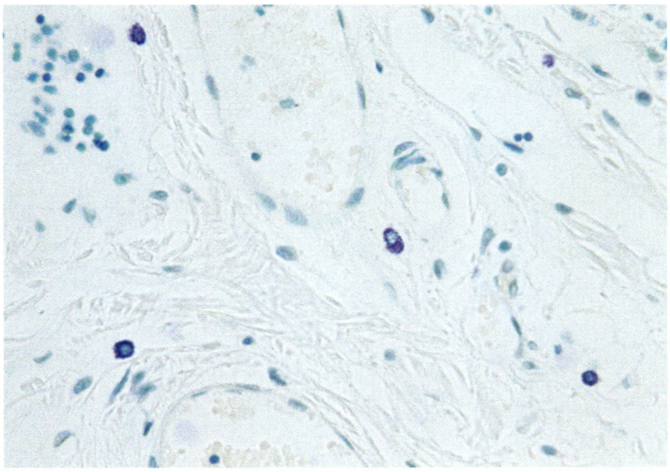

사진 4-3 **알레르기부종(후두).** 후두점막에 비만세포가 침윤됨 (toluidine blue).

Chapter

05

질식사

■ 원인 : 질식은 입코막힘, 교사, 이물질에 의한 기도폐색 등 외부적인 원인으로 산소 공급이 차단되어 생기는 저산소혈증이며 뇌조직 중 특히 globus pallidus, striatum, thalamus, hypothalamus 등이 가장 민감하다.

■ 허혈병변과의 감별점 : 허혈병변은 대뇌피질과 Purkinje세포를 주로 침범한다.

■ 현미경소견

- 뇌의 촛점출혈
- 간세포, 심근세포, 요세관 상피세포 핵주위에 공포형성
- 폐는 대식세포가 폐포강내로 이동, 증식하고 종종 다핵거대세포를 형성하며 폐기종이 생긴다.

■ 이물질에 의한 기도폐색

- 흡인된 이물질이 하부기도 즉 세기관지나 폐포강내에 존재하는 것은 중요한 활력징후로서 생존기간 중 흡인을 의미한다.
- 임종기 즉 사망과정 중에는 이물질이 기관이나 큰 기관지까지만 운반된다.
- 폐포 여러곳에 이물질이 차 있으면 사인으로 간주될 수 있다.
- 현미경검사로 이물질 동정 : 고기조각은 근육섬유의 횡문으로, 전분은 특징적인 셀루로오즈 구조로, 우유는 H&E염색상 호산성의 과립 또는 포말물질로 동정된다.

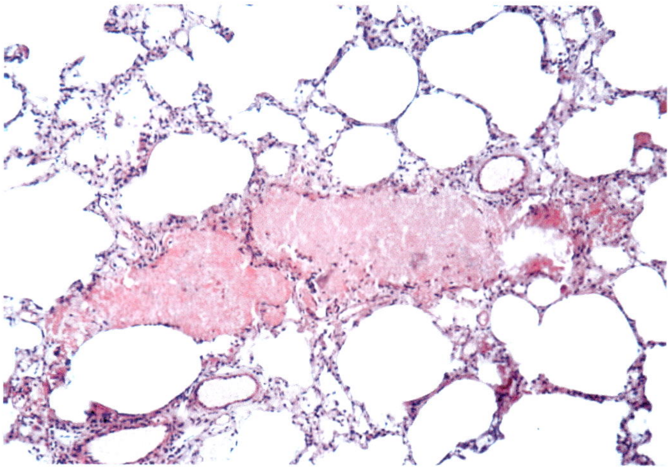

사진 5-1 **우유흡입.** 기관지와 폐포에 호산성의 과립물질이 축적됨.

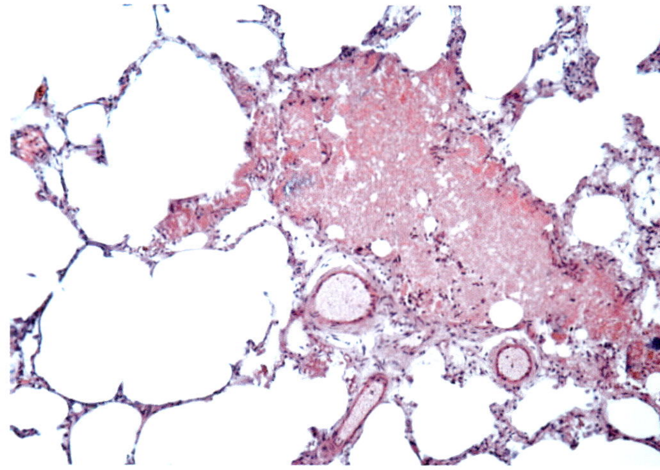

사진 5-2 **우유흡입.** 호산성 과립물질에서 공포가 관찰됨.

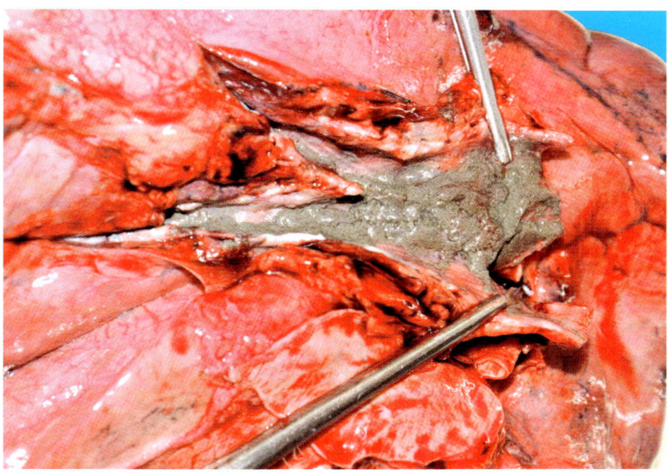

사진 5-3 **이물흡인.** 후두와 기관에 진흙과 모래가 꽉 차 있음.

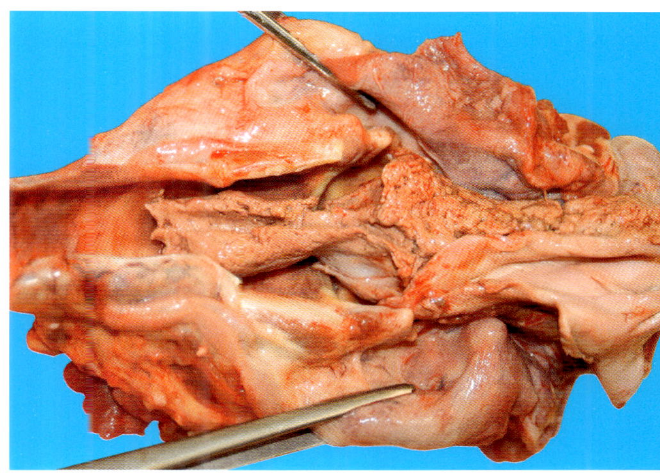

사진 5-4 **음식물흡인.** 후두와 기관에 음식물 덩어리가 들어있음.

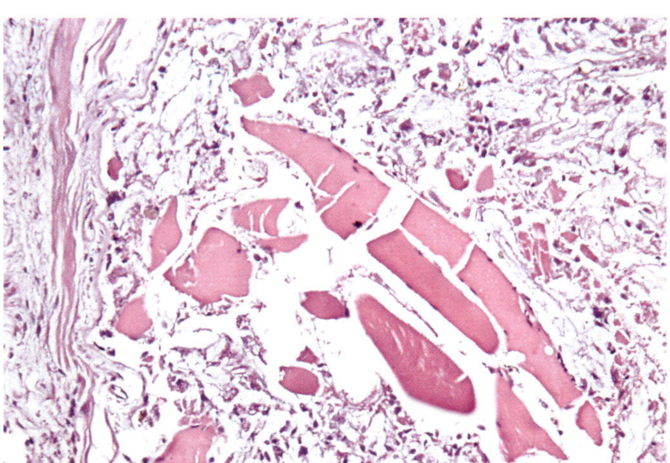

사진 5-5 **이물흡인.** 기관지에 흡인된 근육조직이 들어있음.

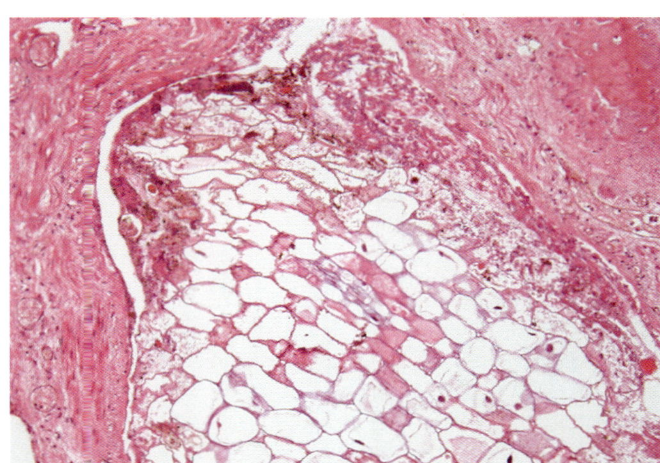

사진 5-6 **이물흡인.** 기관지에 셀루로오즈 구조의 식물이 들어있음.

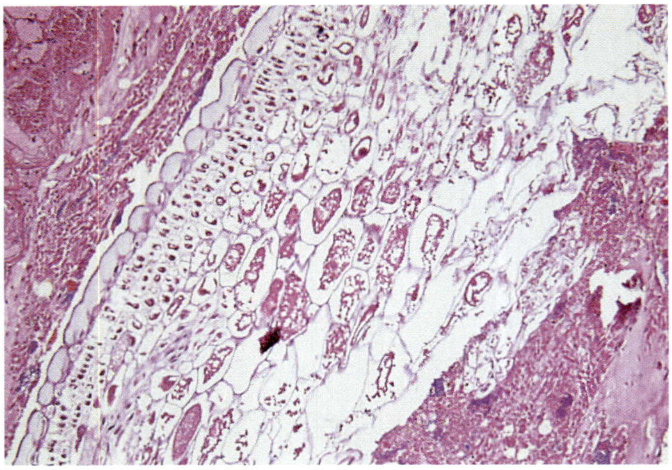

사진 5-7 **이물흡인.** 기관지에 껍질층이 있는 종류미상의 이물질이 들어있음.

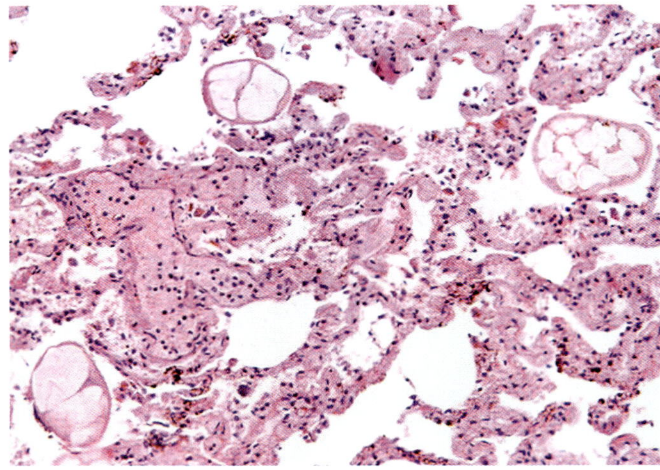

사진 5-8 **찹쌀떡.** 폐포에서 다수의 떡조각을 봄.

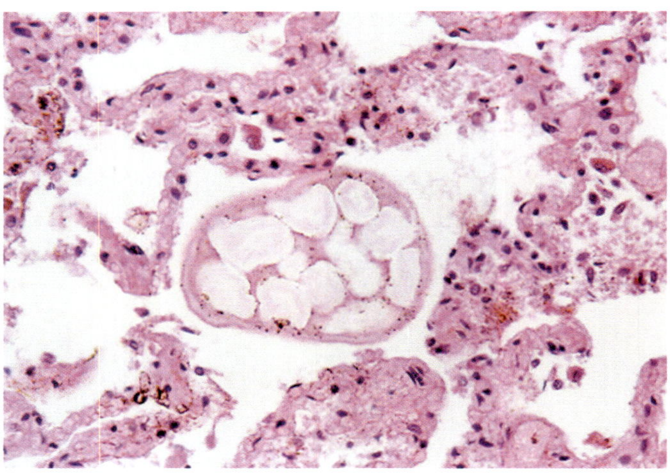

사진 5-9 **찹쌀떡.** 찹쌀떡은 난원형의 구조물로 무형질의 작은 소체들로 구성됨.

Chapter

06

익사

■ 육안소견 : 폐가 크게 팽창하여 흉강을 채우고 절단면에서 다량의 부종액이 유출됨.

■ 현미경소견 : 물의 깊이, 물의 온도, 담수 또는 해수, 인공소생술 시행여부, 시신의 보존상태, 기존질병 또는 손상의 존재여부 등에 따라 차이가 있다.

- 폐 – 각 엽의 중심부와 말초부에서 최소한 1개씩의 절편을 만든다.
  - 폐포가 급격하게 확장되고 길게 늘어나며 폐포중격이 얇아지고 모세혈관이 압박된다. 기타 폐포세포의 탈락, 폐포강출혈, 기관지와 혈관주위의 부종 등을 본다.
  - 폐포강에서 이물질, 음식물, 조류 등 흡인된 물질이 종종 관찰된다.
- 간, 심장, 신장 : 급성 산소결핍에 합당한 조직변화를 본다.

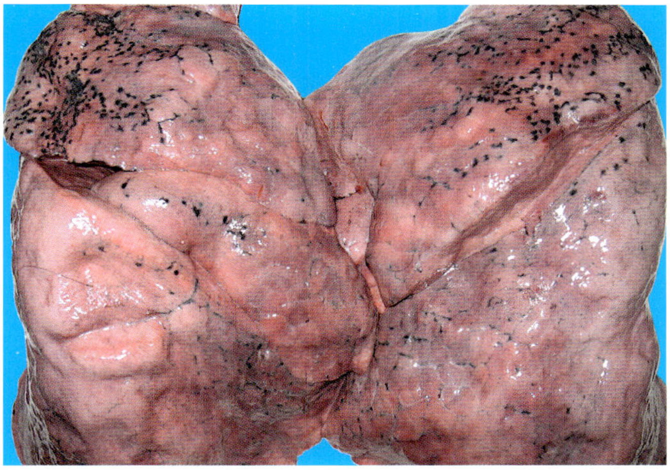

사진 6-1 **익사폐.** 좌우폐가 매우 팽대되고 창백하며 가장자리가 뭉툭해짐.

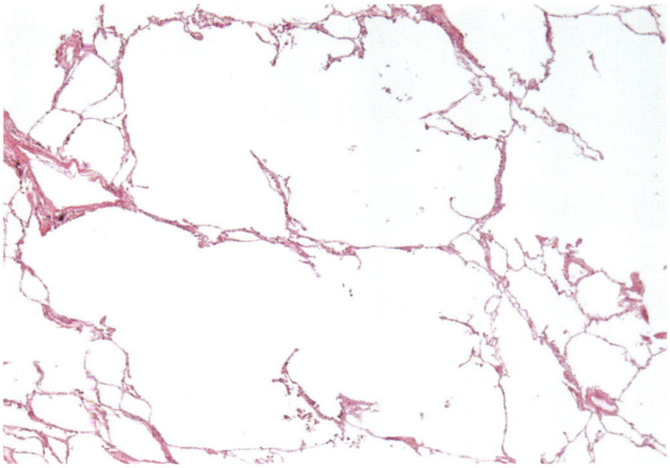

사진 6-2 **익사폐.** 폐포가 확장되어 폐포중격이 얇아지고 파손됨.

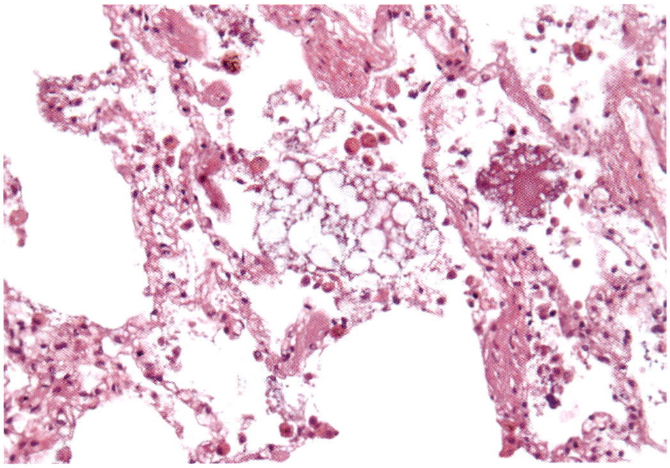

사진 6-3 **익사폐.** 폐포에서 흡인된 이물질을 봄.

Chapter 07

교사, 의사, 액사

■ 교사(ligature strangulation) : 목이 끈에 감기고 자기체중 이외의 힘이 가해져서 사망하는 것
의사(hanging) : 끈을 한 지점에 고정시키고 끈을 목에 감아 스스로의 체중에 의하여 목이 압박되어 사망하는 것
액사(manual strangulation) : 사람의 손으로 목을 압박하는 것

■ 경부조직 : 압박과 찰과상에 의해 유발되는 목 피부의 표피손상으로 건조(desiccation effect)가 가장 중요하다.
- 출혈과 동반되거나 동반되지않는 표피탈락
- 표피건조로 인한 정상적인 층구조의 소실과 핵 염색성 감소
- 압박으로 인해 수분이 상피로 유입되어 표피내에 또는 표피밑에 수포 형성
- 초기 염증반응
- van Gieson염색상 결체조직의 이염색성(metachromasia)
- 지방조직의 파손과 근육세포의 왁스양 변성
- 경동맥소체(carotid body)의 출혈과 괴사

■ 내부장기 : 질식과 유사
- 대뇌피질과 뇌간 신경원의 허혈변성
- 폐동맥의 골수조직색전, 폐포중격의 부종과 출혈
- 급격한 사망시에는 활력징후 없음

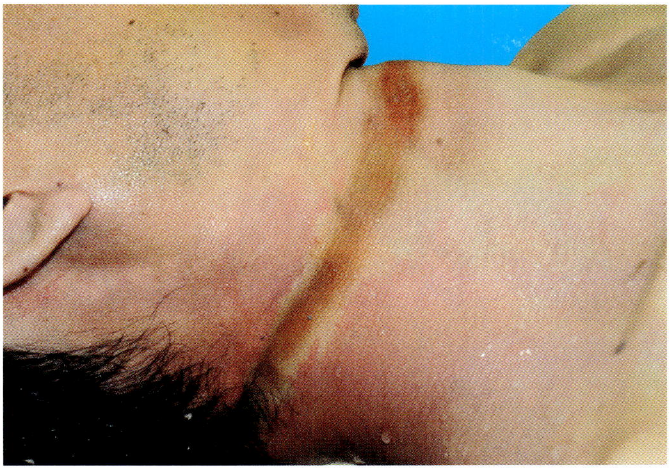

사진 7-1. **삭흔.** 경부에서 황갈색의 단단한 압박흔을 봄.

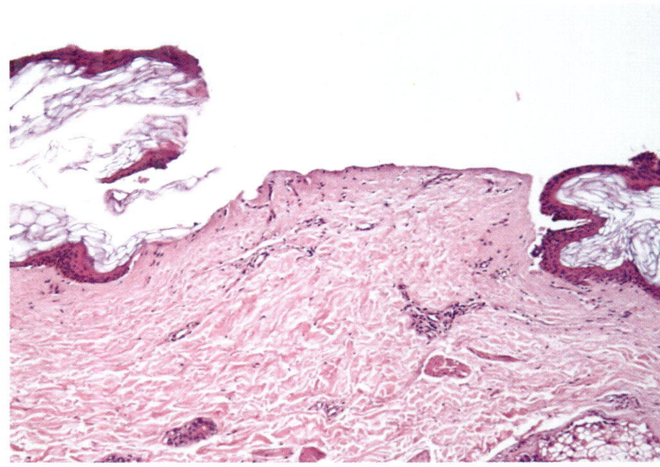

사진 7-2. **삭흔.** 피부 표피가 벗겨짐.

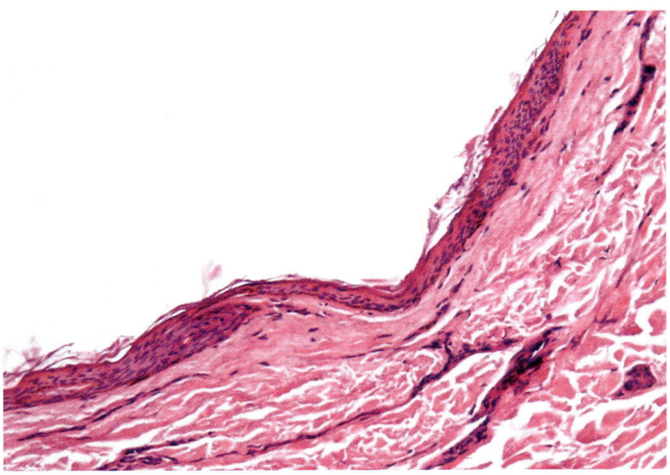

사진 7-3 **삭흔.** 표피가 압박되고 건조됨.

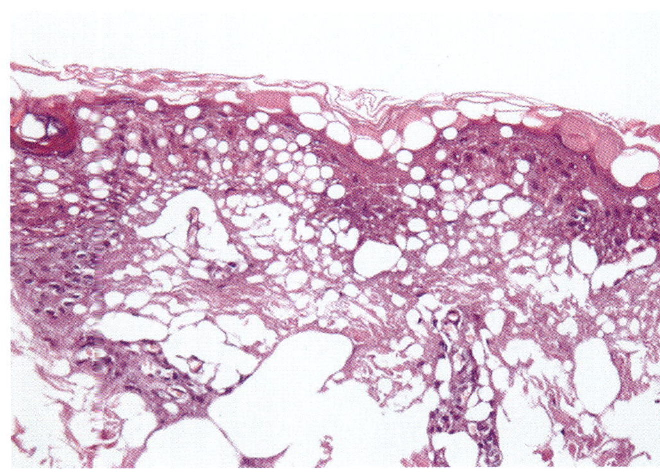

사진 7-4 **삭흔.** 표피와 진피에 다수의 공포가 형성됨.

Chapter 08

감전사

전류에 의해 피부에 생기는 손상을 전류반이라 하고 손상의 정도는 피부저항, 전류가 닿는 면적, 전류의 강도에 따라 달라진다. 피부가 젖은 상태이고 면적이 넓으면 전류반은 거의 생기지 않고, 전류의 강도가 세면 손상이 심하다.

■ 전류반의 육안소견

- 전압이 낮으면 물집이 있는 발적, 또는 중심부가 함몰되고 경계가 융기된 백색 병터가 생긴다.
- 전압이 높으면 도체표면에서 떨어져 나온 미세한 금속조각이 화상부위에 침착하고, 백색병터가 크고 불규칙하며, 때로는 탄화되어 노랗거나 검게 변색된다.

■ 현미경소견

- 표피와 진피에 공포가 생기고 중심부위는 표피가 진피로부터 분리된다.
- 표피의 기저세포는 진피에 수직으로 길게 늘어나고 늘어난 핵은 말뚝울타리 모양으로 조밀하게 배열되고 농염된다.
- 똑같은 핵의 변화를 피부부속기관 특히 모낭에서도 본다.
- 진피의 응고, 탄화, 피하출혈
- 금속이온이 피부나 피하조직에 포매됨(metallization)

■ 감별

- 비슷한 핵변화를 고열, 전기소작, 건조, 동상 등에서도 본다.
- 전류반은 공포의 경계가 분명한 반면, 화상은 공포의 경계가 분명하지 않고 표피상피세포의 세포질 종창이 뚜렷하다.

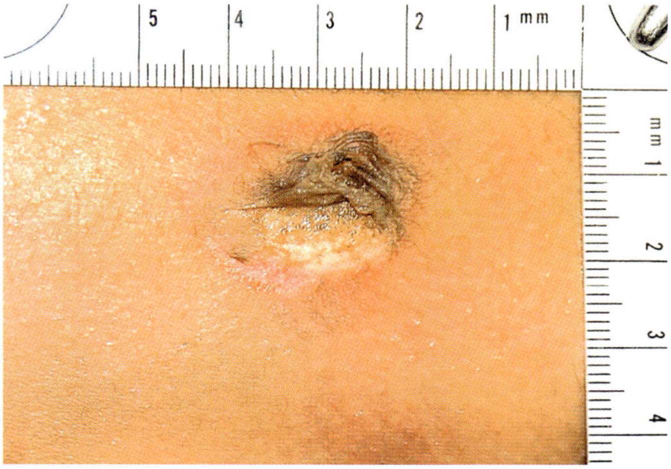

사진 8–1 **전류반.** 난원형의 피부함몰이 있고 중심부의 피부가 회백색으로 편평화됨.

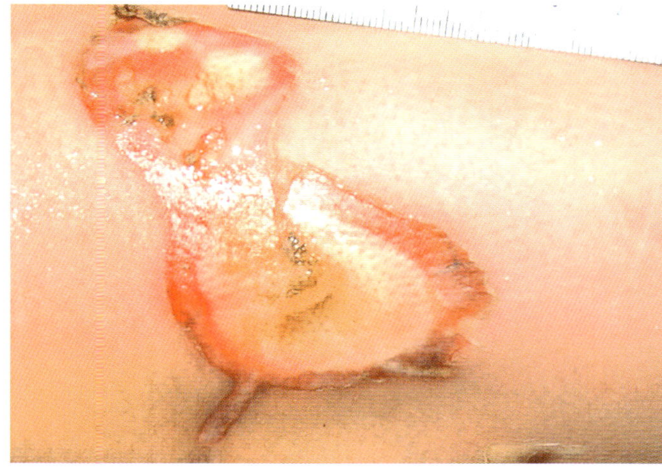

사진 8–2 **전류반.** 함몰된 피부주위가 충혈되고 탄화됨.

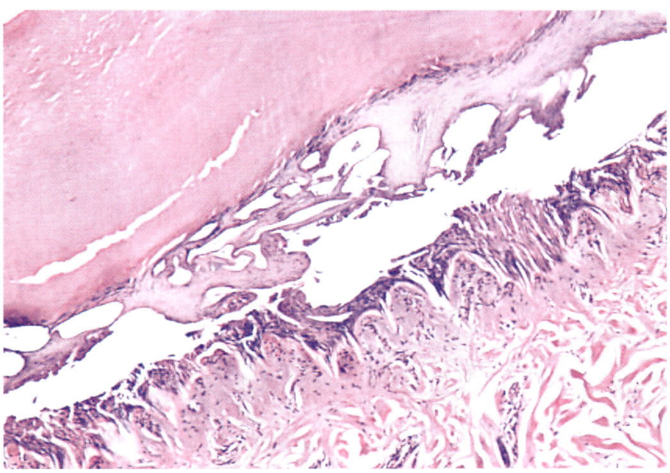

사진 8–3 **전류반.** 표피가 박리되고 공포를 형성함.

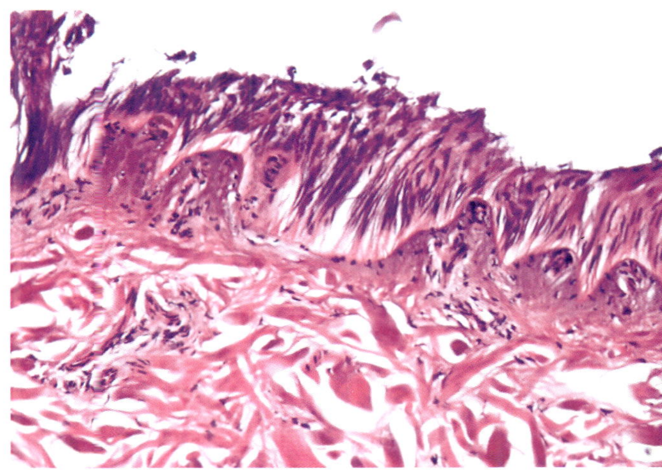

사진 8–4 **전류반.** 표피세포의 핵이 기저막에 수직으로 길게 늘어남.

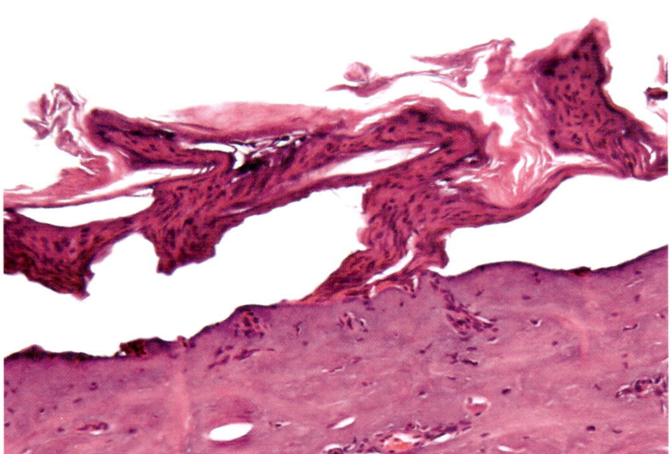

사진 8–5 **전류반.** 공포위에 있는 표피세포의 핵이 한쪽 방향으로 쏠리고 진피의 결합조직이 응고됨.

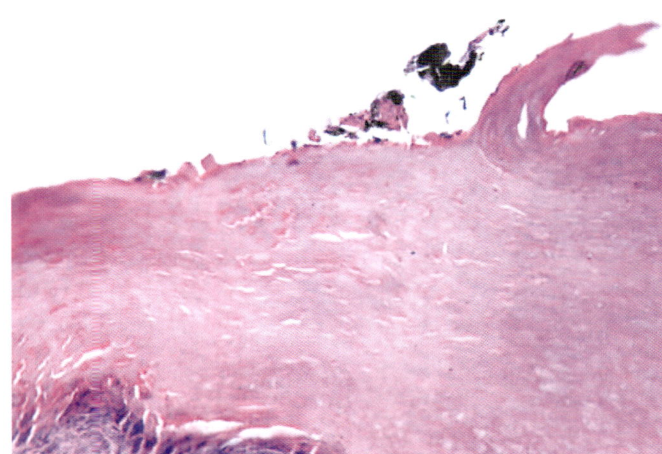

사진 8–6 **전류반.** 표피표면에 금속물질이 침착됨.

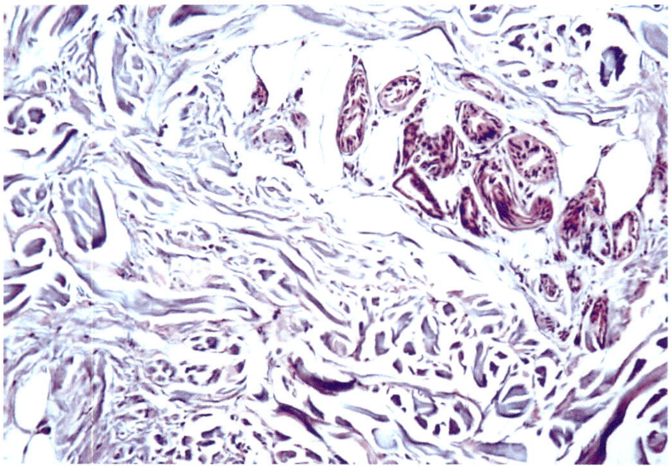

사진 8-7 **전류반.** 진피 결합조직이 호염기성으로 응고됨.

Chapter

09

화재사와 화상사

건물내 화재

- 뜨거운 증기를 흡입하여 사망한다.
- 기도 즉 기관, 기관지, 세기관지의 점막표면에 매(soot)가 부착. 매는 보통 점액과 섞여있고 때로는 위점막에서도 볼 수 있다 (가장 중요한 조직소견임).
- 기도점막에서 부종, 울혈, 염증세포 침윤, 응고괴사를 보고, 상피세포의 핵이 기저막에 수직으로 길게 늘어난다.
- 심한 폐부종, 폐혈관벽의 결합조직 응고, 폐포출혈의 용혈을 본다.
- 감별 : 사망 후 화재시에는 매가 후두를 지나서 기관까지 들어가지 않는다.

피부화상

- 1도 화상(발적) : 모세혈관의 확장, 울혈, 경미한 염증, 표피세포내 부종
- 2도 화상(수포 형성) : 표피내에 수포가 형성되고 수포속에 소수의 림프구, 단핵구, 호중구, 호산구가 침윤. 수포주위 상피세포의 핵은 수직으로 길게 늘어나고 염색성이 감소. 진피는 부종, 울혈, 염증세포 침윤, 아교섬유의 호염기성 변화를 보임
- 3도 화상(피부괴사) : 표피가 탈락되고 진피가 괴사. 아교섬유가 응고되고 염증세포가 침윤
- 4도 화상(심부 화상과 탄화) : 뼈에까지 이르는 깊은 화상으로 탄화가 동반되고 피부와 피하조직이 완전히 파손된다.

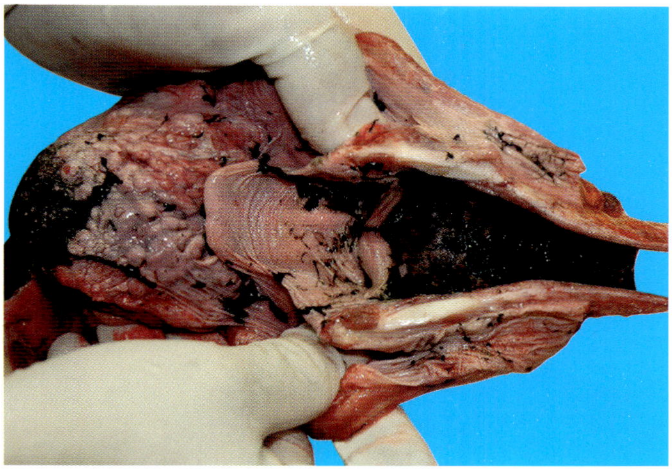

사진 9-1 화재사. 혀, 후두, 기관점막에 검은색의 매가 침착됨.

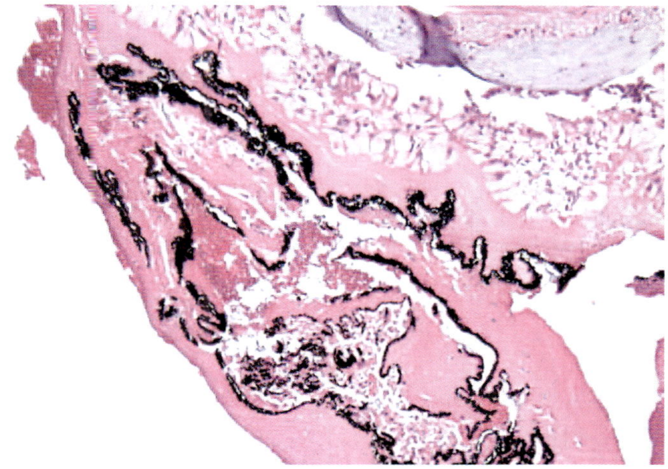

사진 9-2 화재사. 기관지점막의 표면에 매가 붙어있음.

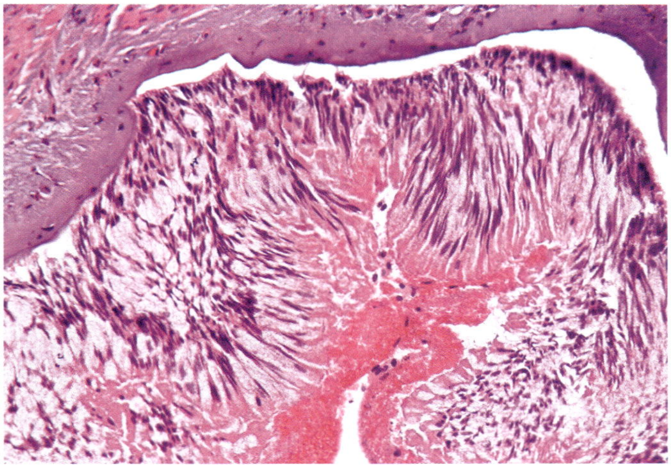

사진 9-3 화재사. 기관지상피의 goblet세포가 증식하고 핵이 길게 늘어남.

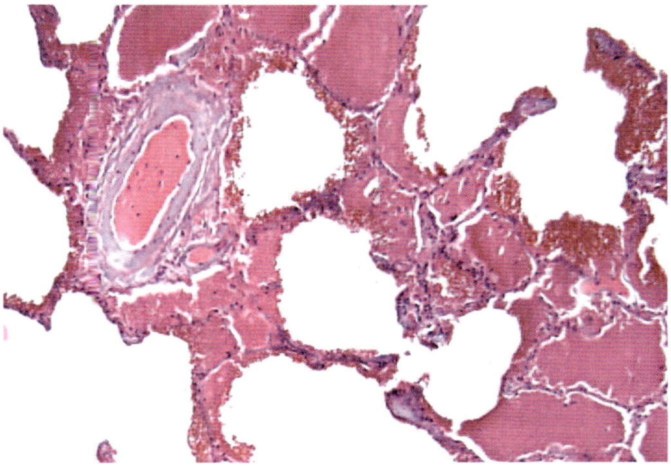

사진 9-4 화재사. 폐포의 혈액과 간질의 결합조직이 응고됨.

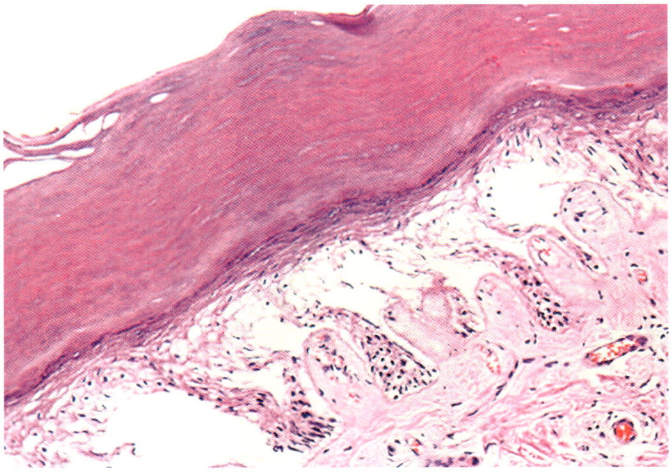

사진 9-5 화상. 표피가 진피로부터 분리되고 해면화됨.

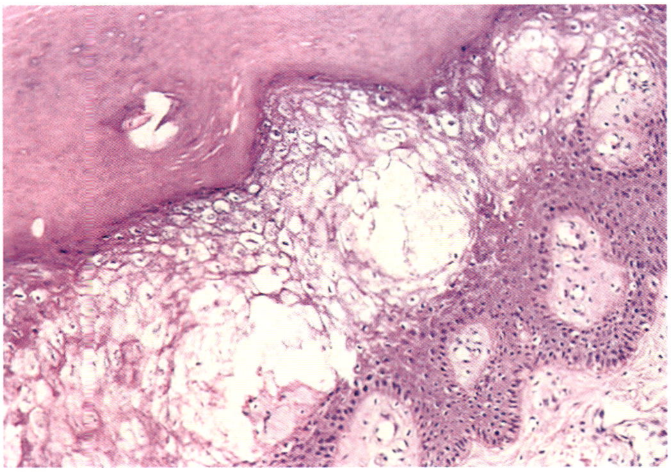

사진 9-6 화상. 표피에 수포가 생김.

Chapter 10

열사병과 저체온사

열사병

- 열사병이나 이상고온은 특기할만한 조직소견이 없으나 탈수와 혈액 점도의 증가로 혈류가 방해되어 쇼크와 비슷한 소견을 본다.
- 합병증 : 파종혈관내응고, 쇼크, 다발장기부전, 탈수

악성이상고열(Malignant hyperthermia)

- 근육세포막의 유전질환으로 주로 할로젠 마취제나 succinylcholine 투여 후에 고열이 발생한다.
- 합병증으로 횡문근융해, 신부전, 산증, 파종혈관내응고 등이 있고, 근육강직, 심장부정맥, 심장정지 등을 유발한다.

저체온사

- 각 장기의 쇼크를 유발한다.
- 동상 : 신체의 말단부위 즉 귀볼, 코, 사지의 피부에 수포가 생기고 심한 경우에는 폐지방색전증이 생긴다.
- 저체온증 : 열사병과 마찬가지로 쇼크로 인한 위장점막의 출혈 반점, 출혈췌장염과 지방괴사, 내부장기의 미소경색(microinfarct), 장요근(iliopsoas muscle)의 출혈 등이 생긴다.

Chapter 11

총 창

사입구

- 사입구 주변에서 조직절편, 화약잔사, 금속입자, 오물 등이 발견된다.
- 현미경소견 : 표피탈락, 진피 아교섬유의 호염성, 화약잔사 등을 보는데 화약잔사는 과립성의 흑색물질로 표피의 전층, 진피의 상층부 또는 사창관의 벽에서 관찰된다.

사창관(총알이 지나는 통로)

- 사창관 주위 조직의 괴사, 균열, 출혈이 있고, 결합조직이 호염성을 보인다.
- 의류조각이나 뼈조각이 사창관내에서 발견되기도 한다.

사출구

- 결합조직의 호염성이 거의 없거나 미약하다(사입구와 차이점).

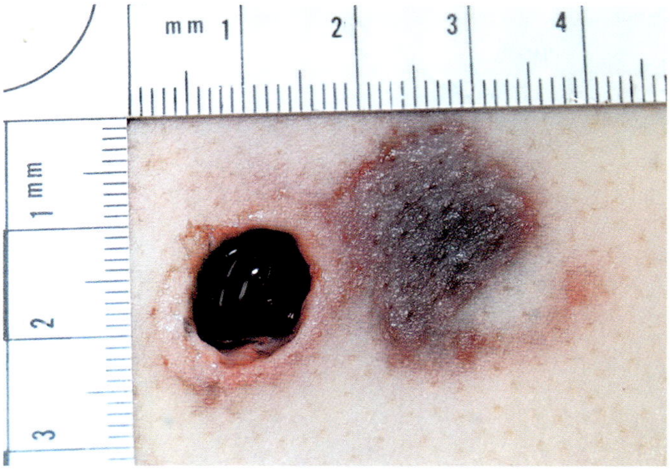

사진 11–1 **총창(사입구).** 천공된 피부주위에 박탈윤이 있고 주위에 매가 붙어있음.

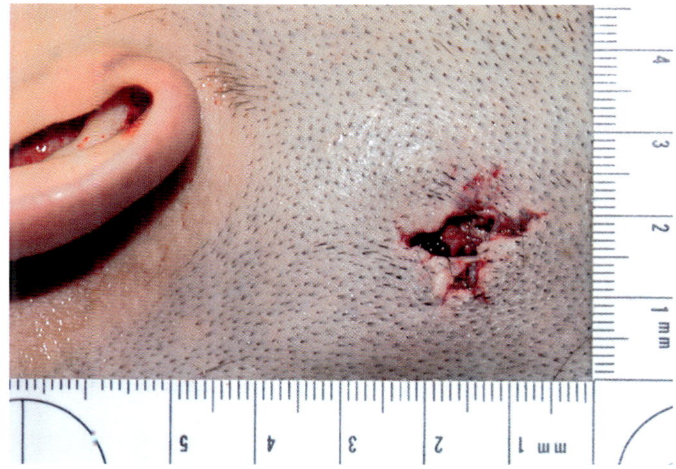

사진 11–2 **총창(사입구).** 사입구가 별모양으로 파열됨.

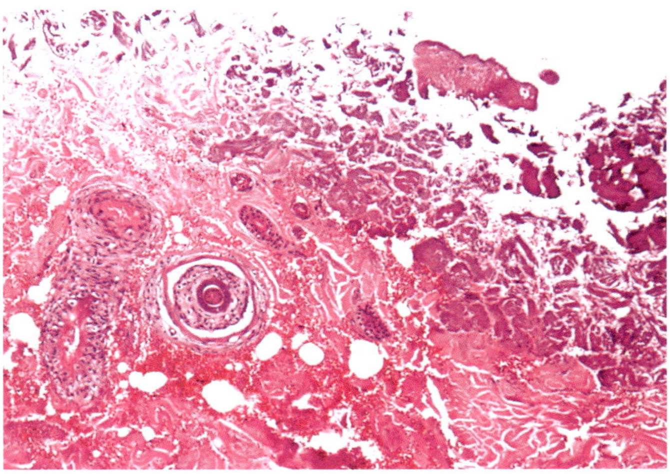

사진 11–3 **총창(사입구).** 피부파열과 출혈을 봄.

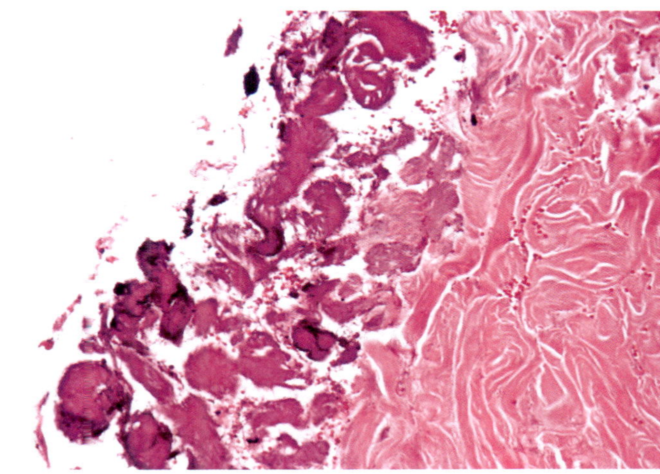

사진 11–4 **총창(사입구).** 화약물질이 파열된 결합조직에 침착됨.

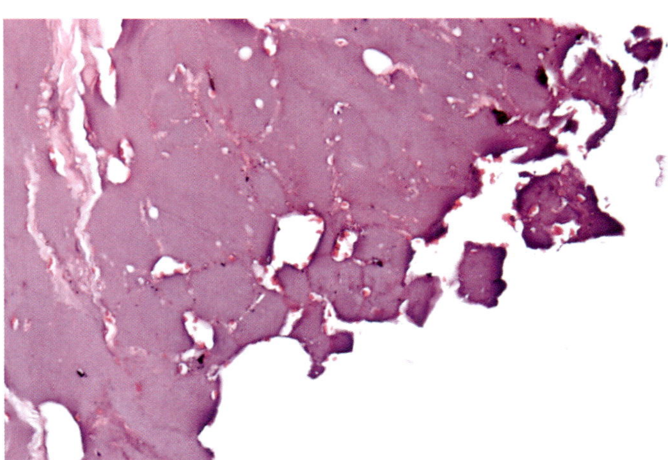

사진 11–5 **총창(사입구).** 결합조직이 호염기성으로 응고됨.

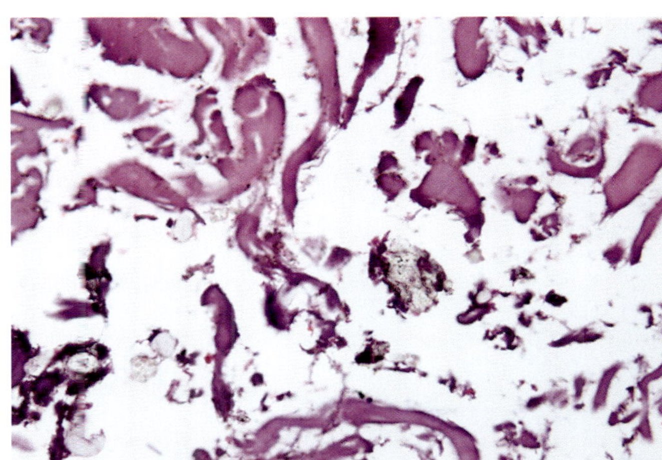

사진 1‾–6 **총창(사창관).** 사창관에서 이물질이 관찰됨.

Chapter 12

중독사

가스, 유기용매, 부식제, 농약, 중금속, 치료약물 등이 원인이고 국소적인 부식작용과 전신적인 장기부전을 유발한다. 독성효과는 약물의 양, 농도, 노출방법, 개인의 반응에 따라 좌우되고, 반응이 빠른 독물에 중독되면 형태학적 이상은 거의 볼 수 없다.

일산화탄소

- 피부와 내부장기가 선홍색
- 급사하면 특별한 소견이 없으나 일정기간 생존하면 대뇌기저핵 특히 putamen과 globus pallidus의 괴사와 공동, 뇌백질의 반지모양 출혈을 본다.
- 심근에 작고 국소적인 괴사가 생기고, 심한 경우에는 심근경색증이 유발된다.

산소

- 성인은 산소독성에 대한 민감도가 개인차가 크고 미만폐포손상이 발생한다.
- 호흡곤란이 있는 신생아에게 장기간 고농도의 산소를 주입하면 기관지폐이형성증이상(bronchopulmonary dysplasia)이 생길수 있다. 이 질환은 세기관지 형성이상과 간질섬유증이 특징이고 기관지 상피세포가 증식하고 폐포가 제2형 폐포세포로 피복된다.

중금속

- 납 : 소적혈구저색소빈혈(microcytic hypochromic anemia), 근위곡요세관 상피세

포의 핵내봉입체, 신장부전, 고환 손상

- 코발트와 텅스텐 : 폐간질섬유증, 천식
- 카드뮴 : 급성중독시에는 폐부종, 만성중독시에는 근위곡요세관의 손상
- 크롬과 니켈 : 폐암, 비강암
- 비소 : 피부암, 폐암, 간암

파라쿼트(그라목손)

- 다량 복용하면 전격 다발장기부전으로 사망하고, 중등량 복용하면 1~2주일 후에 진행성 폐섬유증이 유발된다.
- 폐 : 1주일 내에는 울혈, 폐포강출혈, 폐포중격의 염증, 유리질막 형성이 있고, 1주일 후에는 폐포중격 비후, 간질과 폐포강섬유화, 공기강의 낭성확장으로 인한 벌집폐가 되고, 세기관지 상피세포가 증식한다.
- 간 : 소엽중심 간괴사, 거대미토콘드리아 담즙울체
- 심장 : 국소적인 심근괴사, 호중구 침윤, 심외막의 점상출혈
- 신장 : 수일 내에 근위요세관괴사와 신겉질괴사

약물

- 바비투레이트산 : 의식불명으로 흡인폐렴 호발. 24시간내에 피부의 압박부위에 수포 형성. 저산소증으로 뇌부종, pallidum의 대칭괴사, Purkinje세포의 허혈괴사가 발생. 신장의 요세관괴사와 간세포의 세포질내공포 형성
- 살리실산 : 위장관 점막의 출혈
- 페나세틴 : 위장관의 출혈과 염증, 중심소엽간괴사, 신장의 요세관괴사, 만성간질 신장염, 유두괴사

산과 알카리

- 산
  - 식도손상보다 위점막의 손상이 더 심하다.
  - 섭취한 산의 분량과 강도, 점막과의 접촉시간, 위내용물의 양에 따라 손상 정도가 다르다.
  - 현미경소견상 식도는 표재성 응고괴사를, 위는 산이 분비되지 않는 위전정부(antrum)의 응고괴사와 궤양을 일으킨다.
- 알카리
  - 위산으로 중화되기 때문에 위보다는 식도에 더 심한 손상을 일으킨다.

- 현미경소견상 4일까지는 식도벽의 응고괴사, 심한 급성염증, 혈전형성, 출혈이 생기고, 5~7일이 지나면 육아조직이 형성되며, 그 이후에는 섬유모세포가 증식하고 아교질이 침착하며 상피재생 후 결국 협착된다.

환각제와 정신의약품

- 암페타민 : 폐고혈압
- 헤로인 : 뇌의 저산소증으로 pallidum의 대칭괴사
- 기타　만성간염, 바이러스간염, 간경변증, 간괴사, 기관지염, 기관지확장증, 폐기종, 혈관주위의 이물육아종 등

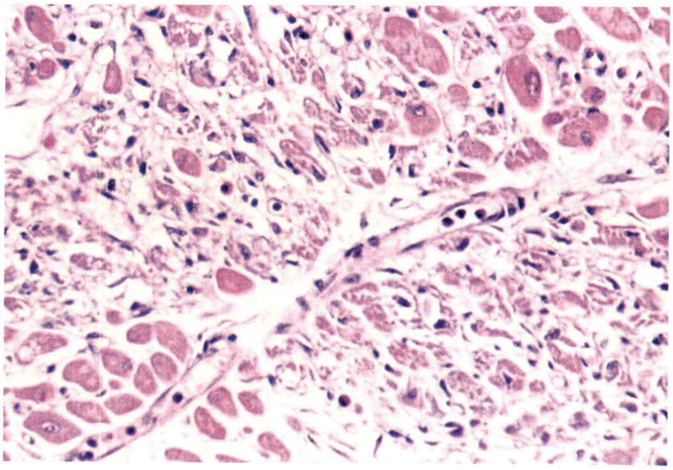

사진 12-1 **일산화탄소중독(심장).** 심근세포가 괴사됨.

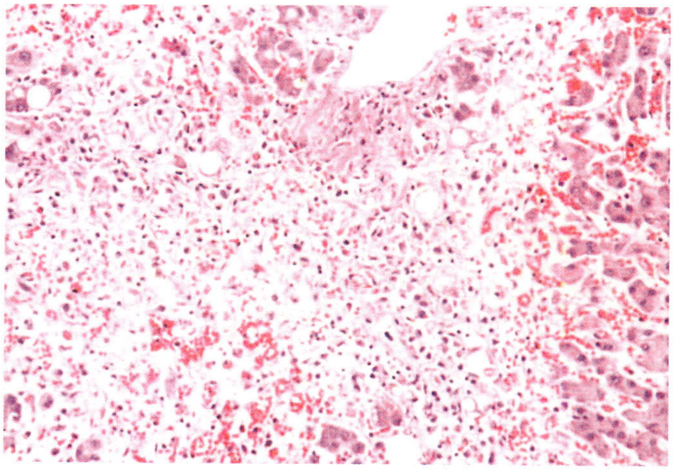

사진 12-2 **일산화탄소중독(간).** 간세포가 괴사됨.

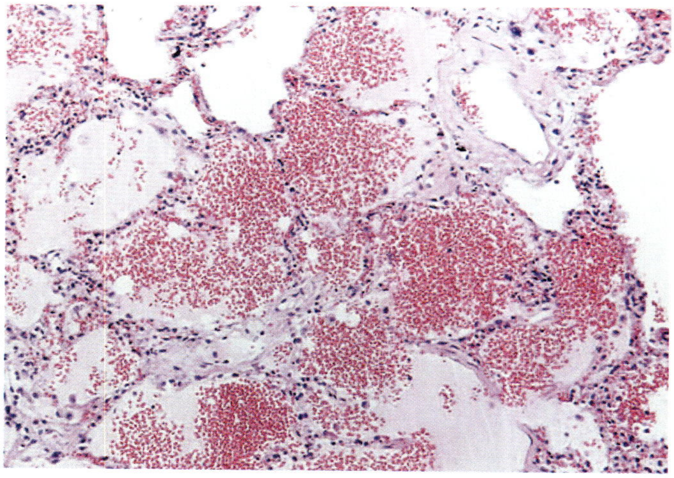

사진 12-3 **파라쿼트중독(초기).** 폐포의 출혈을 봄.

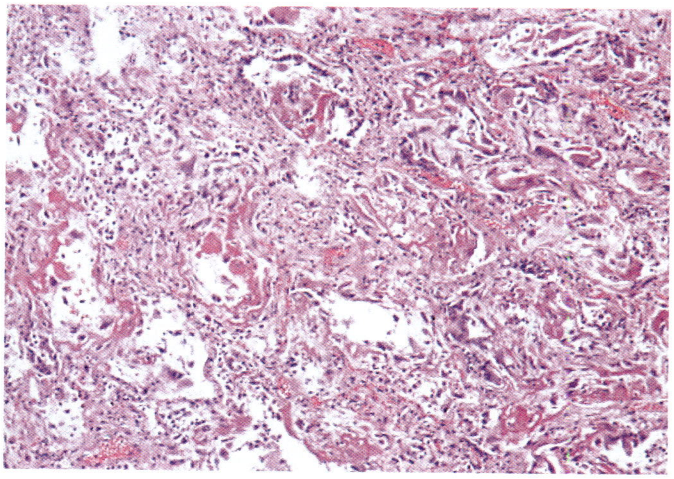

사진 12-4 **파라쿼트중독(중기).** 폐포중격이 염증세포와 섬유조직 증식으로 두꺼워지고 폐포에 유리질막이 형성됨.

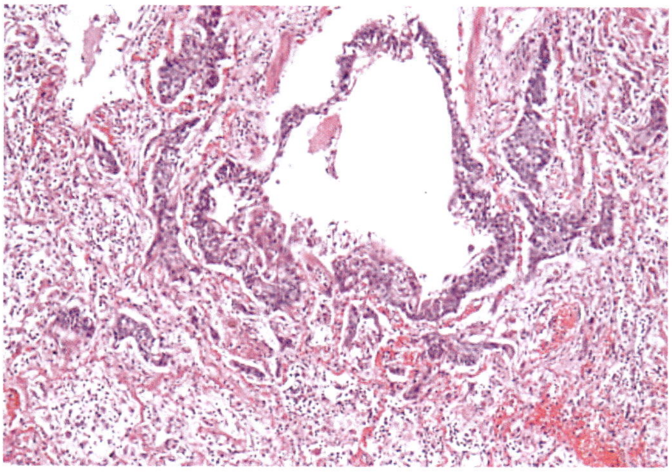

사진 12-5 **파라쿼트중독(중기).** 세기관지 상피세포가 편평상피로 화생됨.

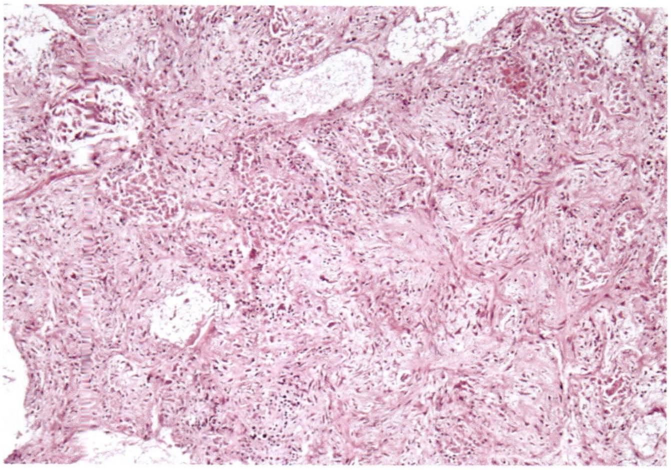

사진 12-6 **파라쿼트중독(후기).** 폐포강이 육아조직 증식으로 폐쇄됨.

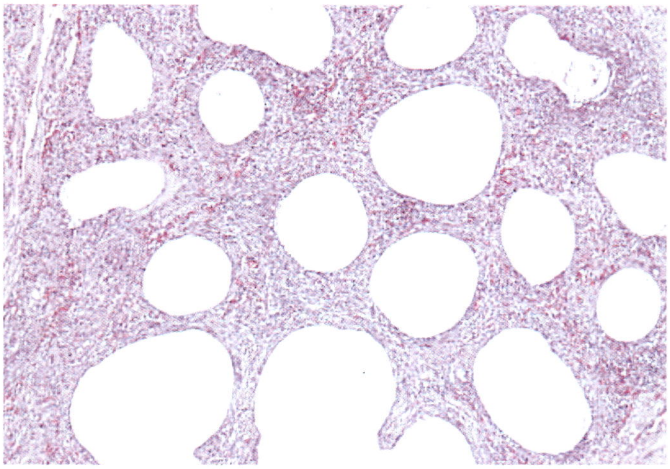

사진 12-7 **파라쿼트중독(후기).** 공기강이 확장되어 벌집폐를 형성함.

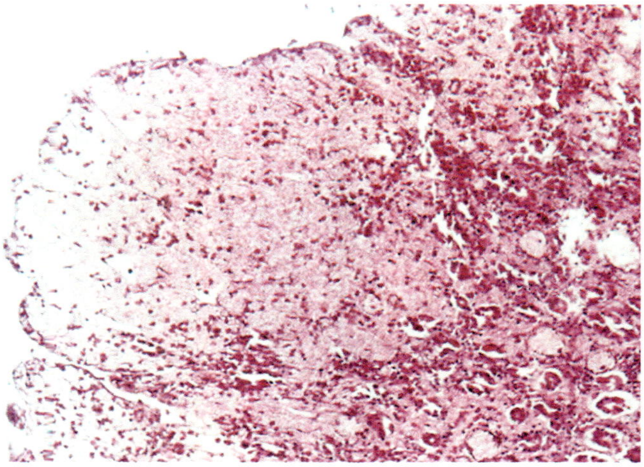

사진 12-8 **청산중독.** 위점막의 출혈을 봄.

Chapter 13

색전증

폐혈전색전증

- 혈전의 형성기전 : 혈관내피세포의 손상, 혈류의 저류(stasis) 또는 와류(turbulance), 혈액응고항진

- 정맥혈전과 동맥혈전의 차이점

	정맥혈전	동맥혈전
형성부위	심부다리정맥, 신장, 간정맥	뇌혈관, 심장동맥, 장간막, 신장동맥
형성기전	혈액저류	내피세포손상, 혈액와류
혈전형태	사후혈병과 유사(red thrombi)	Lines of Zahn (laminated thrombi)
색전증	폐색전증	전신색전증

- 사후혈병(postmortem clot)과 정맥혈전의 차이점
  사후혈병 : 혈관벽에 붙어있지 않고, 아교질양이며, 적혈구가 중력에 의해 가라앉아서 노란 혈청층을 형성한다.
  정맥혈전 : 단단하게 혈관벽에 붙어있고 절단면상 회색의 섬유소층이 있다.

- 혈전의 경로
  혈관폐쇄
  색전형성
  섬유소 용해작용으로 제거
  기질화 및 재관류

■ 혈전과 색전 경과시간의 조직학적 지표

혈관의 횡절편과 종절편을 모두 만들고 Hematoxylin–eosin, van Gieson, Iron염색을 시행하여 현미경으로 관찰한다.

경과시간	조직소견
1~3일	혈관내피세포와 혈전 사이에 반응없음. 백혈구, 섬유소, 혈소판의 변성이 없음.
3~8일	섬유모세포가 혈전내로 침식. 내피세포의 발아 시작. 혈전 수축
4~20일	모세혈관이 처음 형성. 섬유모세포가 증식
8일~2개월	다수의 모세혈관과 아교섬유 형성
2~6개월	혈전내에 sinuous cavities 형성
6~12개월 이후	큰 혈관으로 완전히 재관류. 혈전은 더 이상 보지못함

지방색전증

■ 지방색전증후군 : 지방색전의 정도가 심하서 수상 후 12시간 내지 72시간내에 호흡곤란, 청색증, 흉통, 기침 등의 폐증상과, 불권증, 기억상실, 섬망, 혼수 등의 뇌증상이 나타나고, 심한 경우 사망한다.

■ 원인

- 장골 또는 지방조직의 손상 : 골절, 정형외과적 수술 또는 시술, 피하조직의 심한 좌상
- 기타 알코올간질환, 췌장염, 심한 화상, 동상, 부패, 부신호르몬 투여 등

■ 발생장기

폐, 뇌, 신장, 심장 등의 순서

■ 조직검사

- 신선한 조직 또는 10% 포르말린에 고정한 조직을 동결절편하여 Oil–red–O, Sudan III, Sudan black B 염색
- 폐의 상엽과 중엽의 혈관에 지방색전이 잘 생기고 수개월 동안 고정된 조직에도 지방방울이 잔존한다.

■ 현미경소견

- 폐 – H&E염색상 주로 폐소동맥과 모세혈관이 원형, 난원형, 또는 뿔모양의 공포(지방방울)로 확장되고 공포의 가장자리를 따라 적혈구의 표면이 함몰됨. 또한 포르말린색소의 섬세한 황색 결정이 공포의 가장자리에 침착하므로 지방방울임을 추정할 수 있지만 진단을 위해서는 지방염색이 필수적이다.
- 뇌 – 회백질과 백질의 소동맥이나 모세혈관이 지방색전으로 폐쇄되고 막힌 혈관 주위에 출혈 또는 빈혈경색
- 신장 – 주로 사구체 모세혈관에 지방색전
- 심장 – 색전주위 심근에 출혈 또는 빈혈경색

지방색전증의 조직학적 진단기준 (Falzi 등, 1964)

Grade of FE	Form of embolism	Localization
I. Light FE	Drop-shaped	Sporadic in every microscopic field
II. Distinct FE	Sausage-shaped or rounded	Multiple, disseminated in every microscopic field
III. Massive FE	Antler-shaped	Numerous everywhere, in every microscopic field
0. Not FE	Punctiform	Sporadic, not in every microscopic field

FE : Fat embolism, Enlargement x40

- 지방색전의 정도와 사인과의 관계
  Grade III, 또는 Grade II 이상이면서 임상경과가 부합되면 사인으로 판단한다.
- 지방조직색전증(Fat tissue embolism)
  복부지방흡입술을 병행한 안면성형수술시 경동맥에 매우 큰 지방덩어리가 색전을 형성하는 경우가 있는데 이때는 폐의 동정맥문합이나 심장기형 등이 있는지 확인해야한다.
- 폐 지방색전은 부패가 심한 지방간이나 화상이 있는 경우에도 관찰된다.

양수색전증

임신중, 분만중 또는 분만직후에 양수가 산모의 혈중에 유입되어 급성심폐부전과 심한 자궁출혈을 일으키는 치명적인 질환이다.

- 사인 : 급성우심실부전, 아나필락시스 쇼크
- 조직검사
  - 폐의 각 엽에서 고르게 조직을 채취한다.
  - 양수내용물 즉 태변, 배냇솜털, 태지, 태아피부상피세포, 점액, 탈락막(decidua) 등이 폐, 뇌, 심장, 신장, 간의 혈관내에서 발견됨
  - 색전물질 중 상피세포는 생후 3주일까지, 점액은 7개월까지 관찰 가능
  - 파종혈관내응고가 병발하면 혈관내에 섬유소혈전 형성
  - 양수내용물 동정에 유용한 염색
    Masson trichrome : 태아피부상피세포
    Alcian blue : 점액
    Oil-red-O : 태지
    TKH-2 면역염색 : 태아 장관 또는 기관지 분비점액

공기색전증

- 육안검사가 더 중요 : 우심장, 큰정맥, 폐동맥의 혈액에서 거품이나 공기방울을 본다.
- 조직검사
  - 혈액내 공포 주위에 백혈구가 침윤하고 혈소판과 섬유소가 응집
  - 뇌의 모세혈관이나 소동맥을 중심으로 윤상출혈(annular hemorrhage) 또는 미소 혈전 형성
- 감압병(decompression sickness)

실리콘색전증

- 유방확대술, 질성형술 등의 시술에서 실리콘 피하투여 후 발생하는 폐색전증
- 현미경소견
  - H&E 염색상 폐모세혈관, 소동맥, 또는 간질에 공포를 형성하고 이물반응이 있으며, 이 공포는 지방염색에 양성반응을 보임
  - 폐실질의 부종, 울혈, 폐포강출혈
  - 때로는 급성폐렴이나 미만폐포손상을 일으킴
- Infrared spectrophotometry를 이용하여 조직에서 실리콘 입증

이물색전증(Foreign body embolism)

- 의료시술의 부작용으로 생기는 경우가 많다.
- 단순뼈낭종의 치료를 위해 경피적 자가골수 및 뼈대체제(MIIG™115) 이식후 발생한 폐색전증 : 현미경검사상 폐혈관에서 지방방울과 결정형물질(crystalline material)을 중심으로 형성된 혈전을 봄. 결정형물질은 뼈이식대체제로서 주 성분은 황산칼슘임.
- 식물색전증 : 의료시술 중 음식물 주입호스가 혈관으로 잘못 연결되어 색전증이 발생함.
- 겔색전증 : 출혈방지 목적으로 시행된 자궁동맥색전술의 부작용으로 색전에 사용된 겔(gel)이 폐색전증을 유발함.

골수색전

- 폐조직에서 종종 관찰되고 뼈손상이나 갈비뼈 절단과 관련이 있으나 때로는 원인불명일 때도 있다.
- 임상적으로는 큰 의미가 없다.

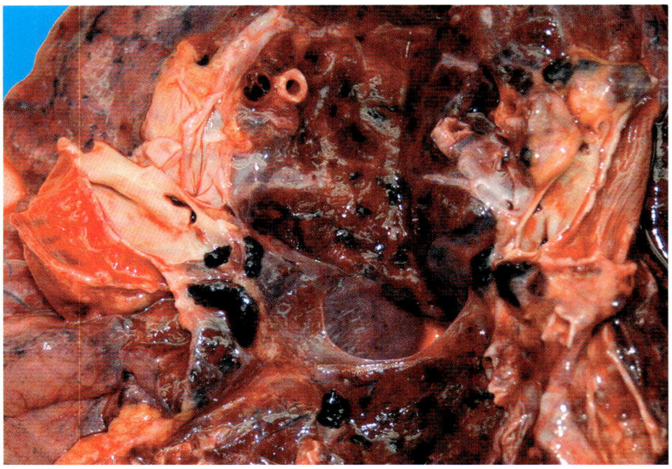

사진 13-1 **폐혈전색전증.** 폐동맥에서 다수의 혈전색전을 봄.

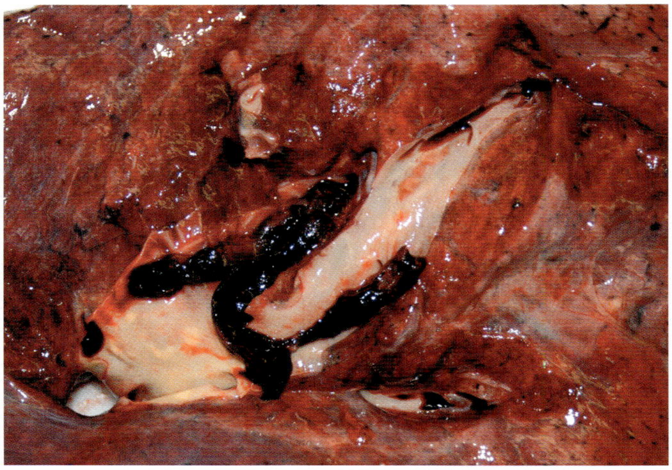

사진 13-2 **폐혈전색전증.** 섬유소를 포함한 혈전색전은 단단하고 잘 부서짐.

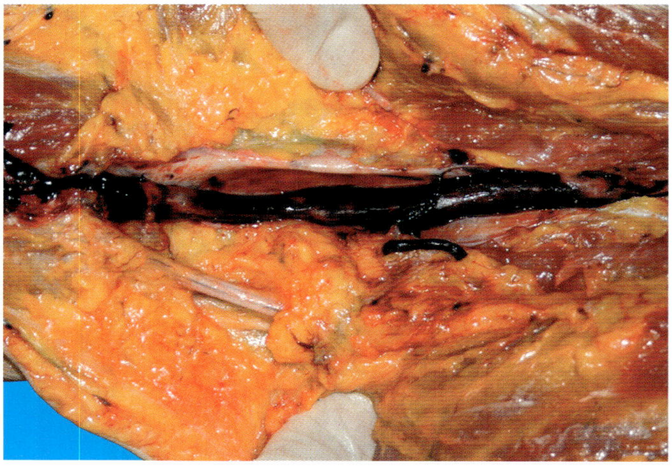

사진 13-3 **다리정맥혈전증.** 혈전이 혈관안쪽벽에 단단하게 붙어있음.

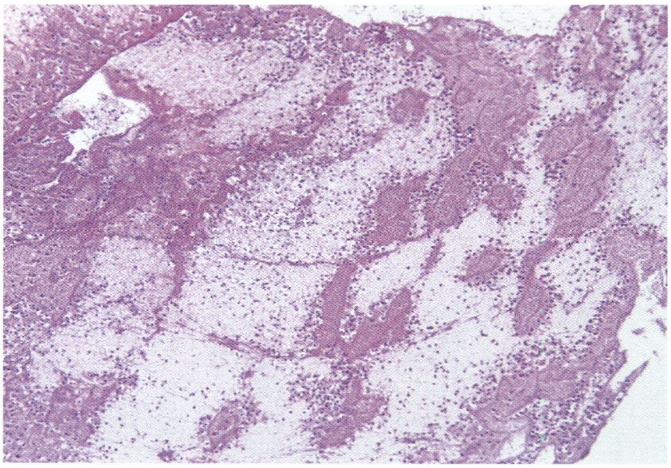

사진 13-4 **혈전.** 섬유소 덩어리와 혈구가 분리됨.

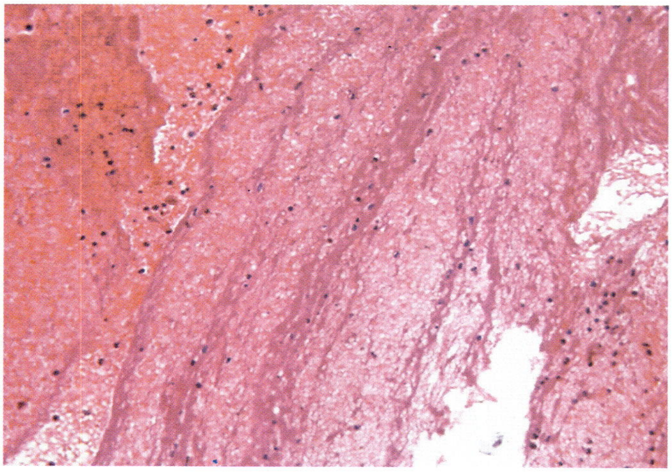

사진 13-5 **혈전.** 섬유소층과 적혈구층이 차례로 선상으로 배열됨.

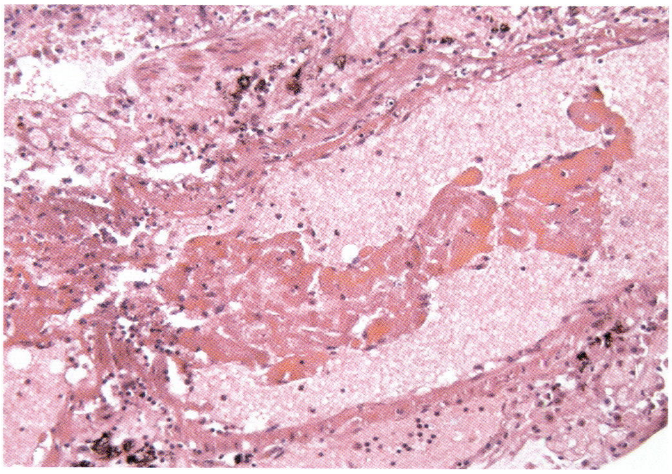

사진 13-6 **폐혈전색전증.** 혈전이 주로 섬유소로 구성됨.

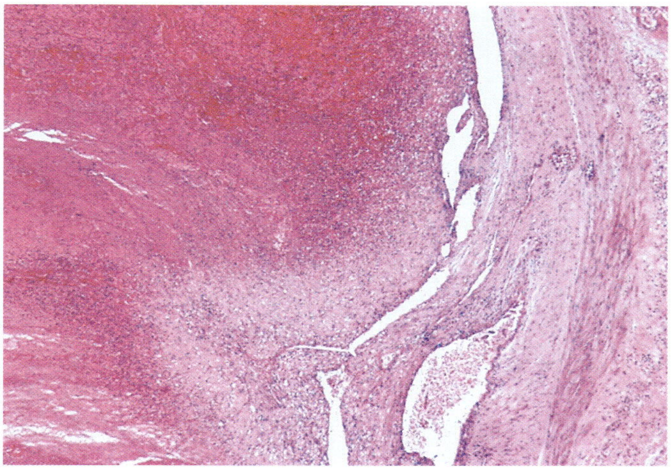

사진 13-7 **폐혈전색전증.** 큰 폐동맥의 혈전색전이 기질화됨.

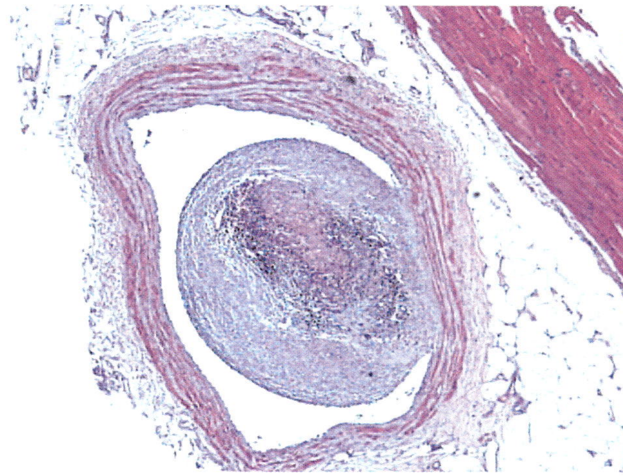

사진 13-8 **다리정맥혈전증.** 혈전이 정맥벽에 붙어있음.

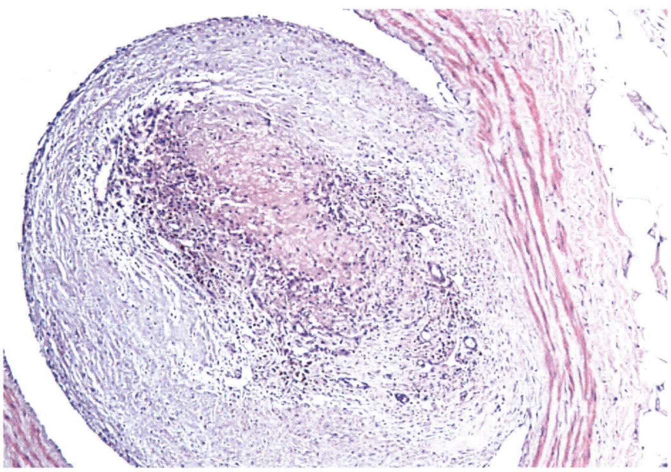

사진 13-9 **다리정맥혈전증.** 혈전이 육아조직으로 기질화됨.

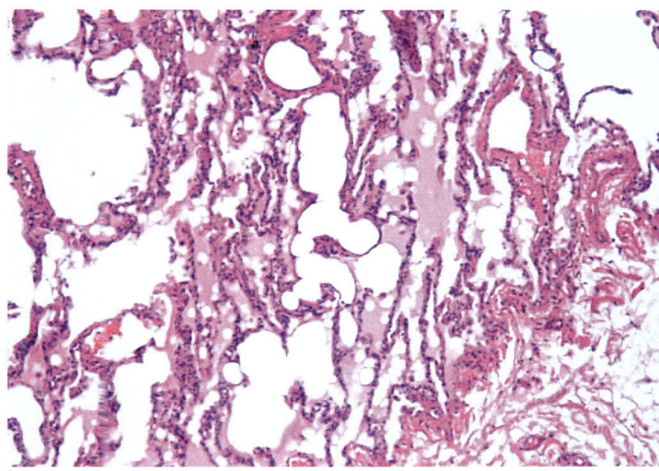

사진 13-10 **지방색전증(폐).** 폐혈관이 원형 또는 소세지모양의 공포로 확장됨

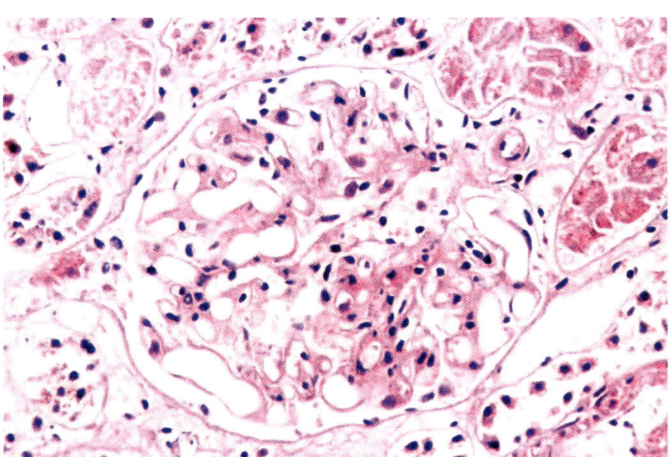

사진 13-11 **지방색전증(신장).** 사구체의 모세혈관이 공포로 확장됨.

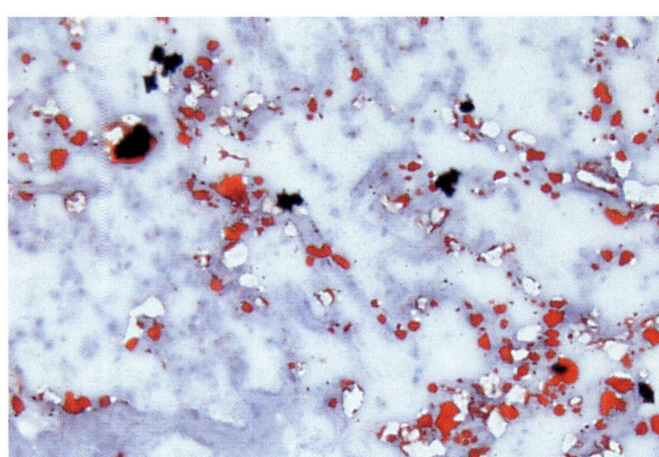

사진 13-12 **지방색전증(폐).** 폐혈관에서 다수의 지방방울을 봄 (Oil-red-O)

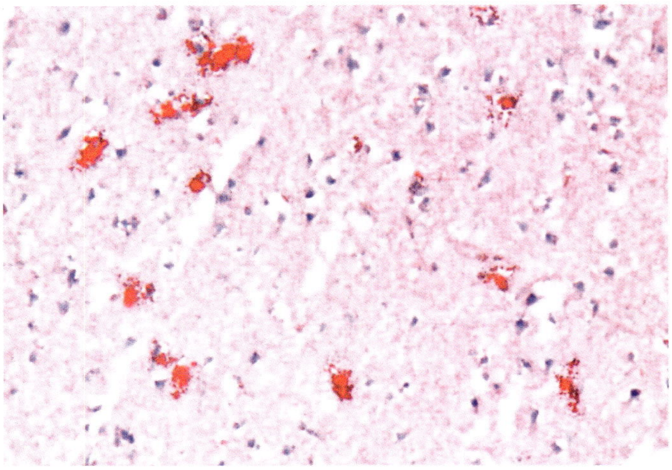

사진 13-13 **지방색전증(뇌).** 뇌혈관에서 다수의 지방방울을 봄 (Oil-red-O).

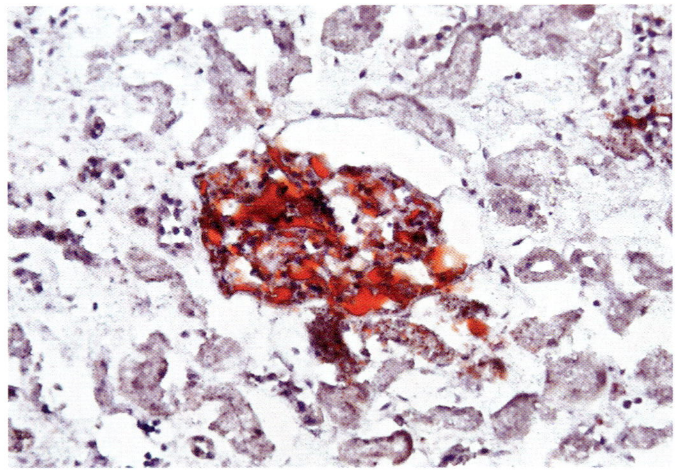

사진 13-14 **지방색전증(신장).** 사구체에서 다수의 지방방울을 봄 (Oil-red-O).

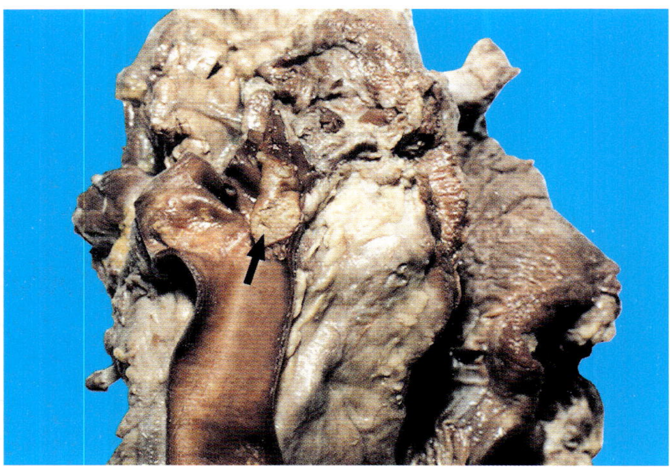

사진 13-15 **지방조직색전증.** 경동맥 내강에서 지방덩어리(화살표)가 관찰됨.

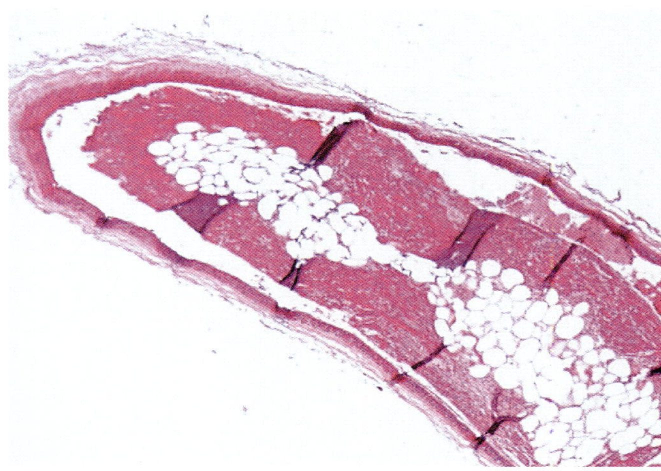

사진 13-16 **지방조직색전증.** 경동맥의 지방조직색전 주위에 혈전이 형성됨.

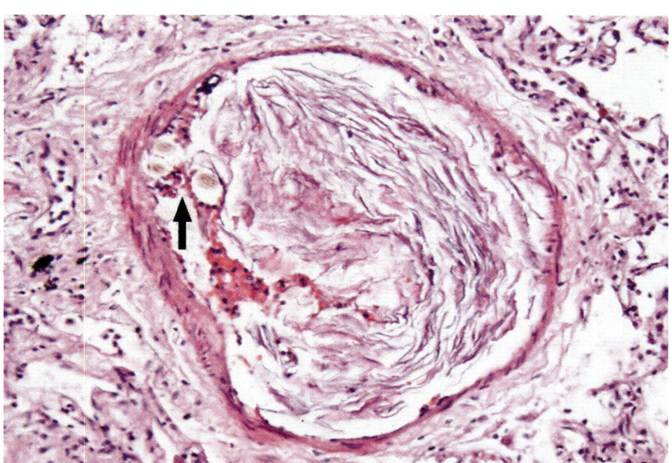

사진 13-17 **양수색전증(폐).** 산모의 폐혈관에서 태아피부상피세포와 다수의 배냇솜털(화살표)을 봄.

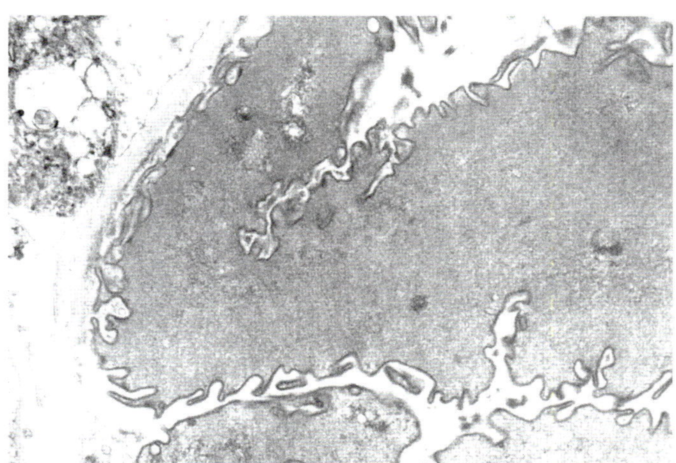

사진 13-18 **양수색전증.** 전자현미경검사상 태아상피세포는 세포막이 두껍고 핵이 소실된 각질의 형태임.

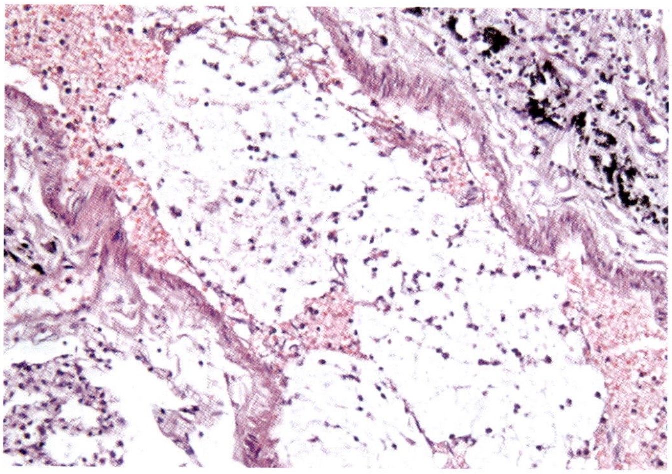

사진 13-19 **양수색전증(폐).** 폐혈관에 점액이 차 있음.

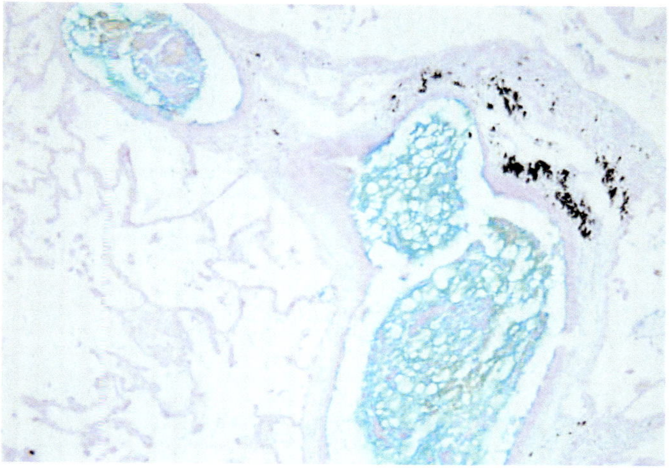

사진 13-20 **양수색전증(폐).** 점액의 Alcian blue염색 소견임.

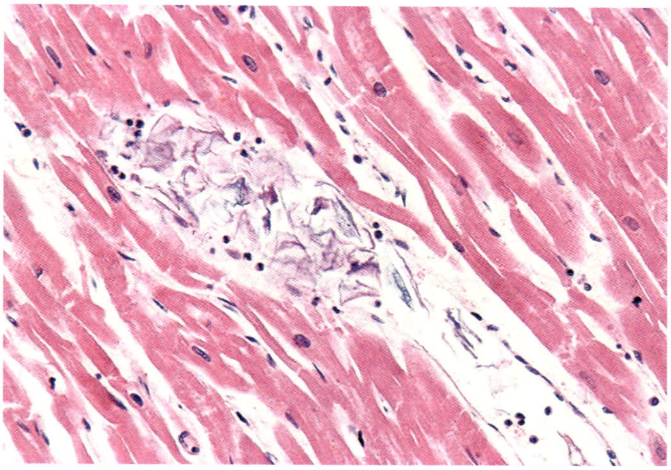

사진 13-21 **양수색전증(심장).** 심근혈관에서 태아피부상피세포를 봄.

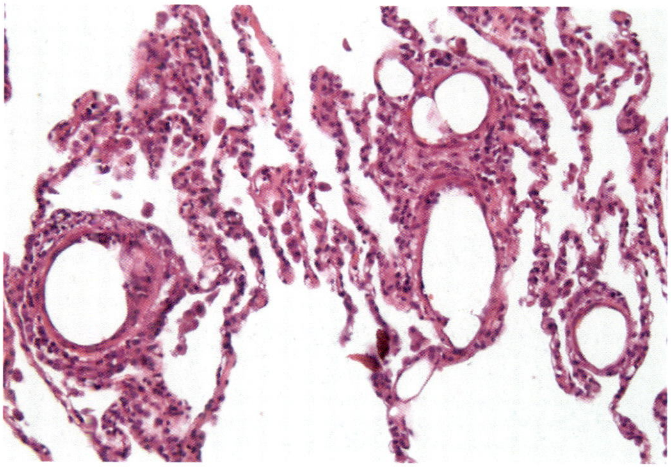

사진 13-22 **실리콘색전증(폐).** 폐혈관과 간질에서 공포와 이물반응을 봄.

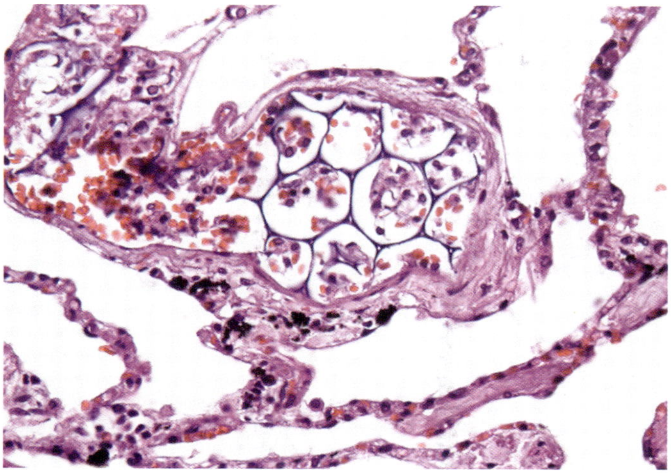

사진 13-23 **식물색전증(폐).** 혈관으로 잘못 주입된 음식물이 폐혈관에 색전을 일으킴.

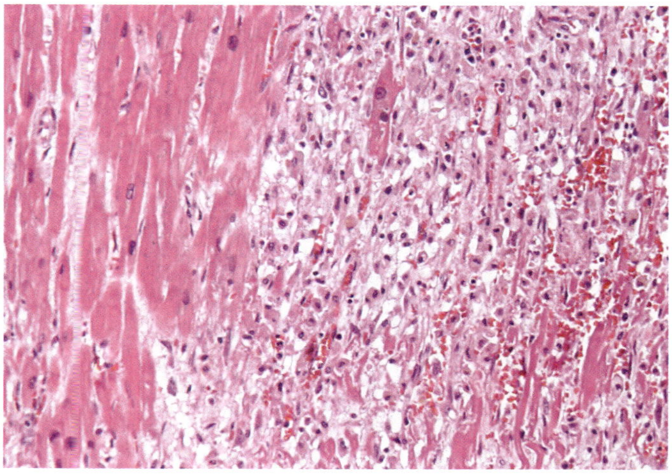

사진 13-24 **식물색전증(심장).** 식물색전으로 심근경색이 유발됨.

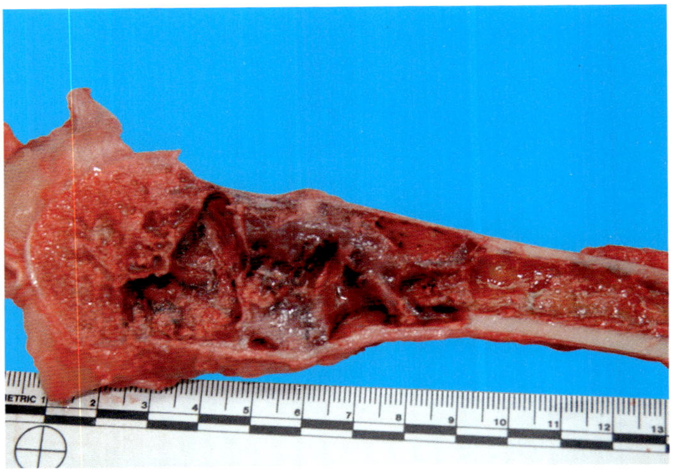

사진 13-25 **단순뼈낭종.** 대퇴골의 낭종 치료법으로 뼈대체제를 채워넣음.

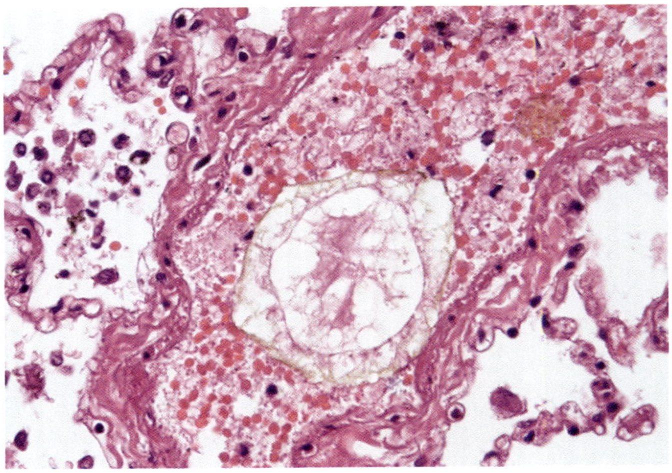

사진 13-26 **뼈대체제색전증(폐).** 폐혈관에서 결정체모양의 뼈대체제 물질을 봄.

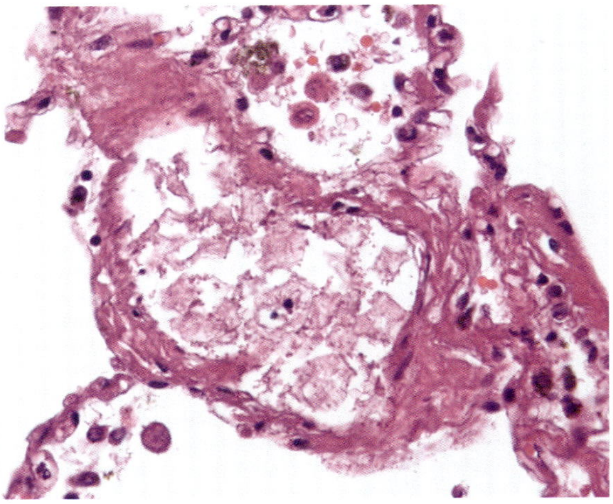

사진 13-27 **뼈대체제색전증.** 뼈대체제물질은 투명한 작은 조각들로 구성됨.

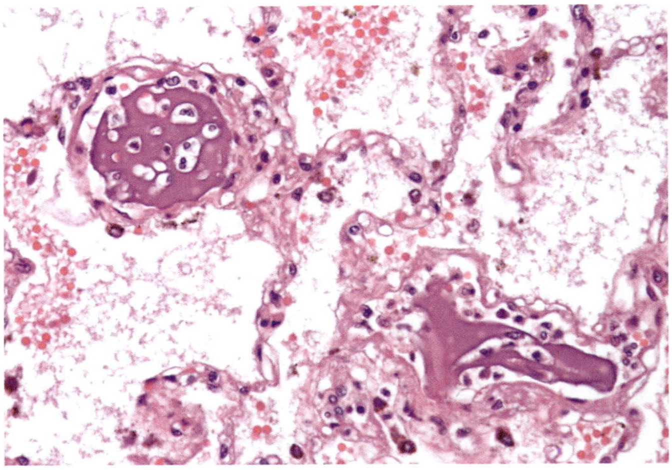

사진 13-28 **겔색전증.** 자궁동맥색전술에 사용된 겔 물질이 폐포중격의 모세혈관에 색전을 일으킴.

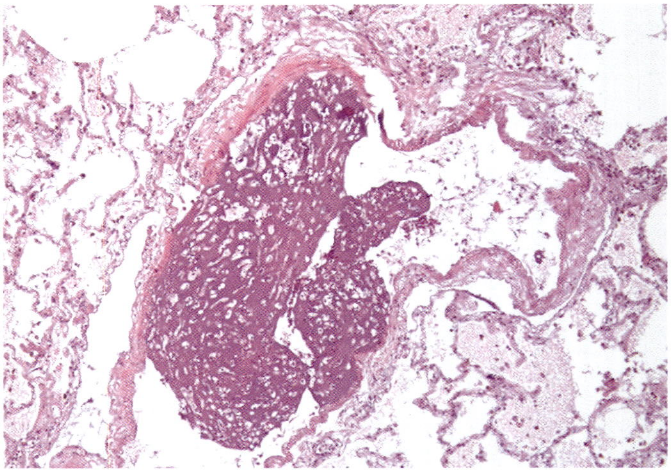

사진 13-29 **겔색전증.** 겔 물질은 큰 폐정맥에서도 관찰됨.

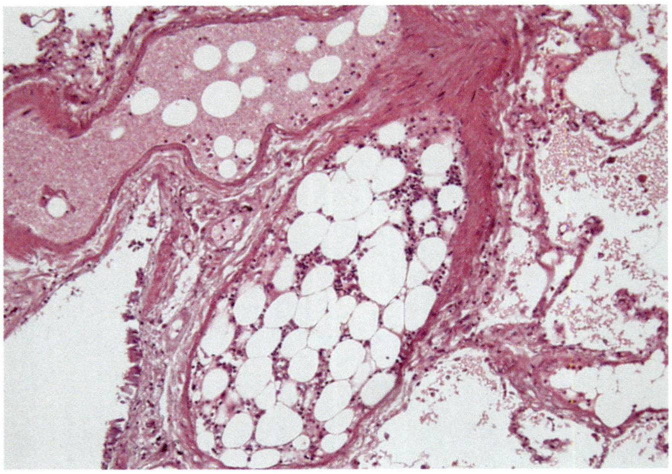

사진 13-30 **골수색전(폐).** 폐혈관에서 혈구와 지방조직으로 구성된 골수를 봄.

Chapter 14

심혈관질환

심장 조직검사

- 심근세포
  - 심근세포가 비후되면 핵이 커지고 핵모양이 불규칙하다.
  - 리포푹신은 나이가 많거나 소모성 질환이 있을때 증가한다.
  - 호염기변성(basophilic degeneration)은 당단백이 세포질에 축적되는 것으로서 비특이적인 소견이지만 심근병증에서 잘 관찰된다.
  - 세포질에 공포가 있으면 Fabry병이나 Pompe병을 의심한다.

- 심내막
  - 탄력섬유층이 3~5층 이상으로 증가하면 심장내막탄력섬유증을 암시한다.

- 간질
  - 림프구의 침윤이 심근세포의 개별괴사와 동반되면 심근염으로 진단한다. 그러나 림프구의 산발적인 침윤은 정상 심장 또는 확장심근병증에서도 종종 본다.
  - 호산구는 과민심근염, 거대세포심근염, 과호산증후군일때 침윤된다.
  - 헤모시데린을 포식한 대식세포는 아급성 심근경색증일때 침윤된다.
  - 비만세포는 정상에서도 소수 존재하지만 과민심근염일때 증가한다.
  - 미만간질섬유증은 심근병증을 암시한다.

- 전자현미경검사
  - 가능하면 종주근섬유(longitudinal section)를 관찰한다.
  - 심근세포가 3,000배 시야에 꽉 차고 핵모양이 불규칙하면 심근세포가 비후된 증거이다.

- 심전도계(Conduction system)
  - 동방결절(sinoatrial node) : 우심방귀 꼭대기 근처에 위치하고, 현미경검사상 우심방의 심외막 바로 밑에 작고 치밀한 근섬유다발과 동맥(nodal artery)으로 구성된다.
  - 방실결절(atrioventricular node), His bundle : Pars membranacea 밑에 있는 심실중격에 위치하고, 현미경검사상 방실결절은 central fibrous body에 근접해있고, 근육심실중격(muscular interventricular septum)에서 His bundle로 된다.

죽상경화증(Atherosclerosis)

- 대동맥 등 큰 탄력동맥과 중간크기의 근육동맥에 죽종 즉 죽상경화판(atheroma)을 형성하여 혈관의 내강을 폐쇄시키는 질환이다.
- 전형적인 죽상경화판 : 섬유지방판(fibrofatty plaque)으로서 괴사된 중심핵 주위를 섬유조직이 둘러싼다. 중심핵에는 포말세포, 콜레스티롤 결정체, 육아조직, 평활근세포, 근섬유모세포, 염증세포, 괴사물질 등이 존재한다.
- 죽상경화판의 이차변성 : 판파열, 판출혈, 혈전형성, 중막연축 등을 일으키고 특히 판이 파열되면 약 90%에서 혈전증이 생긴다. 급성혈전은 혈소판과 섬유소로 구성되고, 오래된 혈전은 기질화되어 육아조직을 형성하거나 큰 재관류혈관을 형성한다.

심장동맥경화증과 심근경색증

- 심근경색증은 한개 이상의 큰 심장동맥에 동맥경화증이 있고, 적어도 이 중 한개 동맥의 내강이 75%이상 폐쇄되었을때 잘 생기고, 특히 혈전이 동반되면 급성심근경색증이 발생한다. 75%이상 폐쇄는 주로 왼쪽앞내림동맥(left anterior descending artery)의 기시부에 발생한다.
- 심근경색증의 육안소견
  - 12시간 이내에는 식별할 수 없으나 triphenyl tetrazolium액에 담그면 병터가 창백해짐
  - 12~24시간 경과하면 육안적으로 식별 가능
  - 1~3일 경과하면 육안적으로 황갈색의 경색부위가 관찰됨
  - 2~8주일 경과하면 회백색의 단단한 반흔조직 형성
- 심근경색증의 현미경소견
  - 4~12시간 경과해야 응고괴사 시작(핵농염, 과호산성 세포질, 호중구 침윤)
  - 1~3일 경과하면 근세포의 핵과 횡문 소실. 염증반응은 2-3일에 최고조에 달함
  - 5~10일 경과하면 헤모시데린포식 대식세포가 침윤. 육아조직 형성 시작

- 10~14일이 지나면 반흔조직이 형성되기 시작하여 6주일째에 완료됨

■ 심근염과의 감별 : 심근경색증은 구역응고괴사(zonal coagulation necrosis)에 의한 반섬유증(patchy fibrosis)과 헤모시데린포식 대식세포의 침윤이 특징인 반면, 심근염은 심근세포의 개별괴사(individual necrosis), 림프구침윤, 심근세포사이섬유증(intermyocyte fibrosis)이 특징이다.

연결심장동맥(Coronary artery bridging)

■ 심장동맥이 심외막의 지방조직에 위치하지 않고 심근내로 깊숙하게 파고드는 병변
■ 심장동맥이 심근섬유로 둘러싸임
■ 주로 왼쪽앞내림동맥 드물게는 오른쪽동맥에 발생
■ 비후심근병증 환자의 약 30~50%에서 볼 수 있다.
■ 심근경색, 돌연사 가능

심근내심장동맥형성이상(Intramural coronary artery dysplasia)

■ 심외막의 심장동맥은 이상이 없으나 심근내심장동맥이 폐쇄되는 것으로 젊은층에서 돌연사할 수 있음
■ 현미경소견 : 심근내동맥의 중막이 심하게 두꺼워지고 평활근이 비정상적으로 배열되고 내강이 협착된다.

심근염

■ 임상증상 : 증세가 없거나 전격심부전, 또는 돌연사
■ 육안소견 : 심장이 정상처럼 보이거나, 창백하고 힘이없이 늘어지며, 심장방실이 확장됨.
■ 림프구심근염(lymphocytic myocarditis)
- 장바이러스(enterovirus) 특히 콕사키바이러스 B가 원인이고 소아에 호발한다.
- 현미경소견 : 초기에는 림프구가 국소적 또는 미만성으로 침윤되고 심근세포의 개별괴사가 동반되며, 나중에 치유되면서 간질섬유증이 생긴다.
- 림프구는 침윤되지만 심근세포가 괴사되지 않으면 경계심근염(borderline myocarditis)이라 한다.
- 심근의 한 부위에 소수의 림프구가 침윤된 것은 심근염으로 진단하지 않는다.

■ 거대세포심근염(giant cell myocarditis)
- 청년 또는 중년의 성인에서 주로 발병하는 치명적인 질환으로 드물게는 골격근염

증, 흉선종, 전신홍반루푸스, 갑상샘기능항진증과 동반되기도 한다.

- 현미경소견 : 다핵거대세포, 림프구, 대식세포, 호산구가 침윤되고 심근괴사와 간질섬유증이 동반된다.
- 사르코이드증과 감별진단 : 사르코이드증은 육아종의 경계가 분명하고, 심근세포괴사와 호산구 침윤이 없고, 림프절과 폐를 주로 침범한다.

■ 과민심근염(hypersensitivity myocarditis)

- 약물에 대한 과민반응으로 생긴다.
- 현미경소견 : 심근세포는 괴사되지 않고, 대식세포, 호산구, 림프구가 주로 혈관주위, 심내막, 간질에 침윤된다.

심근병증

심근병증은 심부전을 일으키는 심근질환으로서 비후심근병증(hypertrophic cardiomyopathy), 확장심근병증(dilated cardiomyopathy), 고혈압심근병증, 우심실형성이상(right ventricular dysplasia)으로 분류되고, 허혈심장병, 판막병 또는 선천심장병은 제외된다.

■ 비후심근병증

- 주로 30세 이하 청년에서 돌연사의 중요한 원인임
- 원인 : 유전자변이로 추정되며 보통염색체우성질환임
- 비대칭 심실중격비후(중격의 두께가 좌심실벽의 1.5배 이상) 또는 심실중격의 두께가 20mm 이상(정상 : 11~12mm)
- 현미경소견 : 현미경검사시 심실사이중격(interventricular septum) 조직을 심장장축에 직각방향으로 넣는 것이 중요하고, 심근세포의 비정상주행(myocyte disarray), 심근세포사이섬유증(intermyocyte fibrosis), 심근내동맥벽의 비후, 심근세포의 위축과 비후 등을 본다.

  감별진단 – 정상 심장에서도 심실중격과 심실벽의 경계부위, 육주, 반흔주변, 혈관주위는 심근세포가 비정상 주행을 하므로 판독에 주의한다.
  – 심장동맥경화증일 때는 세포사이섬유증보다는 반섬유증(patchy fibrosis)을 보고, 심근세포가 위축되지 않는다.

■ 확장심근병증

- 심장이 커지고, 좌우방실이 모두 확장됨
- 원인불명. 그러나 가족력, 심근염 합병증, 알코올, 당뇨병, 아드리아마이신 중독, 코케인, HIV감염 등과 연관된 것으로 추정

- 현미경소견 : 심근세포의 비정상주행은 없고, 비후되거나 위축된 심근세포가 서로 섞여있으며, 심내막섬유증, 세포사이섬유증(intermyocyte fibrosis), 만성염증세포 침윤을 본다. 심근세포의 호염기변성(basophilic degeneration)이 종종 관찰되는데 이것은 심근세포에 당단백이 축적되는 것으로서 PAS 염색에 양성이다.

■ 고혈압심근병증

- 좌심실벽이 대칭비후되고, 동맥경화성 신장경화증을 동반한다.

■ 우심실형성이상

- 청년과 청소년기에 많고, 우심실의 기능이상을 초래함
- 현미경소견 : 우심실이 종이장처럼 얇아지고 심근세포가 소실되고 지방조직과 섬유조직으로 대치된다.

심장판막병

■ 승모판탈출증(mitral valve prolapse)

■ 인공판막

■ 류마티스심장염

- 대동맥판협착증, 승모판협착증, 대동맥판부전증
- 현미경소견 : 특징적인 Aschoff body를 간질이나 혈관주위에서 본다.

심장부전

■ 허혈심장병, 고혈압, 심장판막병에 의해 발생

■ 현미경소견 : 심장근육의 비후, 폐울혈, 폐부종이 있고, 폐포강내에 다수의 헤모시데린포식 대식세포(siderophage, heart failure cells)가 침윤한다.

심전도계장애(Conduction system defect)

■ 노화로 인한 심전도계의 자연적인 변화 : 미만섬유증, 탄력섬유의 증가, 색소침착

■ 허혈병변 : 동방결절(sinoatrial node)에 있는 결절동맥(nodal artery)의 혈관내막과 중막이 비후되고 내강이 협착된다.

■ 기타 감염, 염증, 출혈, 육아종, 종양 등이 침범한다.

감염심내막염

- 판막부전증이 있는 승모판과 대동맥판에 특히 잘 생긴다.
- 육안소견 : 판막 폐쇄선(line of closure)을 따라서 증식물(vegetation)이 형성되고, 판막소엽(leaflets)에 궤양이 생긴다.
- 현미경소견 : 활성증식물은 혈소판, 섬유소, 호중구, 세균 등으로 구성되고, 기질화된 증식물은 림프구, 대식세포, 거대세포, 호중구로 구성된다.

심외막염

- 급성 심외막염 : 염증삼출물이 심외막을 덮고, 현미경소견상 호중구와 림프구가 침윤되고 섬유소가 침착된다.
- 만성 심외막염 : 심외막이 두꺼워지고, 현미경소견상 섬유유착, 만성염증, 혈관증식, 헤모시데린 침착을 본다.

베체동맥염

- 반복되는 특발염증질환으로서 궤양구내염, 포도막염, 생식기궤양, 동맥염 등이 특징이다.
- 현미경소견 : 동맥염의 활성기에는 대동맥의 중막과 외막, vasa vasorum 주위에 만성염증세포가 침윤하고 드물게는 거대세포도 출현한다. 후기에는 동맥벽이 섬유성으로 두꺼워지고 vasa vasorum이 폐쇄된다(endarteritis obliterans).

대동맥박리

- 발생 위험인자 : 고혈압, Marfan증후군, 임신, 유전적 소인, 둔기외상, 의원성 박리, 혈관염 등
- 육안소견 : 내막과 중막의 횡열상(transverse tear)이 거의 항상 동반되고, 대동맥 중막과 외막사이에 가내강(false lumen)이 형성된다.
- 현미경소견 : 대동맥벽에 균열이 생겨 박리되고, 출혈과 급성 염증이 동반된다.

대동맥낭성중층괴사(Cystic medial necrosis)

- 대동맥박리의 중요한 원인이고 Marfan증후군에서 자주 본다.
- 현미경소견 : 대동맥의 중막변성 및 괴사로서 탄력층판의 소실과 단열, 평활근세포의 소실, 호염기성 점액물질의 축적 등을 본다.

타카야수동맥염(Takayasu arteritis)

- 일명 대동맥궁 증후군(aortic arch syndrome), 또는 무맥병(pulseless disease)이라 한다.
- 주로 젊은 여자에 호발
- 조직소견 : 초기에는 혈관벽 특히 중막에 림프구, 형질세포, 거대세포, 조직구가 침윤되고 중막이 응고괴사 된다.
  후기에는 육안소견상 혈관 내강이 좁아지고 내막이 나무껍질모양으로 거칠며, 현미경소견상 내막과 중막에 섬유조직이 심하게 증식되고 외막이 비후된다.

섬유근육형성이상(Fibromuscular dysplasia)

- 동맥벽의 붕괴(disorganization)로 동맥내강의 협착과 동맥류를 초래하는 비염증성 질환이다.
- 대부분 젊은 여성에 생기고 에스트로젠이나 임신과 연관이 있다.
- 육안소견 : 동맥내강이 군데군데 좁아져서 염주알모양
- 현미경소견 : 내막형, 중막형, 외막형이 있고, 이 중 중막형이 95%를 차지한다.
  내막형 – 내막에 평활근 증식
  중막형 – 중막에 평활근 또는 섬유조직 증식
  외막형–내막과 중막은 정상이고 외막이 조밀한 아교조직으로 대치

감별진단 : 동맥경화증과는 달리 섬유근육형성이상은 내막에 지방축적이나 염증세포침윤이 없고, 내탄력판(internal elastic lamina)이 비교적 잘 유지된다.

심장내막탄력섬유증(Endocardial fibroelastosis)

- 주로 좌심실내막에 아교섬유와 탄력섬유가 증식하여 내막이 크고 두툼하게 되는 병
- 원발성으로 생기거나 심장기형이나 각종 심근장애에 속발하여 발생
- 현미경소견 : 심내막이 매우 두꺼워지고 탄력섬유층이 5층 이상으로 증가됨

청장년급사증후군

- 청장년에서 보는 원인불명의 내인성급사토서 주로 수면중에 발생
- 동양인과 남성에 호발
- 부검소견상 대부분 사인이 될만한 병변을 보지 못함. 그러나 종종 심장동맥이 작고 벽이 얇은 소견을 보기도 함.
- 때때로 흉선임파특이체질과 연관됨. 즉 흉선이 커지고 실질이 풍부하며, 인체 각 부위의 림프절이 증식함.

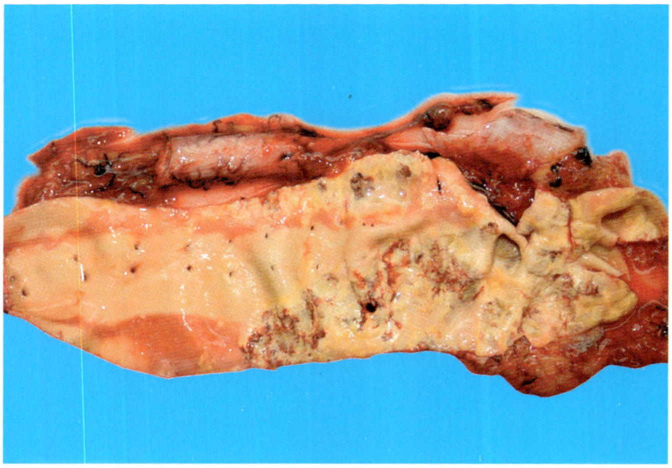

사진 14-1 **대동맥죽상경화증.** 대동맥내막에 형성된 황색의 죽상판이 괴사되고 석회화됨.

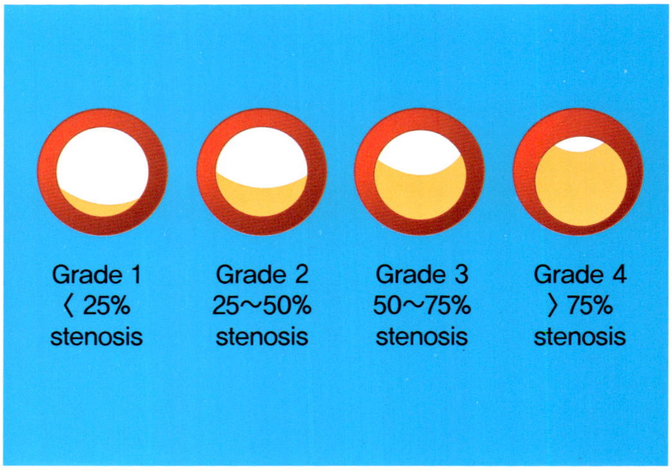

사진 14-2 **심장동맥경화증.** 심장동맥경화증의 모식도로서 죽종의 크기와 혈관폐쇄 정도에 따라 등급을 정함.

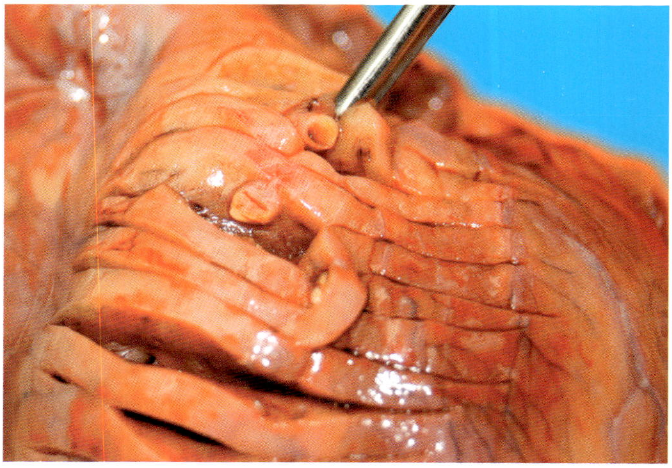

사진 14-3 **심장동맥경화증.** 심장동맥의 내강이 죽종에 의해 좁아짐.

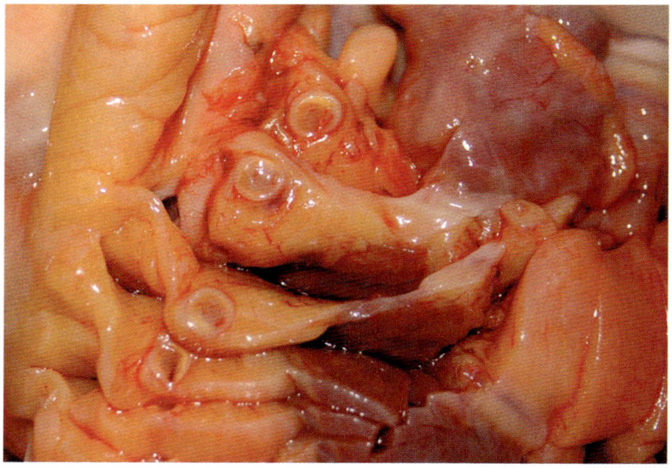

사진 14-4 **심장동맥경화증.** 심장동맥이 혈전으로 폐쇄됨.

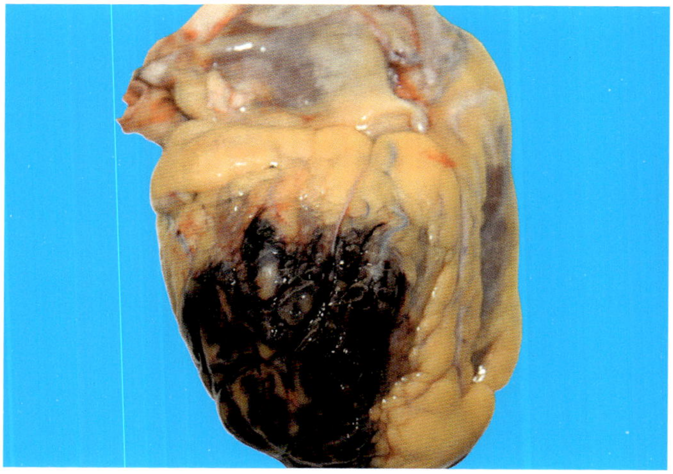

사진 14-5 **급성심근경색증.** 좌심실벽이 파열됨.

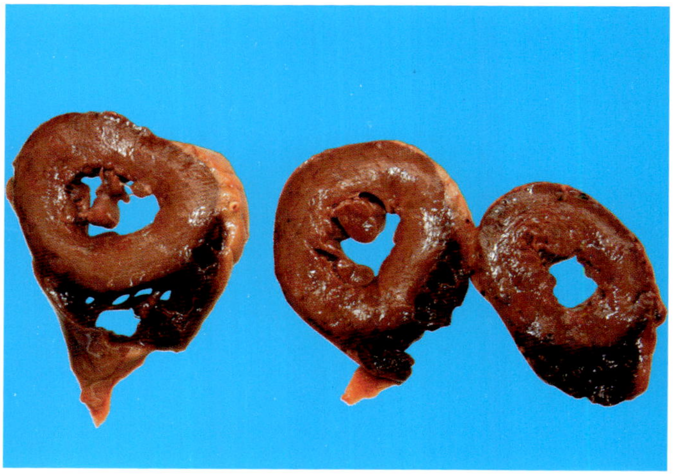

사진 14-6 **급성심근경색증.** 심근의 출혈괴사를 봄.

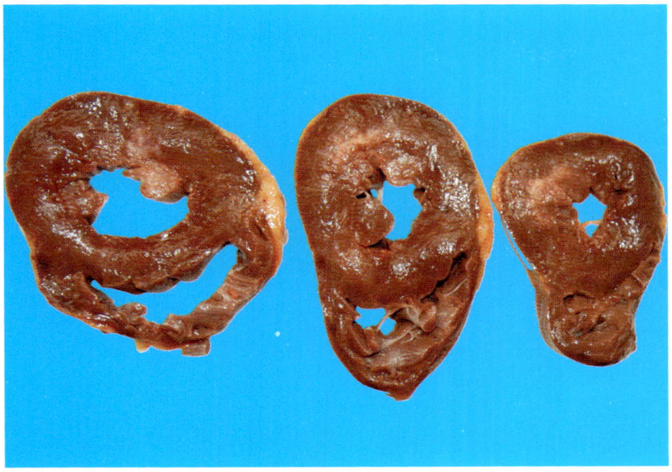

사진 14-7 **허혈심장병.** 심실벽에 회백색의 단단한 섬유성 반흔이 형성됨.

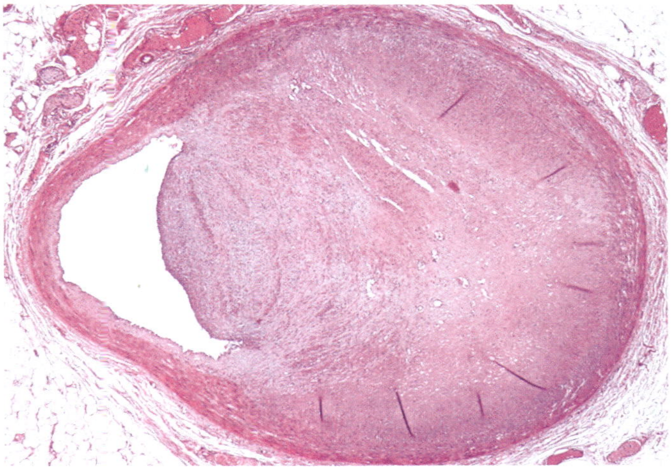

사진 14-8 **심장동맥경화증.** 심장동맥 내강이 매우 좁아짐.

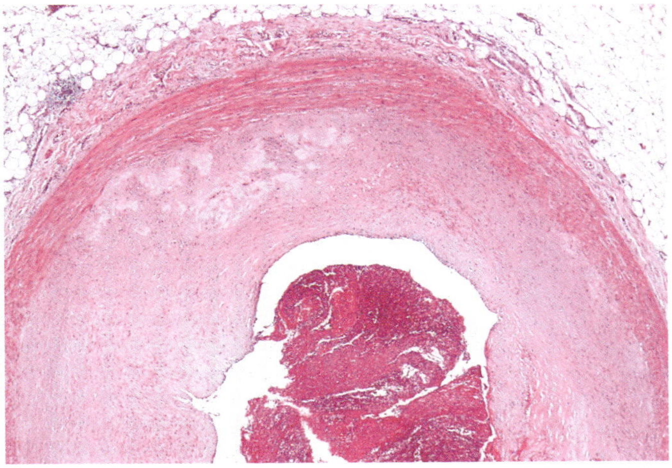

사진 14-9 **심장동맥경화증.** 죽상경화증이 있는 심장동맥에 혈전이 형성됨.

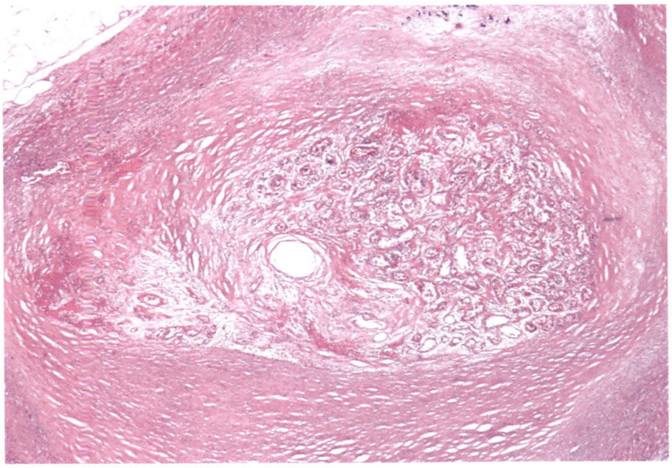

사진 14-10 **심장동맥경화증.** 혈전이 육아조직으로 기질화되어 내강을 폐쇄함.

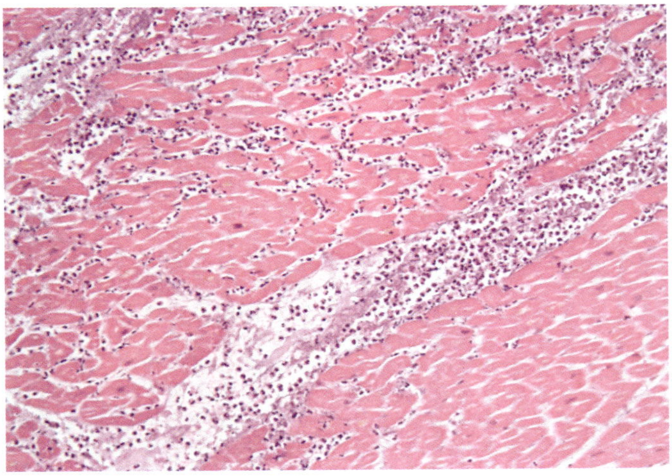

사진 14-11 **급성심근경색증.** 심근에 호중구가 침윤됨.

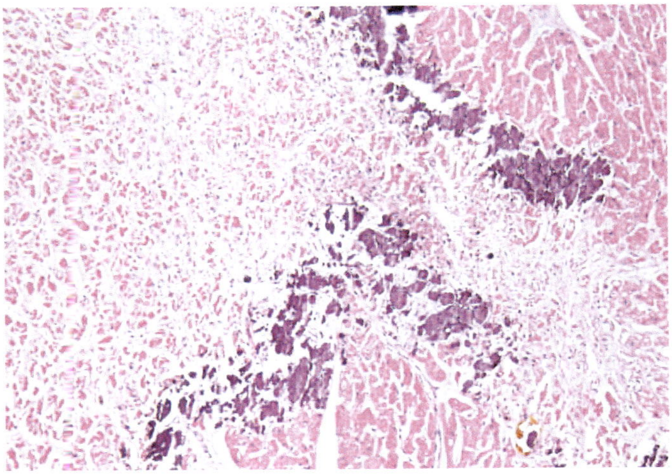

사진 14-12 **아급성심근경색증.** 심근괴사 부위가 석회화됨.

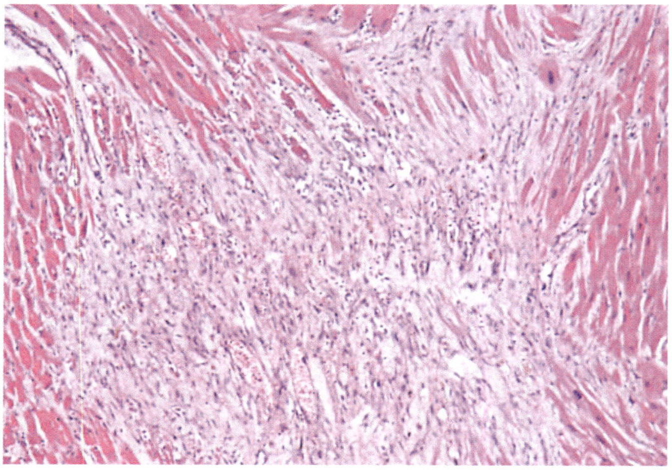

사진 14-13 **아급성심근경색증.** 심근괴사 부위에 섬유조직이 증식하고 만성염증세포가 침윤됨.

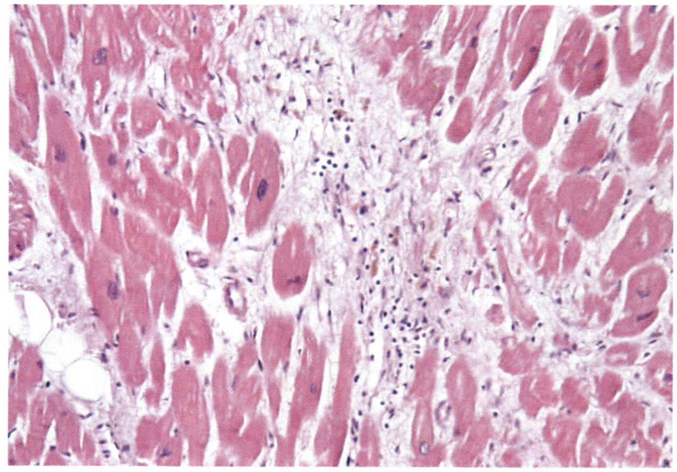

사진 14-14 **아급성심근경색증.** 염증세포는 림프구와 헤모시데린포식 대식세포로 구성됨.

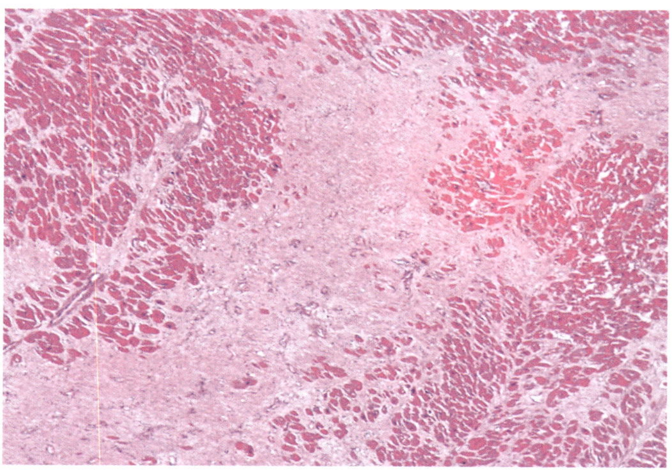

사진 14-15 **허혈심장병.** 심근이 치밀한 아교섬유조직으로 대치됨.

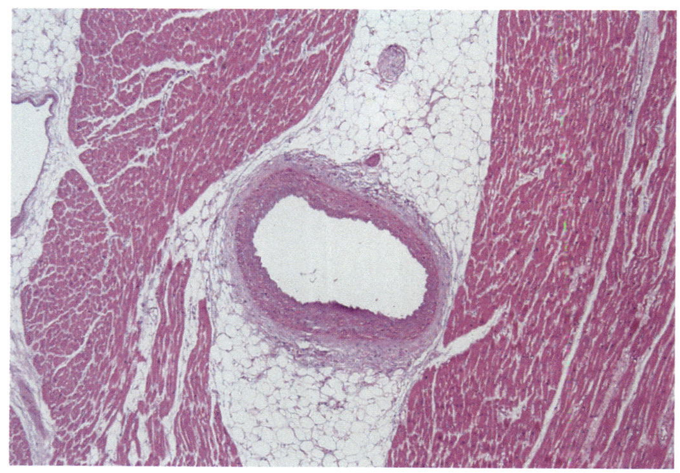

사진 14-16 **연결심장동맥.** 심근내에서 심장동맥을 봄.

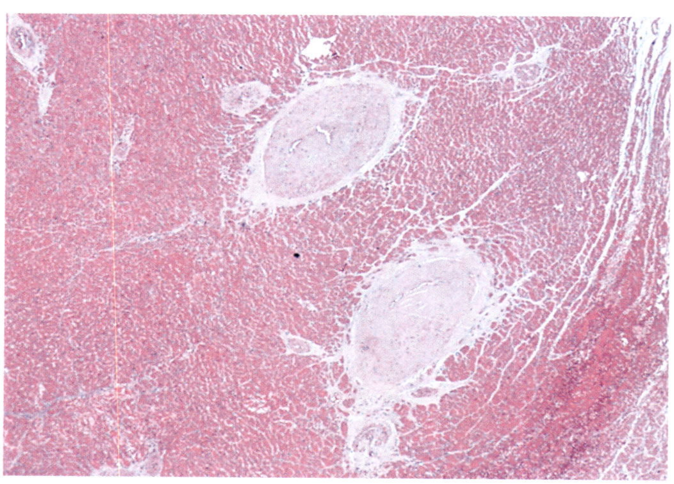

사진 14-17 **심근내심장동맥형성이상.** 심근에 있는 작은 동맥의 혈관벽이 비정상적으로 두꺼워짐.

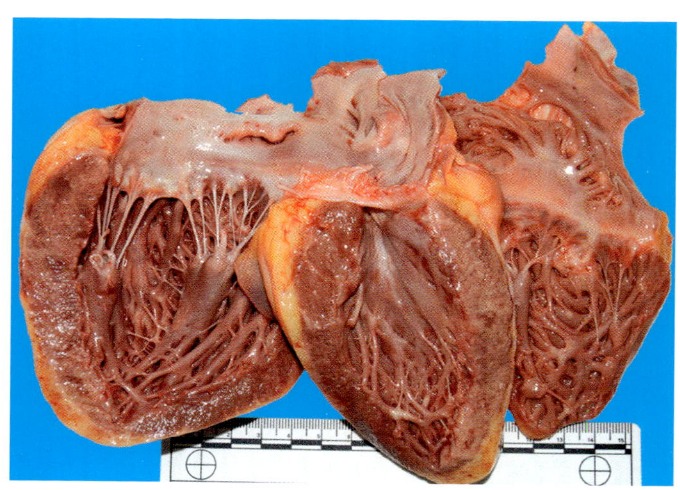

사진 14-18 **심근염.** 심실벽이 적회색으로 축 늘어짐.

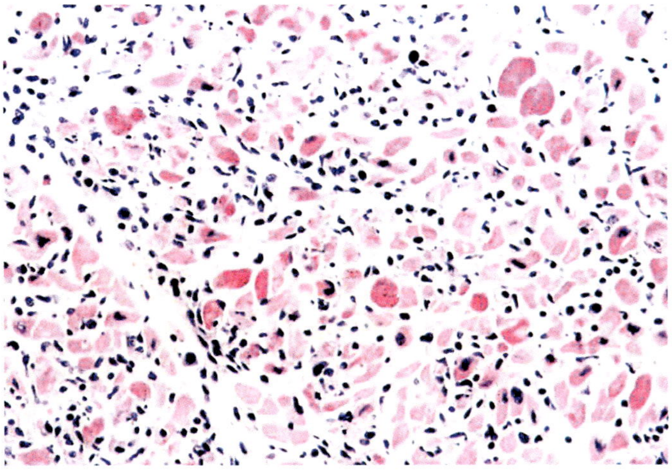

사진 14-19 **림프구심근염.** 심근간질에 림프구가 침윤되고 심근세포가 개별괴사됨.

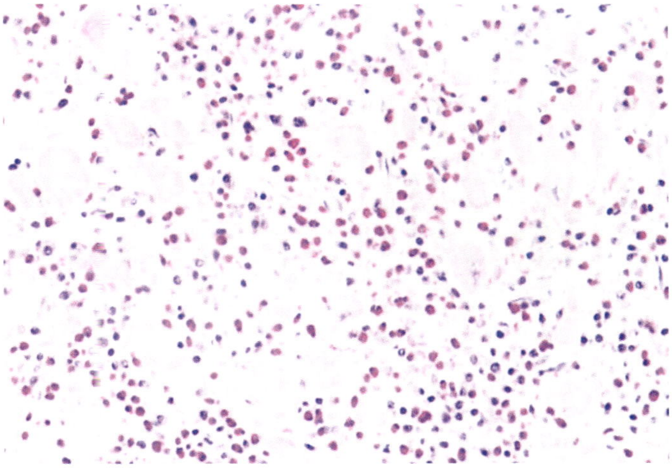

사진 14-20 **호산구심근염.** 심근에 호산구가 미만성으로 침윤됨.

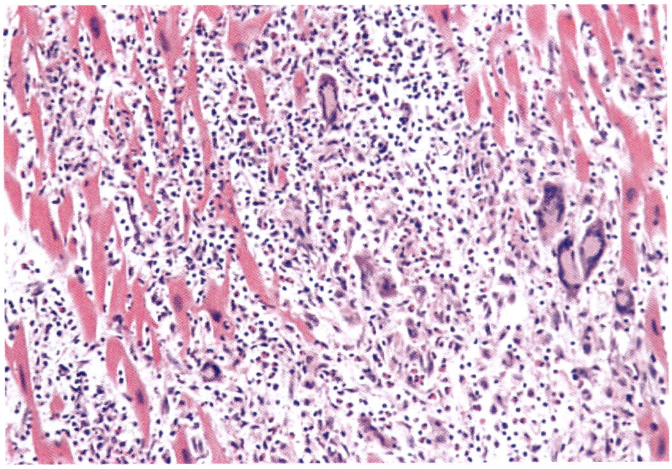

사진 14-21 **거대세포심근염.** 심근괴사 부위에 염증세포와 다핵거대세포가 침윤됨.

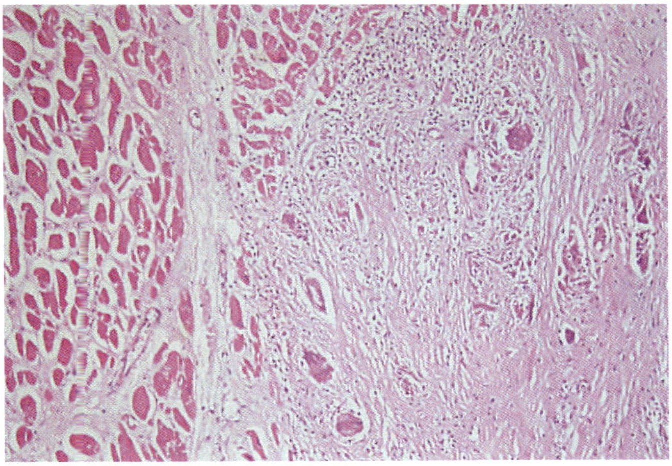

사진 14-22 **거대세포심근염.** 심근이 섬유화되고 다핵거대세포가 침윤됨.

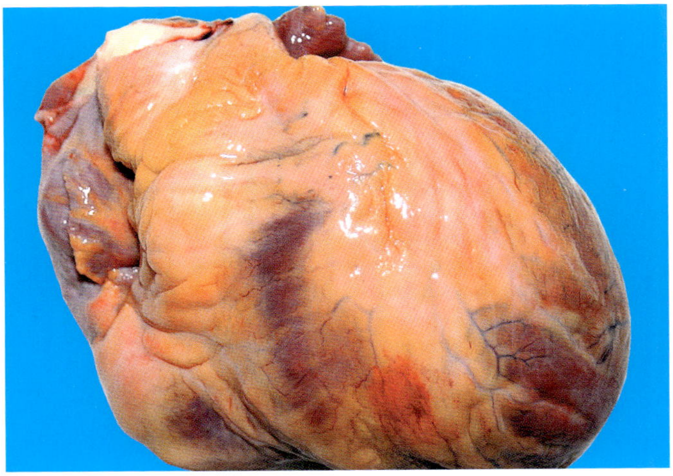

사진 14-23 **비후심근병증.** 심장이 매우 비대해짐.

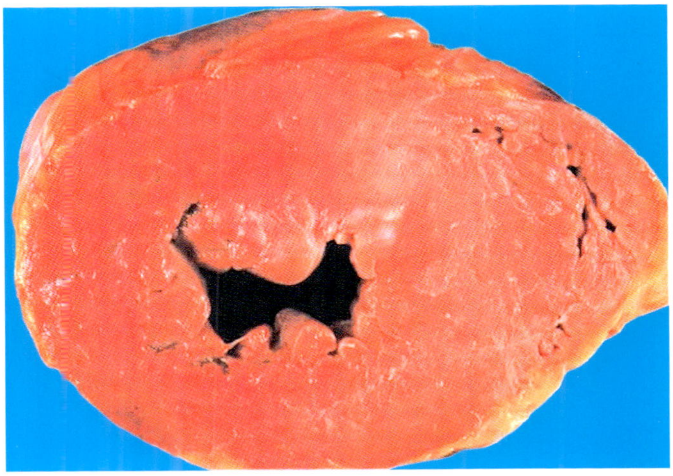

사진 14-24 **비후심근병증.** 절단면상 심실벽이 매우 두껍고 심실내강이 좁아짐.

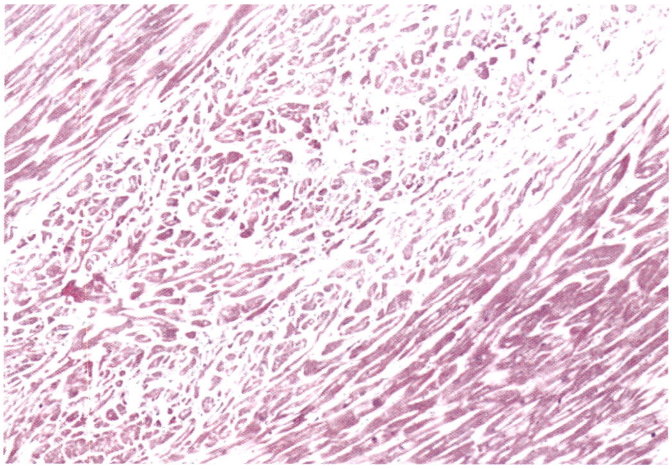

사진 14-25 **비후심근병증.** 심근세포의 종단면과 횡단면이 서로 혼재됨.

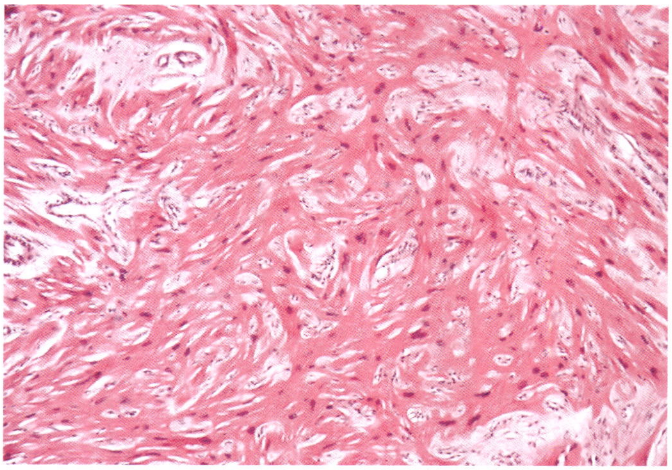

사진 14-26 **비후심근병증.** 심근세포가 소용돌이 모양으로 배열됨.

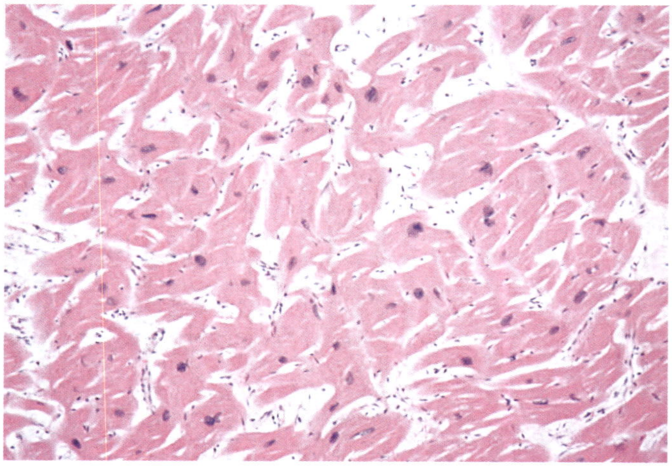

사진 14-27 **비후심근병증.** 심근세포가 두껍고 핵이 크고 진함.

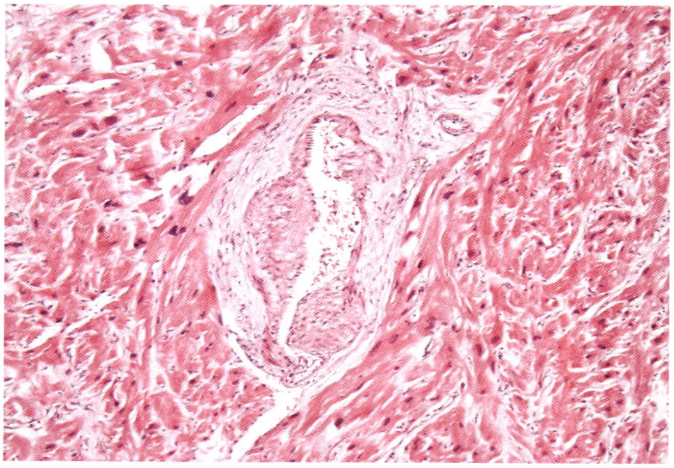

사진 14-28 **비후심근병증.** 심근내혈관의 중막이 두꺼워짐.

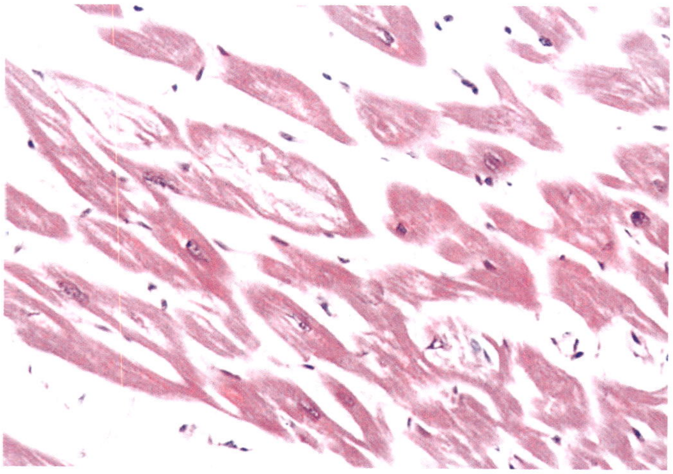

사진 14-29 **확장심근병증.** 비후된 심근세포에서 호염기변성을 봄.

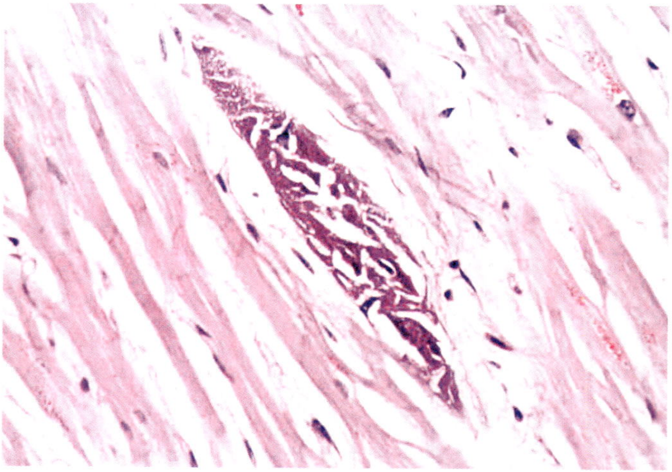

사진 14-30 **확장심근병증.** 심근의 호염기변성은 당단백이 침착된 것임(PAS).

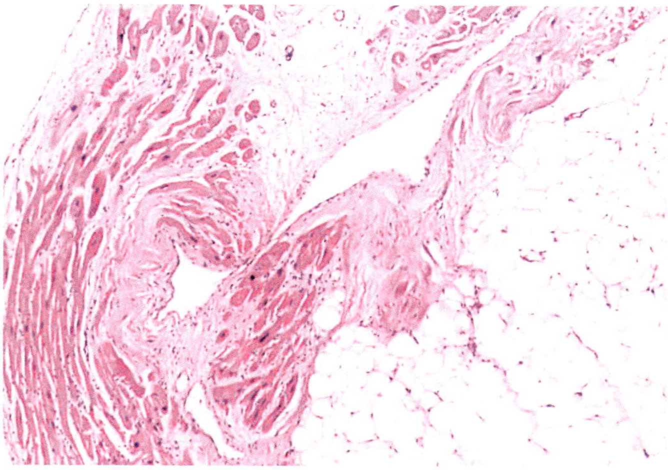

사진 14-31 **우심실형성이상.** 우심실의 심근세포가 소실되고 지방조직과 섬유조직으로 대치됨.

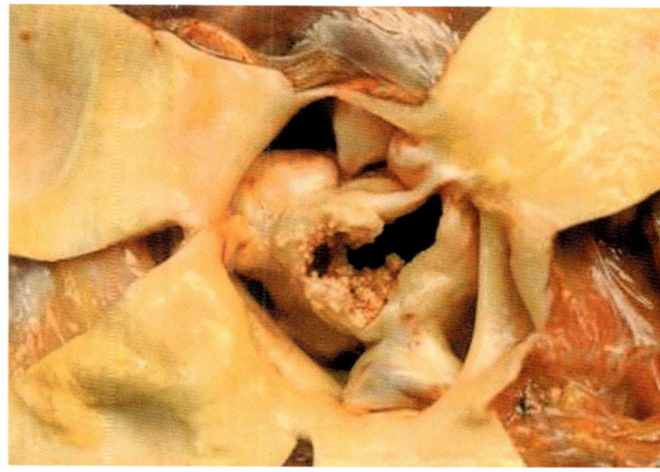

사진 14-32 **대동맥판협착증.** 류마티스심장염의 후유증으로 대동맥판이 섬유화되고 석회화됨.

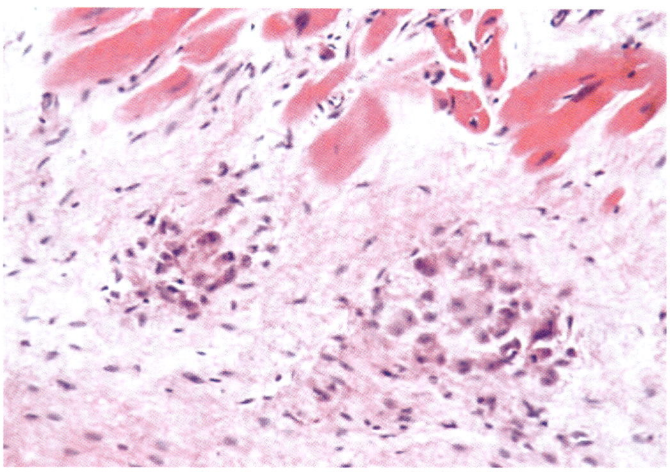

사진 14-33 **Aschoff body.** 심근간질에 단핵세포들이 결절을 형성함.

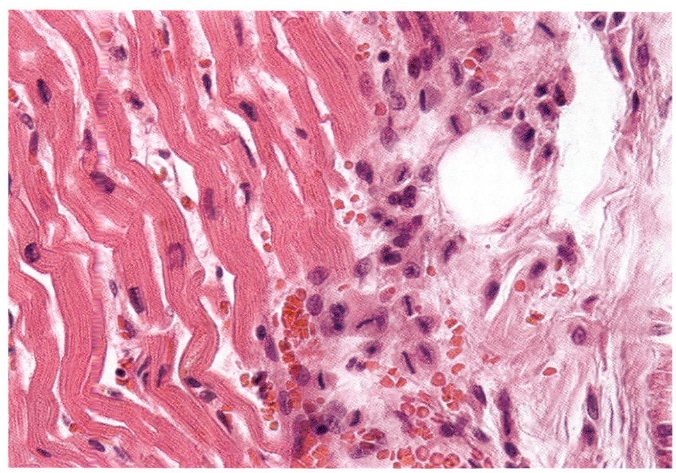

사진 14-34 **Achoff body.** 단핵세포들은 풍부한 세포질, 난원형의 핵, 가느다란 리본모양의 염색질을 가짐.

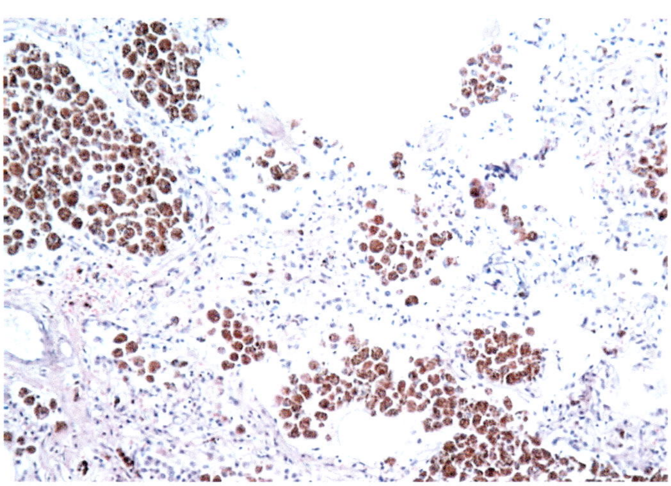

사진 14-35 **심장부전(폐).** 폐포에 다수의 헤모시데린포식 대식세포가 침윤됨.

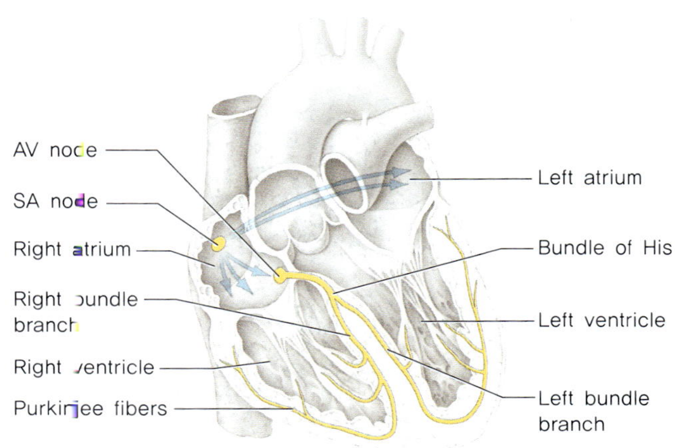

사진 14-36 **심전도계.** 심전도계의 정상적인 분포를 보이는 모식도임.

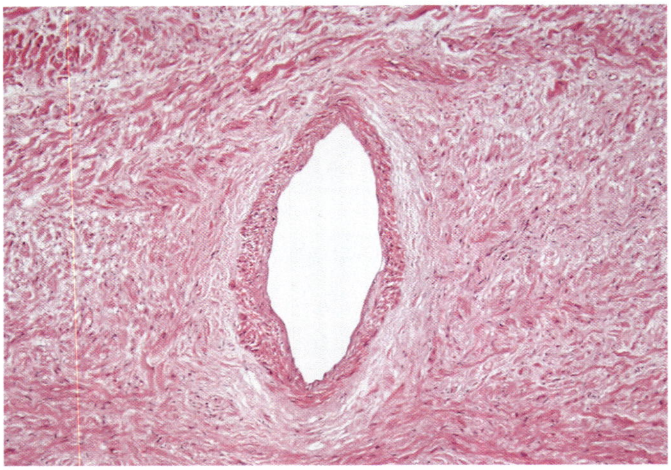

사진 14-37 **정상 동방결절(SA node).** 작고 치밀한 심근세포들로 구성되고 결절동맥의 벽이 얇음.

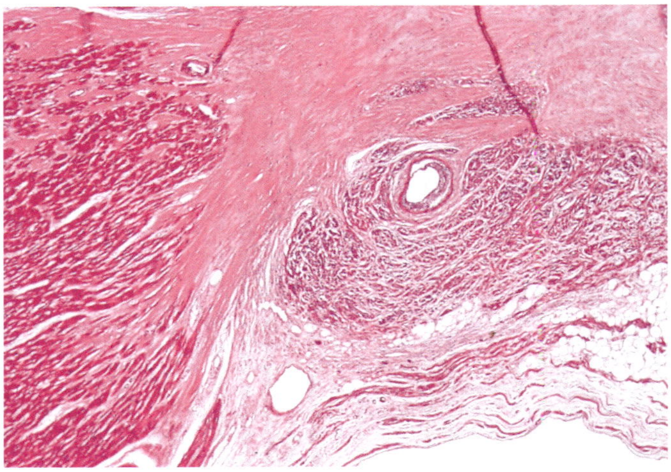

사진 14-38 **정상 방실결절(AV node).** 작은 심근세포들로 구성됨.

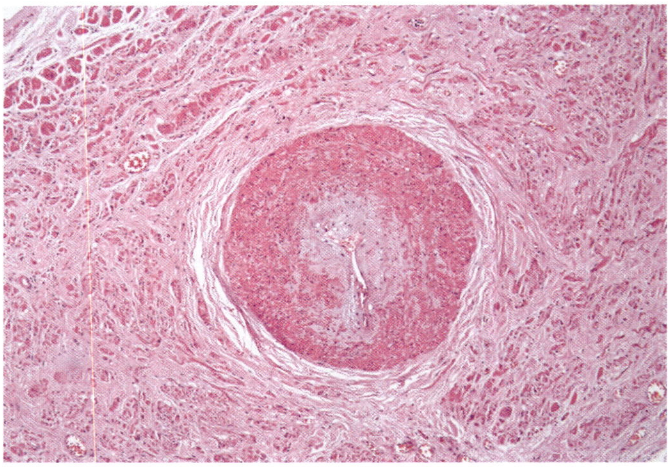

사진 14-39 **동방결절.** 결절동맥의 벽이 매우 두꺼워짐.

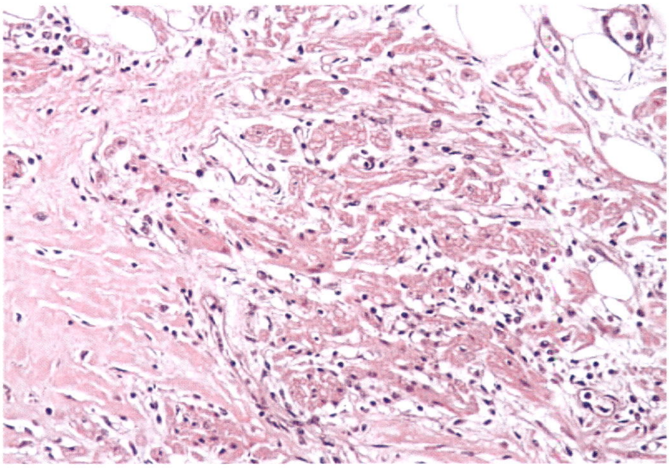

사진 14-40 **방실결절.** 방실결절에 림프구가 침윤됨.

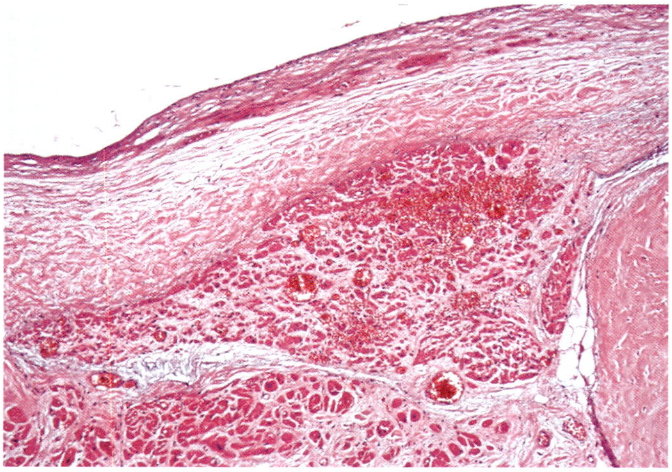

사진 14-41 **방실결절.** 방실결절에 출혈이 있음.

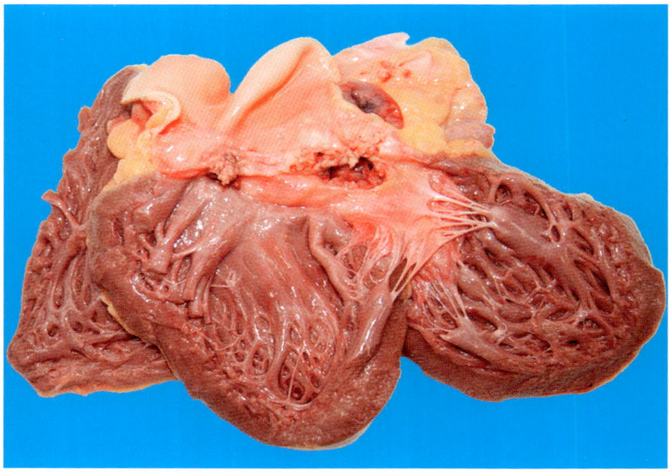

사진 14-42 **감염심내막염.** 승모판막에 작은 궤양성 결절이 형성됨.

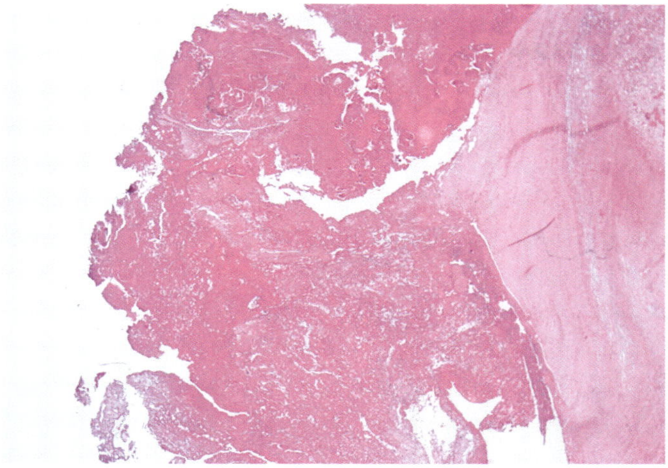

사진 14-43 **감염심내막염.** 결절은 염증삼출물과 세균집락으로 구성됨.

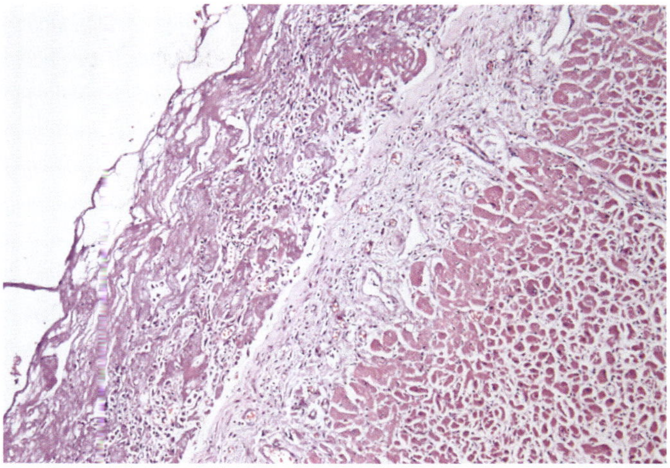

사진 14-44 **심외막염.** 심외막이 섬유소성 염증삼출물과 육아조직으로 두꺼워짐.

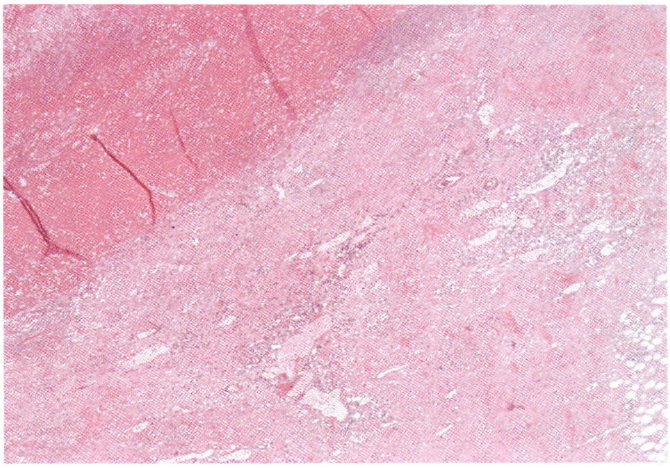

사진 14-45 **베체동맥염.** 동맥벽이 섬유조직 증식으로 두꺼워짐.

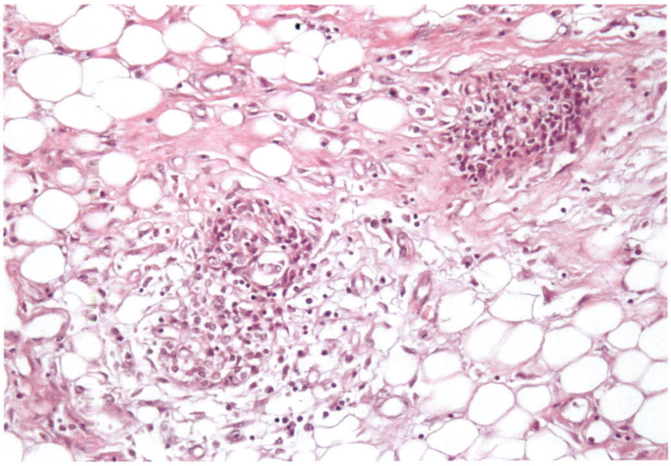

사진 14-46 **베체동맥염.** 동맥외막의 vasa vasorum에 염증세포가 침윤됨.

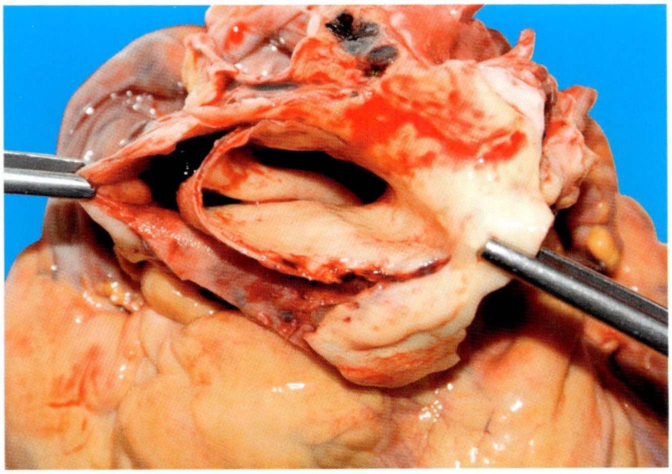

사진 14-47 **대동맥박리.** 대동맥의 중막이 박리됨.

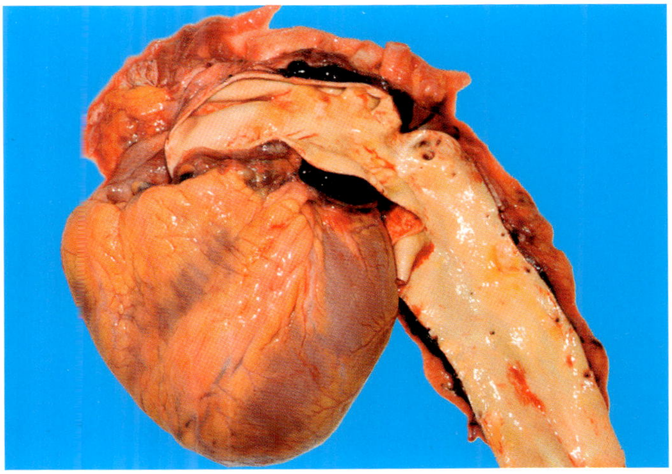

사진 14-48 **대동맥박리.** 대동맥궁에서 시작된 박리가 흉부대동맥을 따라서 내려옴.

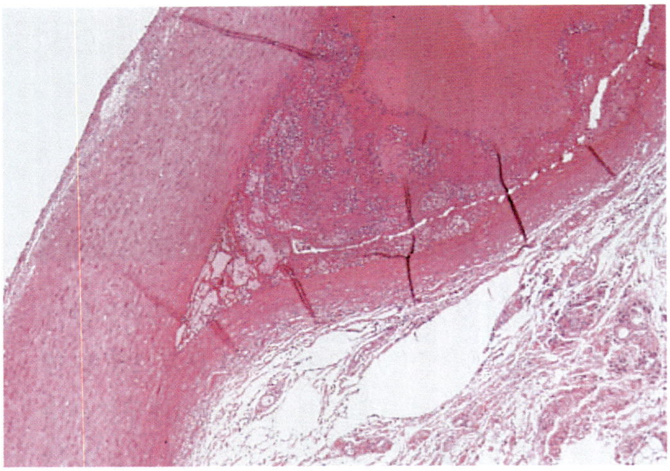

사진 14-49 대동맥박리. 대동맥의 중막이 분리되고 분리된 공간에 혈액이 차 있음.

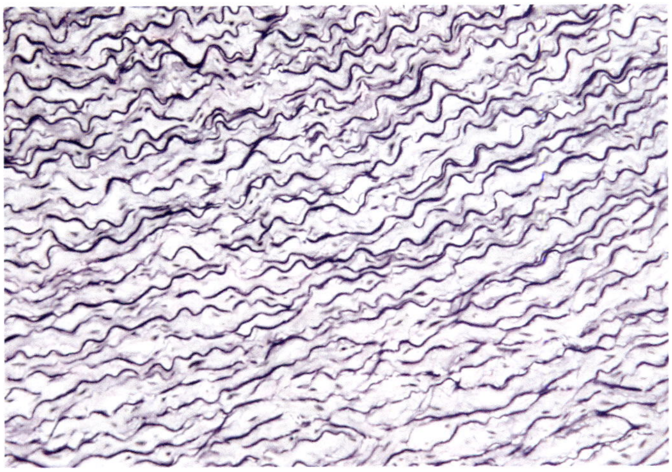

사진 14-50 정상 대동맥. 대동맥의 탄력층판이 평행하게 배열됨(Elastic van Gieson)

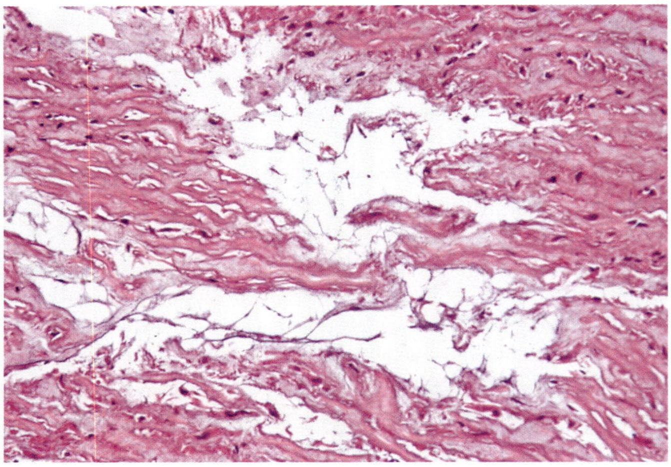

사진 14-51 대동맥낭성중층괴사. 대동맥벽의 중막이 변성, 괴사되어 점액이 축적되고 낭을 형성함.

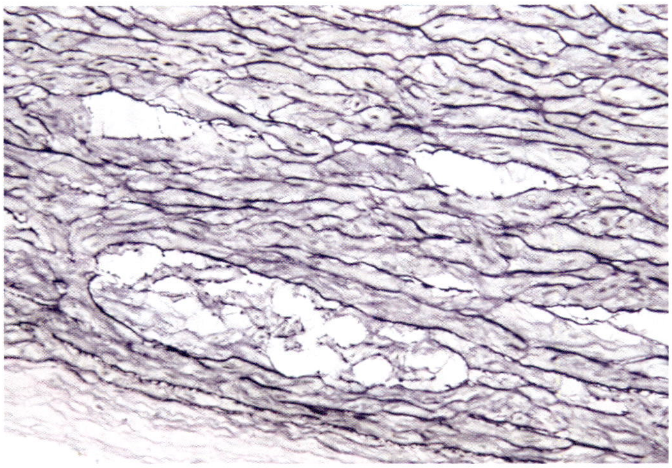

사진 14-52 대동맥낭성중층괴사. 대동맥의 탄력층판이 단열되고 소실됨(Elastic van Gieson)

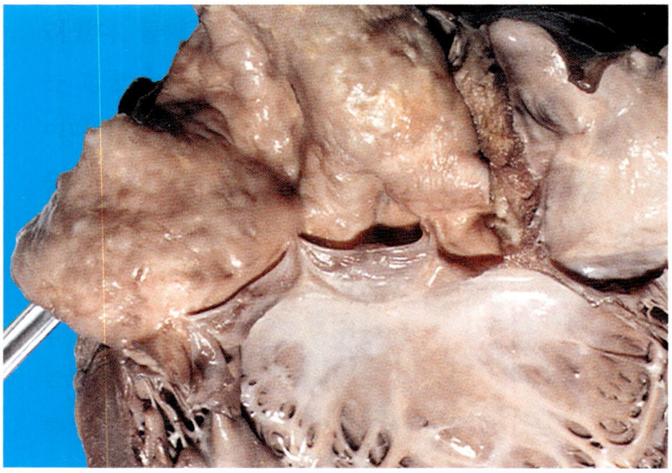

사진 14-53 타카야수동맥염. 대동맥의 내막이 불규칙하게 두껍고 나무껍질 모양임.

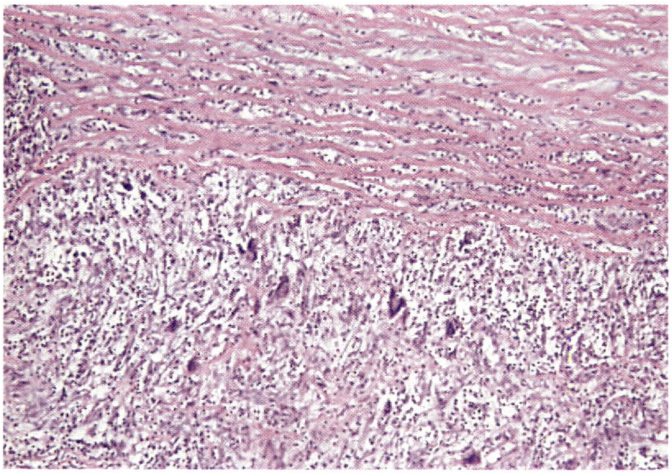

사진 14-54 타카야수동맥염. 대동맥의 중막에 단핵염증세포와 거대세포가 침윤됨.

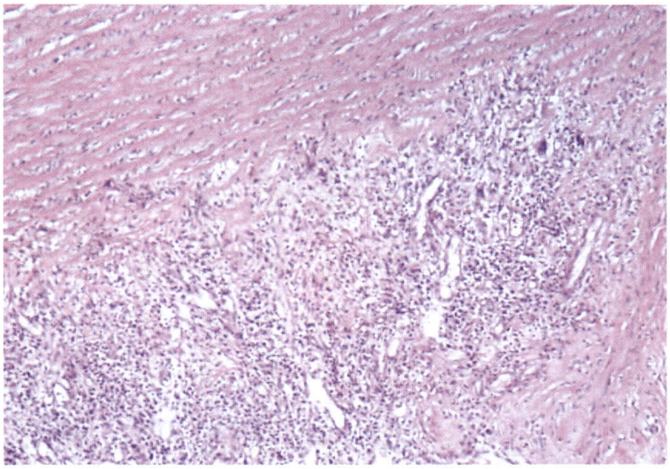

사진 14-55 타카야수동맥염. 대동맥의 중막이 섬유화되고 육아종염증을 형성함.

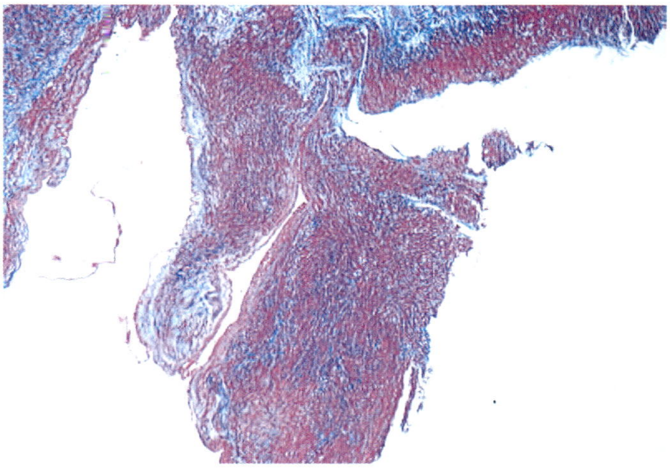

사진 14-56 섬유근육형성이상. 대동맥의 내막과 중막의 평활근이 증식하여 내강으로 돌출됨(Masson trichrome).

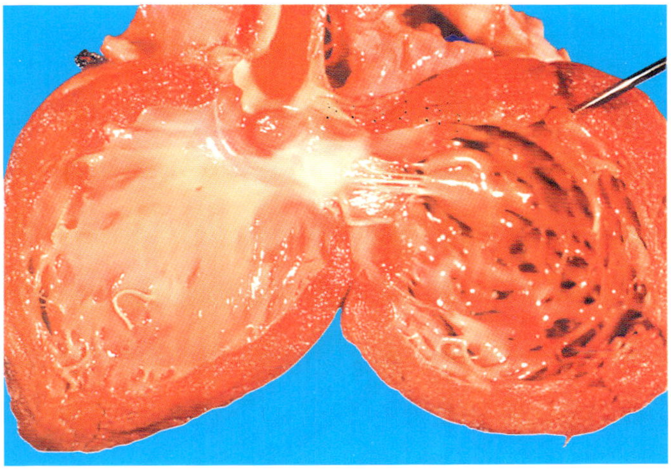

사진 14-57 심장내막탄력섬유증. 심실내막이 도자기 표면처럼 하얗게 두꺼워짐.

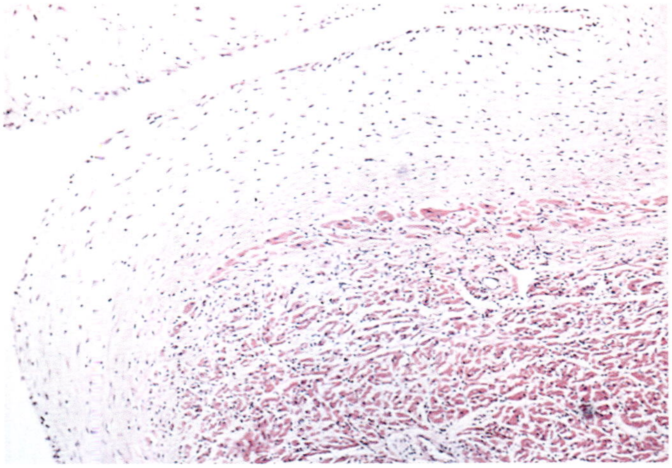

사진 14-58 심장내막탄력섬유증. 심장내막이 매우 두꺼워짐.

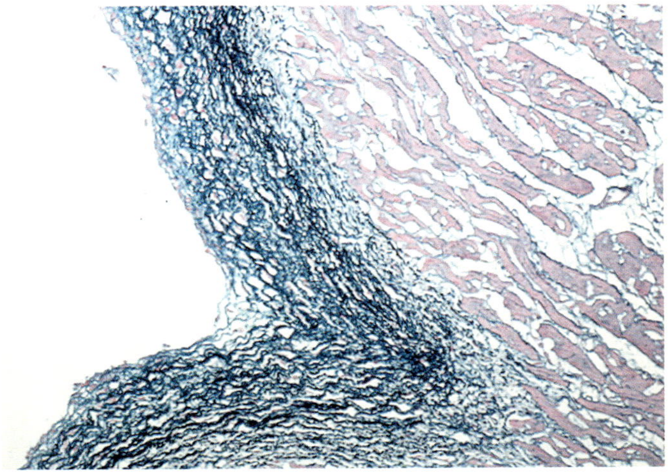

사진 14-59 심장내막탄력섬유증. 심장내막의 탄력섬유가 현저히 증가함(Elastic van Gieson).

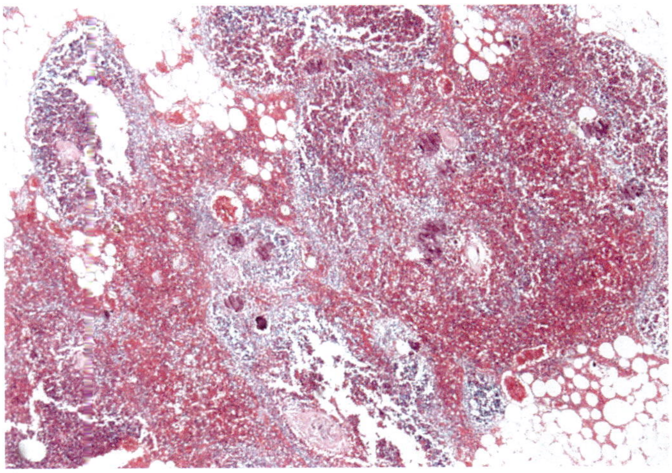

사진 14-60 청장년급사증후군. 흉선의 실질이 증가하고 출혈이 있음.

Chapter 15 호흡기질환

급성화농폐렴

- 대엽폐렴, 소엽폐렴, 기관지폐렴
- 대엽폐렴은 울혈기(congestion), 적색간변기(red hepatization), 회색간변기(gray hepatization), 융해기(resolution) 또는 기질화(organization)로 진행된다.
- 울혈기 : 폐포중격의 모세혈관이 충혈되고, 폐포강내에 부종액, 혈액, 소수의 호중구가 침윤
- 적색간변기 : 폐포강이 염증삼출물(주로 호중구)로 가득 차고 섬유소가 침착하며, 염증이 흉막에도 파급
- 회색간변기 : 염증세포들은 파괴되고 섬유소가 증가
- 융해기 : 삼출물이 흡수되고 정상 폐조직으로 복원
- 기질화 : 폐포강의 삼출물이 흡수되지 않고 섬유조직으로 대치됨

바이러스폐렴

- 간질폐렴과 미만폐포손상이 특징. 즉 두꺼워진 폐포중격에 림프구, 조직구, 형질세포가 침윤하고, 폐포강내에 소량의 염증 삼출물이 있으며, 폐포강안쪽에 유리질막 형성
- 아데노바이러스 감염시에는 기관지와 폐포상피세포가 괴사되고 상피세포의 핵이 균질한 호염기성을 보이는 smudge nuclei가 특징
- 거대세포봉입체병은 폐포세포의 핵과 세포질내에 봉입체 형성

폐결핵

- 일차폐결핵, 속발폐결핵, 진행폐결핵, 결핵폐렴, 속립결핵
- 현미경소견 : 치즈괴사를 동반하는 육아종염증
  결핵균은 적색의 가늘고 약간 구부러진 간균의 형태임(Ziehl-Neelsen 염색).
- 결핵폐렴은 폐포강이 결핵 삼출물로 충만하고 전형적인 결절은 잘 형성하지 않는다.
- 속립결핵은 폐, 림프절, 신장, 부신, 골수, 비장, 간, 뇌막 등에 호발한다.

신종플루

- 원인균 : H1NI 인플루엔자 바이러스
- 주 사망원인 : 급성호흡곤란증후군
- 육안소견 : 폐는 무겁고 단단하며 출혈이 있음
- 폐의 현미경소견
  - 삼출성 미만폐포손상으로 폐포와 간질의 부종, 유리질막형성, 폐포세포증식
  - 괴사세기관지염(necrotizing bronchiolitis)
  - 심한 폐출혈을 동반한 미만폐포손상
  - 기관기관지염(tracheobronchitis)으로 기관지상피의 괴사, 상피세포증식, 편평상피화생을 봄
  - 이차 세균감염이 있는 경우에는 급성화농폐렴 동반
- 기타 장기의 다발성 장기부전
  - 신장 : 급성요세관괴사
  - 림프절 : 적혈구포식 대식세포 침윤
  - 간 : Kupffer세포의 적혈구포식, 쇼크와 연관된 중심소엽괴사

아스페르길루스증

- 비침입아스페르길루스증
  - 부패형(saprophytic type) : 기존의 폐질환 특히 기관지확장증, 폐농양, 결핵 등이 있을때 잘 생기고, 육안적으로 두꺼운 피막을 가진 공동을 형성하고 공동에는 회황색의 건조한 과립성 물질이 가득 차 있다.
  - 기관-기관지형 : 기관과 기관지 내강을 균사가 피복함.
  - 알레르기형 : 세기관지의 내강에 곰팡이가 차있고 호산구가 침윤됨
- 침입아스페르길루스증 : 폐실질의 출혈경색, 폐렴, 공동을 유발하고 혈관을 침범하여 혈전을 형성. 아스페르길루스는 균일한 두께의 가늘고 긴 균사로서 사이막이 있고 예

각으로 이분지된다 (PAS염색).

칸디다폐렴

- 면역저하증 환자에서 기회감염으로 잘 생긴다.
- 현미경소견 : 폐실질에 다발성 농양을 형성하고 중심부에 곰팡이가 존재하는데 곰팡이는 효모와 가성균사(pseudohyphae)의 형태를 취한다. 혈관을 침입하고, 때로는 육아종을 형성하기도 한다.

폐포자충폐렴(*Pneumocystis carinii* pneumonia)

- 폐포자충 감염으로 유발되는 폐렴으로 AIDS 등 주로 면역결핍 환자와 영양결핍 소아에서 발생한다.
- 육안소견 : 미만 또는 반상 폐렴으로서 적색경화를 보인다.
- 현미경소견 : H&E염색상 폐포강이 호산성의 포말삼출물로 차 있고 간질폐렴 소견 즉 폐포중격에 림프구와 형질세포의 침윤, 폐포세포의 증식, 유리질막 형성 등이 관찰된다.
- 거대세포바이러스, 곰팡이, 세균 등의 중복감염도 발생한다.
- 폐포자충 : 원충보다는 곰팡이로 생각되며 광학현미경검사상 은염색 또는 Giemsa염색으로 인지된다. 전자현미경검사에서는 특징적인 3가지 형태로 구성된다.
    - Cysts : 크기가 3~6μm인 원형의 구조로 피막이 두껍고 8개 이내의 유핵낭소체(nucleated intracystic bodies) 즉 sporozoa를 내포한다.
    - Collapsed cysts : 유핵낭소체를 배출하고 남은 빈 껍떼기로서 초승달 모양이다.
    - Trophozoites : 방출된 유핵낭소체가 번식, 성장한 것으로 크기가 1.5~6μm이고 피막이 없으며 모양이 매우 불규칙하다.

폐농양

- 폐조직의 국소적인 괴사를 특징으로 하는 화농성 병변
- 이물질의 기도흡인으로 생긴 농양은 오른쪽 폐에 잘 생기고 보통 한개의 농양을 형성한다.
- 폐렴등에 병발하는 폐농양은 다발성이고 하엽에 위치한다.

기관지천식

- 천식지속상태(status asthmaticus) : 천식발작이 갑자기 심하게 수일 또는 수주일간

지속되는 상태로서 호흡곤란이 생기고 치명적임

- 육안소견 : 폐가 심하게 팽창되어 흉강을 채우고, 기관지와 세기관지의 내강이 끈끈한 점액덩어리로 폐쇄됨
- 현미경소견 : 기관지 점액내에서 호산구의 침윤, Curshmann's spiral, Charcot-Leyden 결정체를 봄. 또한 기관지상피의 기저막이 비후되고, 기관지벽에 호산구가 침윤하며, 근육층이 두꺼워짐.

폐고혈압증

- 조직판독시 유의사항
  - 폐동맥은 기관지옆에 위치하고, 폐정맥은 엽사이중격(interlobular septa)의 림프관옆에 위치한다(폐동맥과 정맥의 차이).
  - 고연령층에서 보는 혈관내막의 섬유화와 유리질화, 반흔 주변의 혈관에서 보는 중막비후는 폐고혈압증과는 무관하다.
  - 폐고혈압증의 등급(grading)은 선천심장병 환자의 진단과 치료의 유용한 지침이 된다.

- 폐고혈압증의 원인

병명	병리조직소견
Congenital heart disease	Spectrum of plexiform arteriopathy*
Primary pulmonary hypertension	Spectrum of plexiform arteriopathy*
Embolic disease	
Thromboemboli	Medial thickening
Fat emboli	Organic thrombi, fat, talc or carcinoma cells within vascular lumen
Embolic carcinoma	
Foreign deposits	
Hypoxia	Muscularization of arterioles
Pulmonary fibrosis	Medial and intimal thickening

*Includes medial hypertrophy, intimal proliferation, and plexiform/dilation lesions with focal arteritis.

- 원발폐고혈압증
  - 주로 20~30대 여성
  - 자가면역질환과 잘 동반
  - 육안소견 : 우심실비대, 폐동맥의 동맥경화증과 확장

- 현미경소견
  - 얼기상병소(plexiform lesion) : 가장 진단적인 소견으로 신사구체와 유사한 형태로 내탄력막(internal elastic membrane)이 국소적으로 소실되면서 모세혈관망이 확장된 폐동맥벽으로 증식해 들어오는 것
  - 중막비후(medial hypertrophy)와 내막증식
  - 소동맥에 혈전형성(다양한 단계의 기질화를 보임)

■ 선천심장병에 속발된 폐고혈압증

- 좌심에서 우심으로의 션트가 있는 환자에서 발생
- 육안소견 : 폐동맥이 확장되고 우심실이 비후
- 현미경소견 : 원발폐고혈압증과 동일하지만 진행이 더 빠르고 수술전에 조직학적 등급을 확인하는 것이 매우 중요

조직등급	병리조직소견
초기	중막비후(중막의 두께가 혈관 직경의 15%를 초과)는 있지만 내막증식이나 얼기상병소는 없음
중기	중막비후와 함께 내막증식
후기	동심원 내막증식, 기타 얼기상병소, 모세혈관확장, 동맥염

■ 혈전색전증에 속발된 폐고혈압증

보통 급성 또는 기질화된 혈전이 있는 큰 혈관에 발생

■ 암세포색전(carcinoma emboli)에 속발된 폐고혈압증

- 전이된 암세포가 림프관 대신 모세혈관이나 소동맥을 광범위하게 침범하여 일으키는 폐고혈압증
- 주로 유방, 전립선, 신장, 폐, 간, 위의 암종과 융모막암종

진폐증

■ 탄분, 실리카, 베릴리움 등 광물질 뿐 아니라 화학가스와 유기물에 의한 흡입을 모두 포함한다.

■ 법의학 분야에서 산업재해의 판정과 매우 밀접한 관계가 있음

■ 탄광부진폐증 : 폐기능이 심각하게 저하되는 복합탄광부진폐증은 폐에 2~10cm 크기의 흑색반흔을 형성하고 현미경소견상 광범위한 섬유증, 탄분침착, 허혈괴사를 본다.

특발폐섬유조직증식증(Idiopathic pulmonary fibrosis)

- 일명 보통간질폐렴(usual interstitial pneumonitis)
- 폐간질의 미만섬유조직 증식과 염증이 특징
- 현미경소견 : 초기에는 폐부종, 유리질막 형성, 폐포중격의 단핵구침윤, 2형 폐포세포 증식이 있고, 점점 폐포중격의 비후와 폐포내삼출액의 기질화가 진행되고, 말기에는 벌집폐(honeycomb lung)가 된다. 벌집폐는 입방 또는 원주상피세포로 피복된 불규칙한 모양의 공기강으로 구성된다.

폐림프관평활근종증(Pulmonary lymphangioleiomyomatosis)

- 가임연령의 여성에 주로 발생하고 기흉, 유미흉(chylothorax), 각혈, 호흡곤란, 기침, 흉통 등의 증상을 호소함
- 신장의 맥관근지방종(angiomyolipoma), 결절경화증(tuberous sclerosis)과 잘 동반됨
- 육안소견 : 폐실질에 다수의 낭을 형성하여 벌집모양을 만든다.
- 현미경소견 : 평활근세포가 기관지, 혈관, 림프관 주변에 미만성 또는 결절성으로 증식하여 폐기종을 유발함

폐종양

- 기관지암종이 가장 흔하고 조직학적으로 편평세포암종, 샘암종, 소세포암종, 대세포암종, 샘편평세포암종으로 분류된다.
- 약 65~70%가 국소 림프절에 전이되고, 나머지는 간, 뼈, 부신, 신장, 대뇌 등에 주로 전이된다.

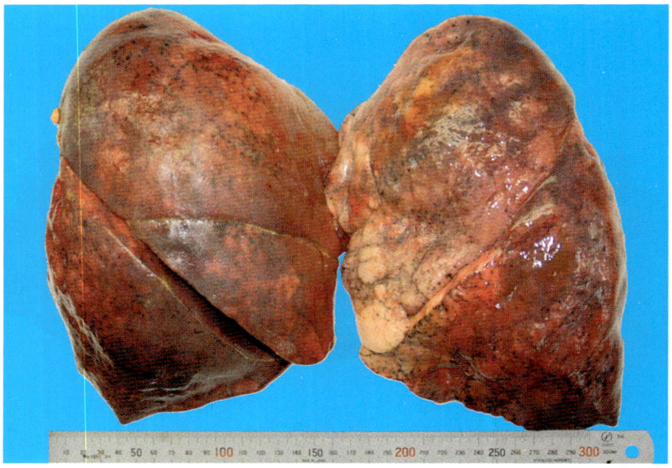

사진 15-1 **급성화농폐렴.** 양쪽 폐의 표면이 적황색으로 단단함.

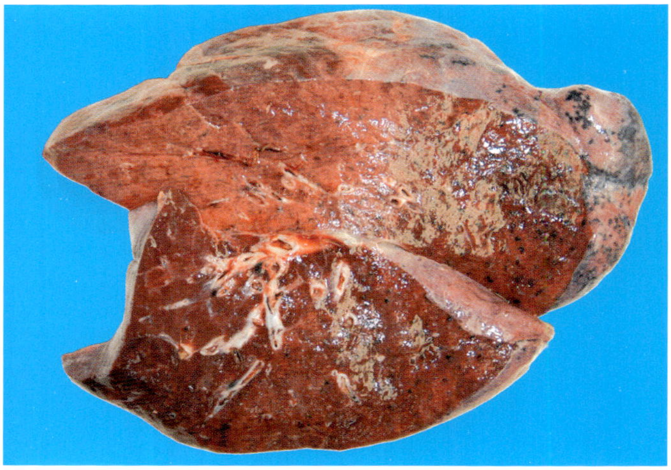

사진 15-2 **급성화농폐렴.** 폐의 절단면상 염증삼출물의 축적으로 간처럼 보임.

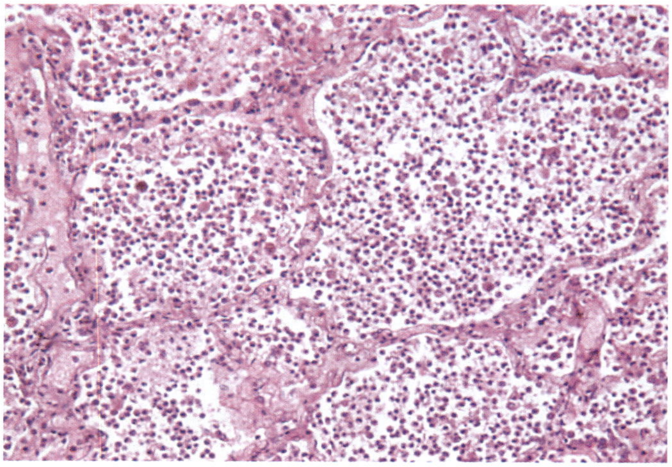

사진 15-3 **급성화농폐렴.** 폐포강에 다수의 호중구가 침윤됨.

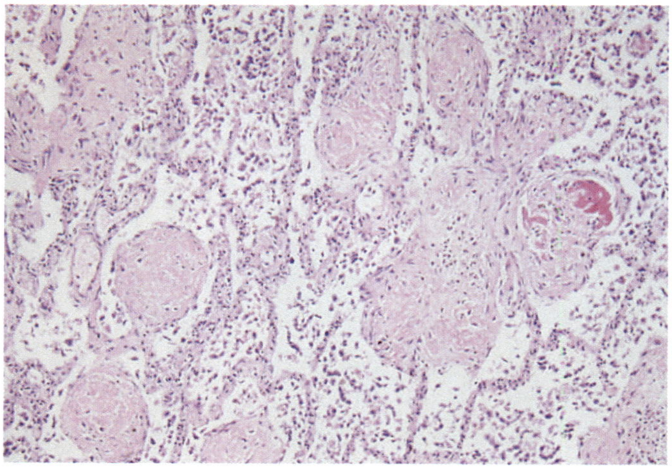

사진 15-4 **급성화농폐렴.** 염증삼출물이 기질화되어 섬유조직으로 대치됨.

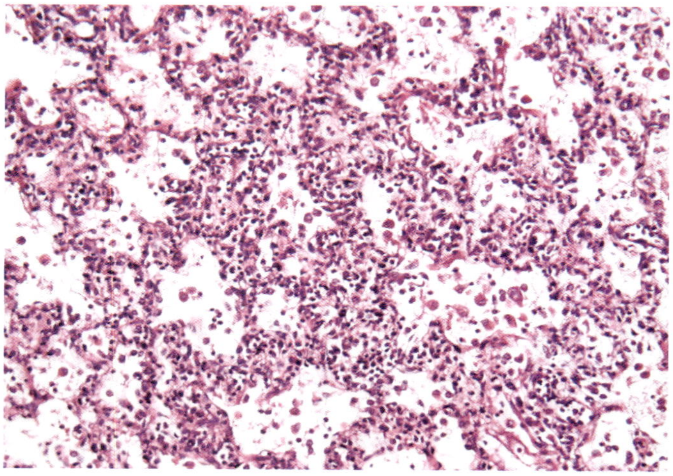

사진 15-5 **바이러스폐렴.** 폐포중격에 림프구와 형질세포가 침윤됨.

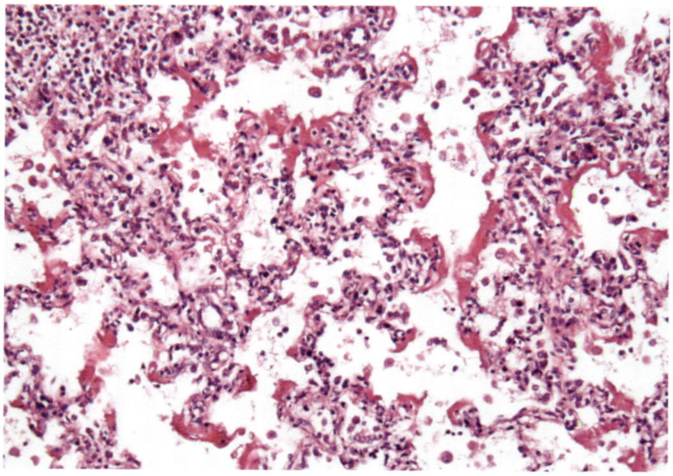

사진 15-6 **바이러스폐렴.** 폐포벽에 호산성의 유리질막이 형성됨.

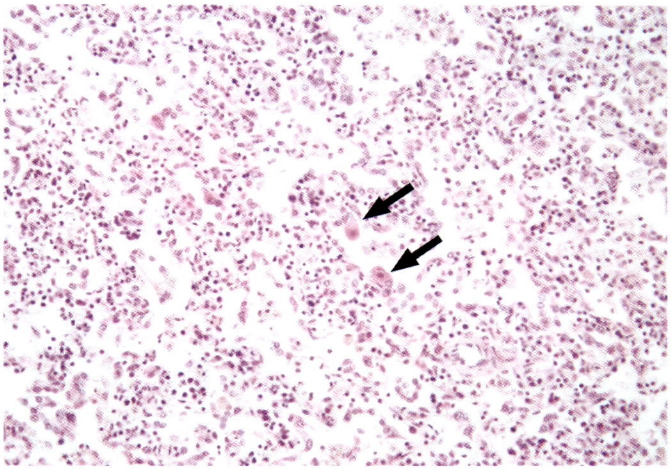

사진 15-7 **거대세포바이러스폐렴.** 폐포중격에 림프구가 침윤하고, 봉입체가 있는 폐포세포거대증을 봄(화살표).

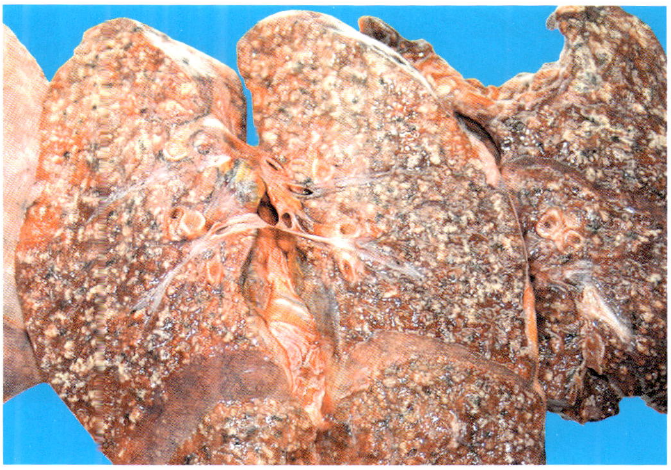

사진 15-8 **폐결핵.** 폐조직이 경화되고 회백색의 치즈괴사가 산재됨.

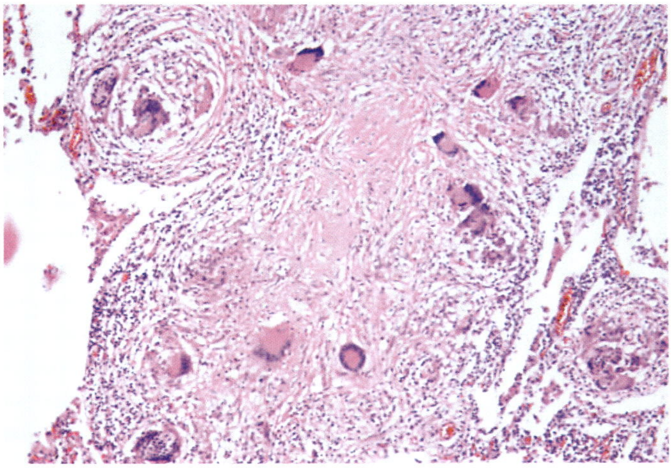

사진 15-9 **폐결핵.** 치즈괴사를 동반한 육아종염증을 봄.

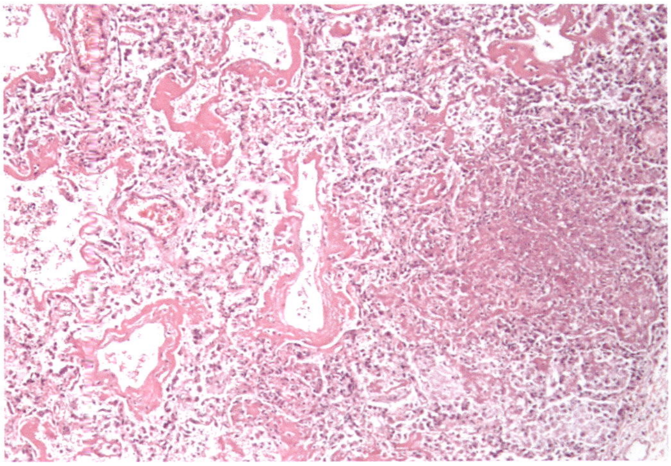

사진 15-10 **폐결핵.** 육아종염증 주위에서 미만폐포손상을 봄.

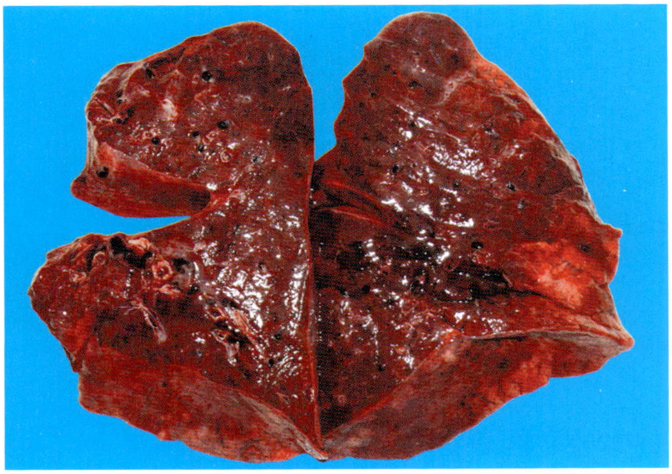

사진 15-11 **신종플루.** 양쪽 폐가 출혈경화를 보임.

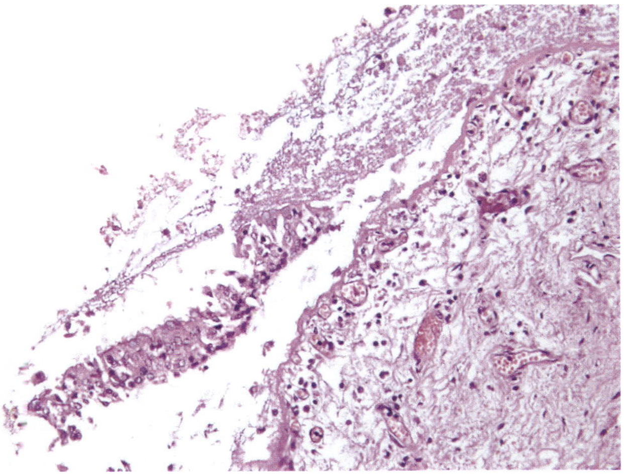

사진 15-12 **신종플루.** 기관점막이 괴사되어 탈락됨.

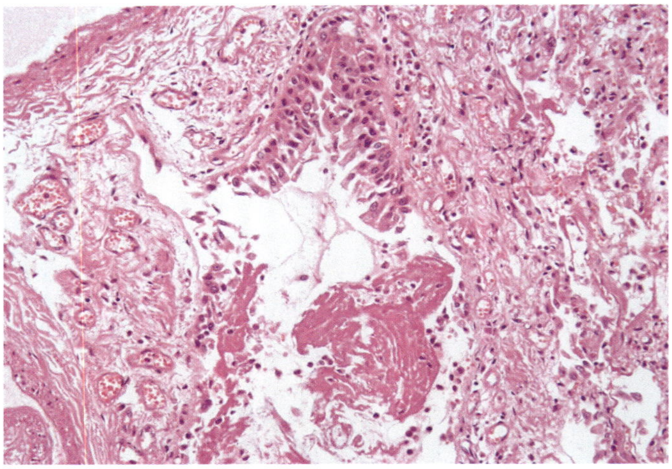

사진 15-13 신종플루. 세기관지의 상피가 괴사되고 염증세포가 침윤됨.

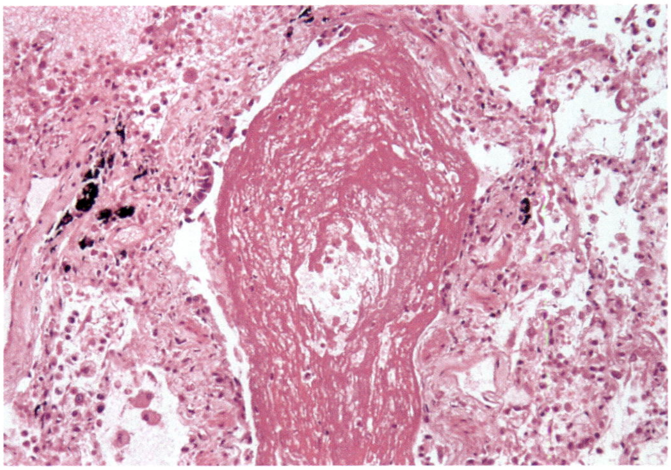

사진 15-14 신종플루. 세기관지의 내강이 괴사된 상피세포와 섬유소로 채워짐.

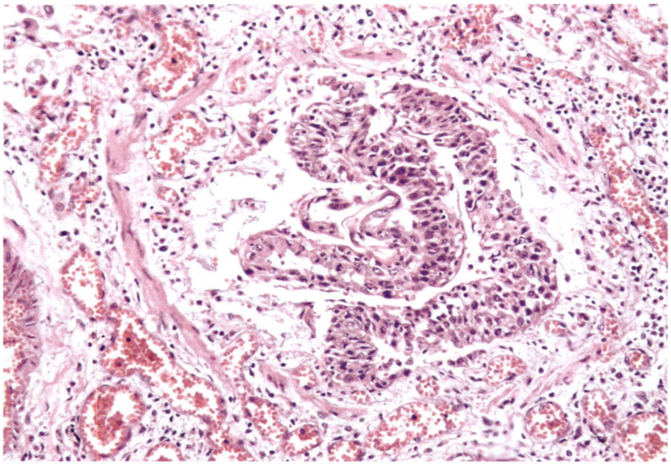

사진 15-15 신종플루. 세기관지의 상피세포가 편평세포화생을 보임.

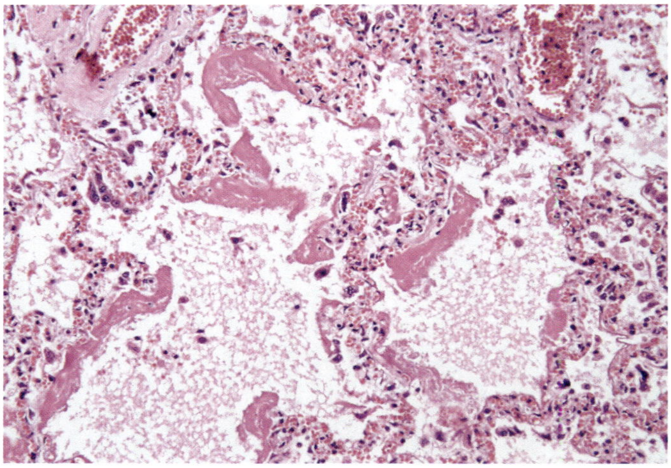

사진 15-16 신종플루. 미만폐포손상의 소견으로 폐포벽에 유리질막이 형성됨.

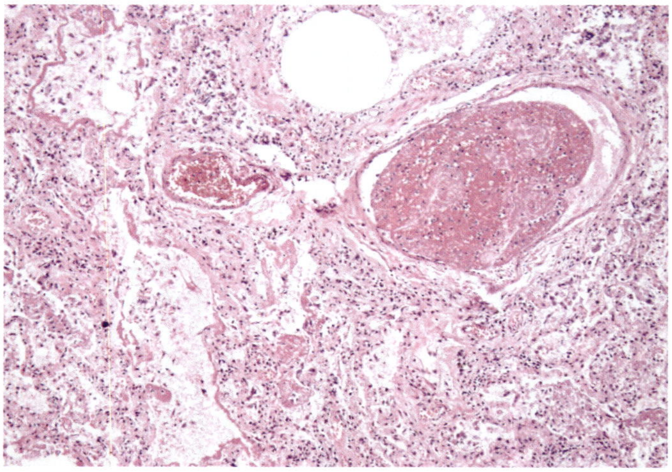

사진 15-17 신종플루. 폐혈관에 혈전이 형성됨.

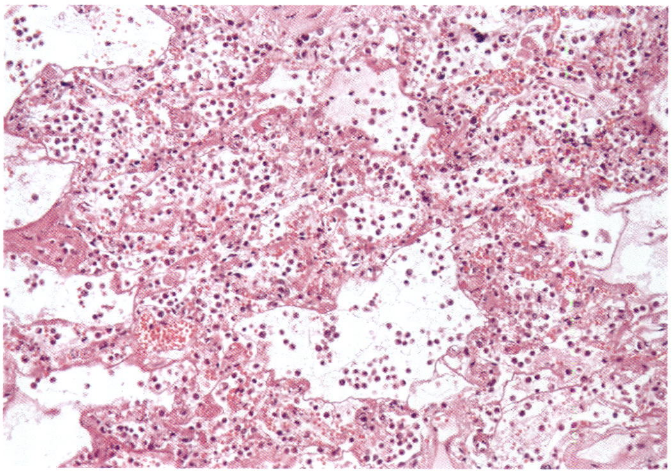

사진 15-18 신종플루. 폐포에 호중구가 침윤하는 급성화농폐렴 소견임.

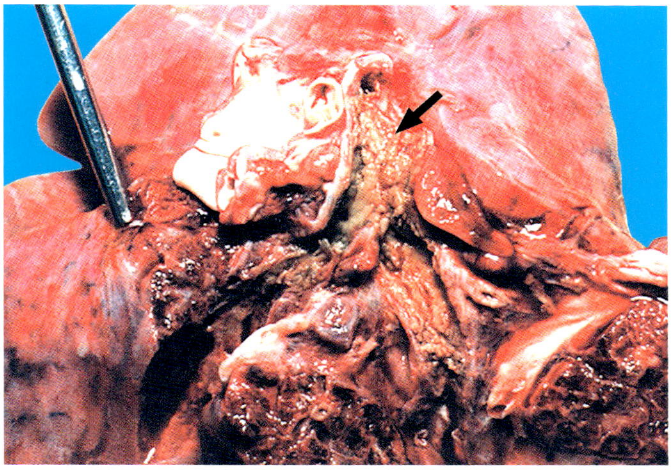

사진 15-19 **아스페르길루스증.** 기관지내강에 황갈색의 진득한 물질(화살표)이 차 있음.

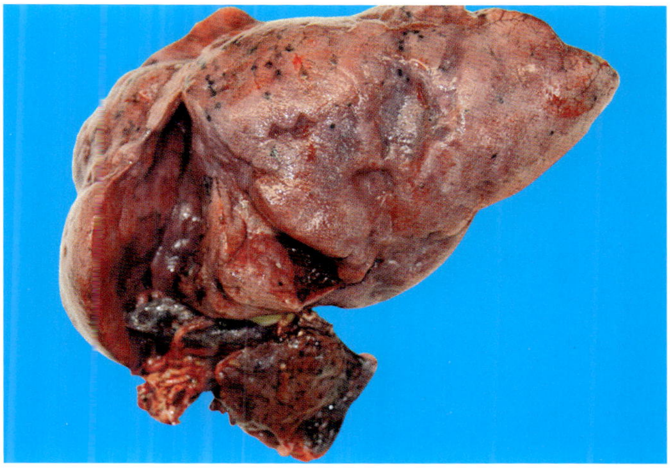

사진 15-20 **아스페르길루스증.** 폐의 공동에 진흙처럼 보이는 물질이 차 있음.

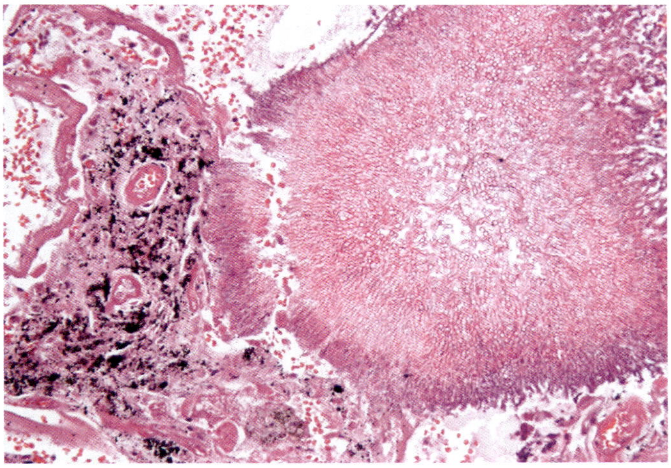

사진 15-21 **아스페르길루스증.** 공동내 물질은 진균덩어리로 구성됨.

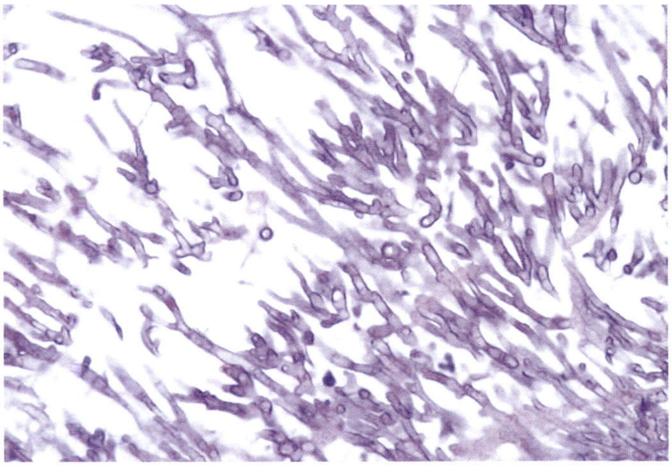

사진 15-22 **아스페르길루스증.** 아스페르길루스는 가늘고 긴 균사로서 사이막이 있고 예각으로 이분지됨(PAS).

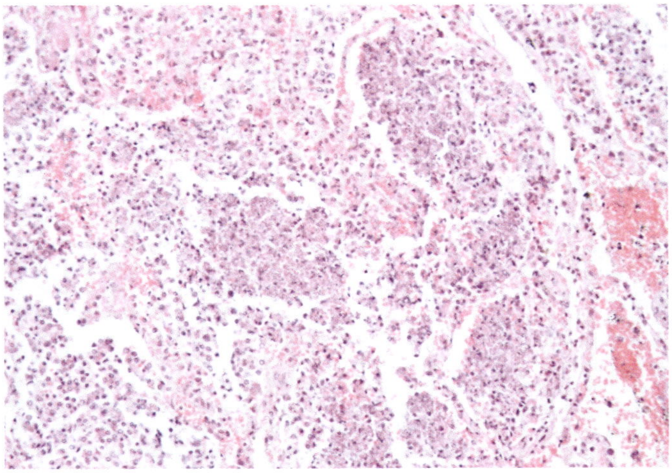

사진 15-23 **칸디다폐렴.** 급성화농폐렴과 미소농양을 봄.

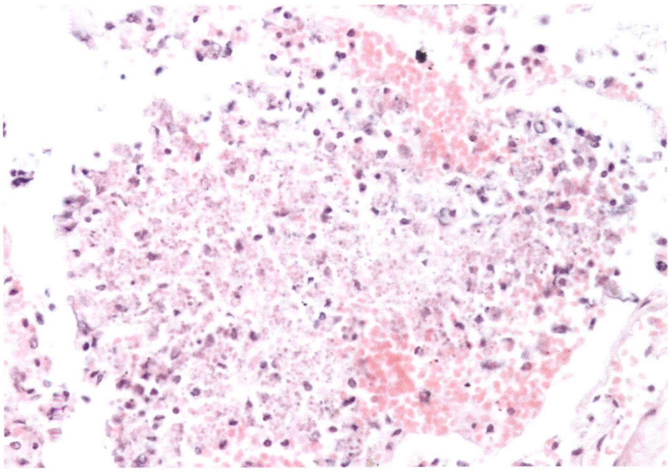

사진 15-24 **칸디다폐렴.** 미소농양 중심부에서 곰팡이로 보이는 병원체의 집락을 봄.

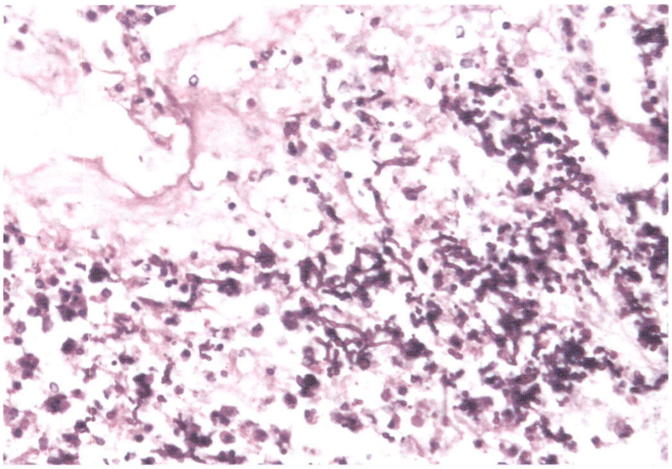

사진 15-25 칸디다폐렴. 병원체는 포자와 가균사로 구성됨(PAS)

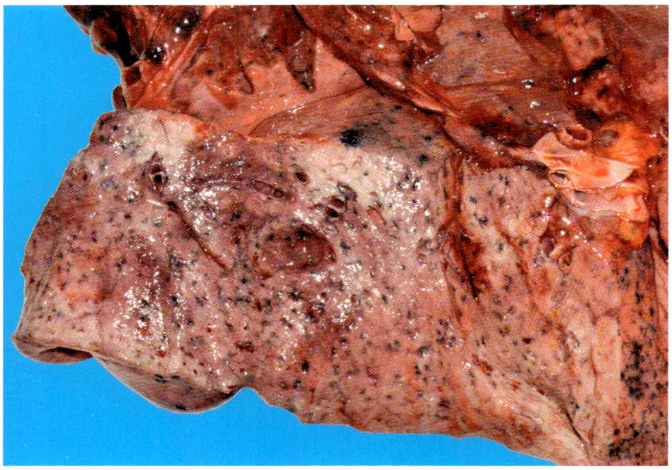

사진 15-26 폐포자충폐렴. 폐실질이 회백색으로 단단해지고 작은 낭들이 보임.

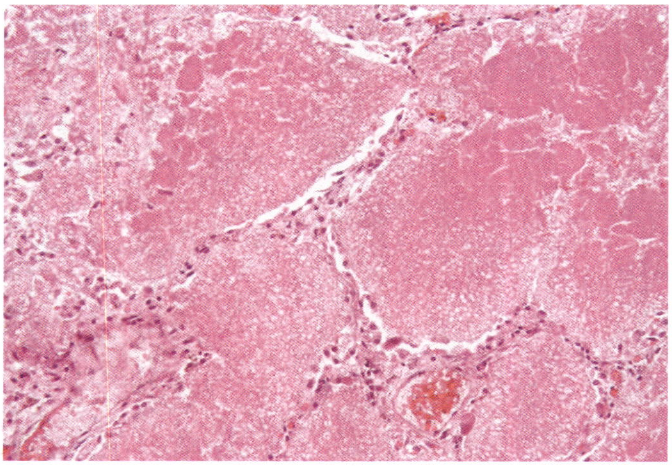

사진 15-27 폐포자충폐렴. 폐포에 호산성의 포말삼출물이 가득 참.

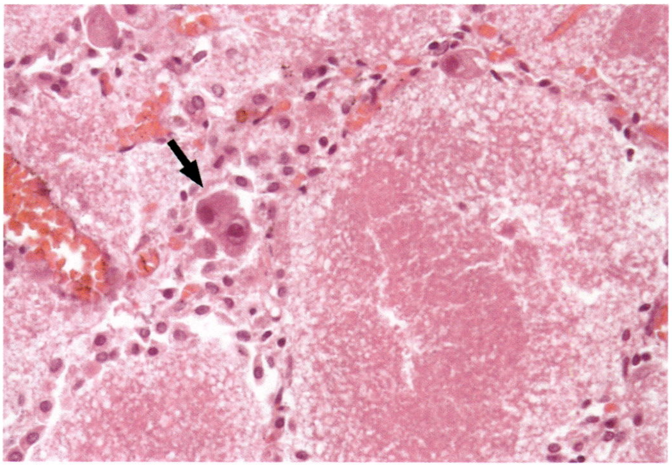

사진 15-28 폐포자충폐렴. 거대세포바이러스가 중복감염됨(화살표).

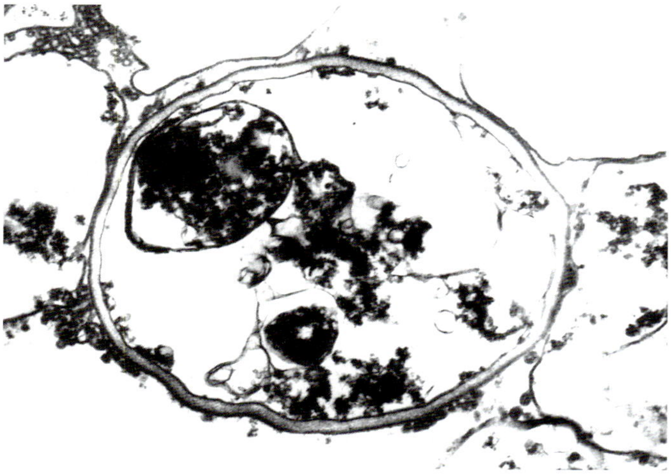

사진 15-29 폐포자충폐렴. 전자현미경검사상 피막이 있는 낭속에 두 개의 유핵낭소체가 들어있음.

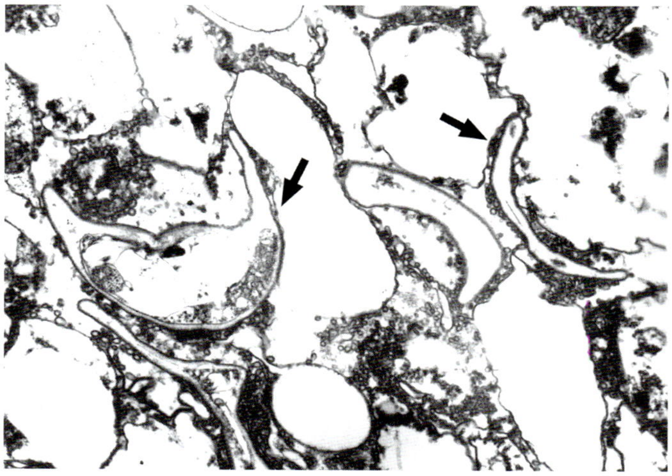

사진 15-30 폐포자충폐렴. 전자현미경검사상 초승달모양의 collapsed cyst(화살표)와 불규칙한 모양의 trophozoites가 관찰됨.

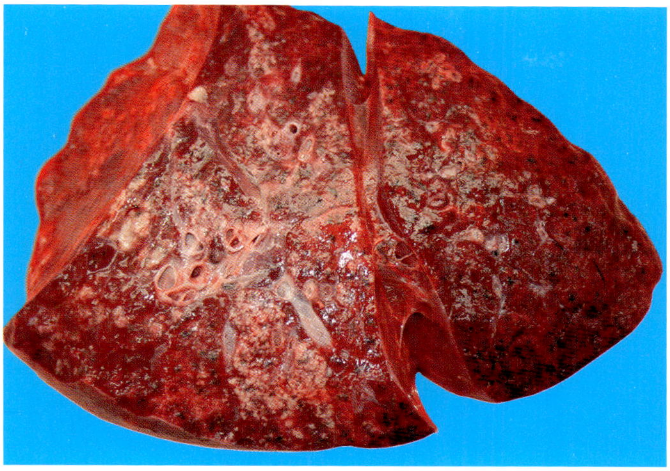

사진 15-31 **폐농양.** 폐에 고름주머니가 형성됨.

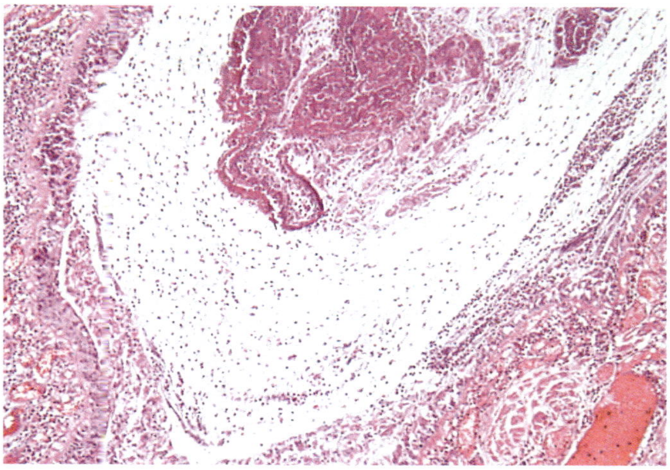

사진 15-32 **기관지천식.** 기관지내강에 점액이 차있고 염증세포가 침윤됨.

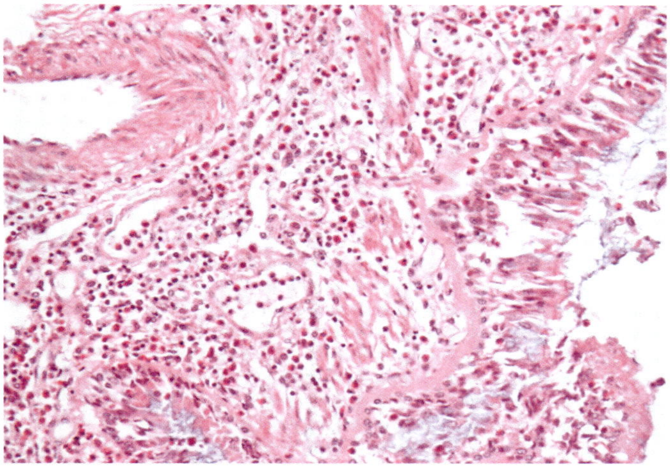

사진 15-33 **기관지천식.** 침윤된 염증세포는 주로 호산구임.

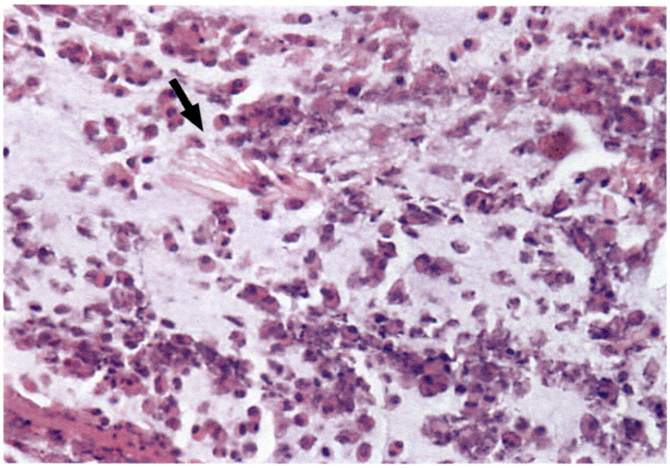

사진 15-34 **기관지천식.** 기관지내강에서 호산구와 함께 Charcot-Leyden결정체(화살표)를 봄.

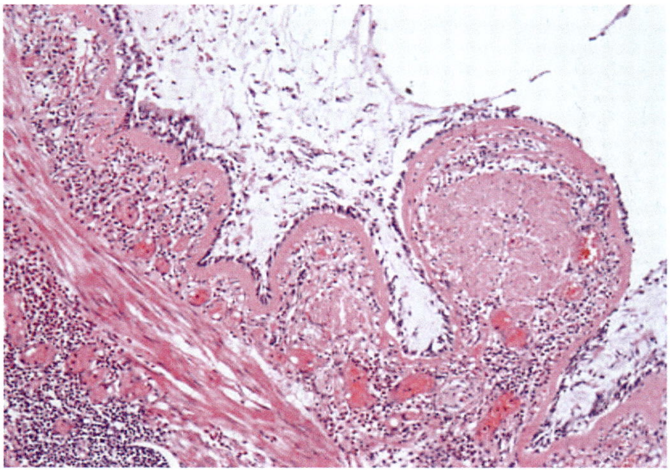

사진 15-35 **기관지천식.** 기관지벽의 평활근이 증식하고 기저막이 두꺼워짐.

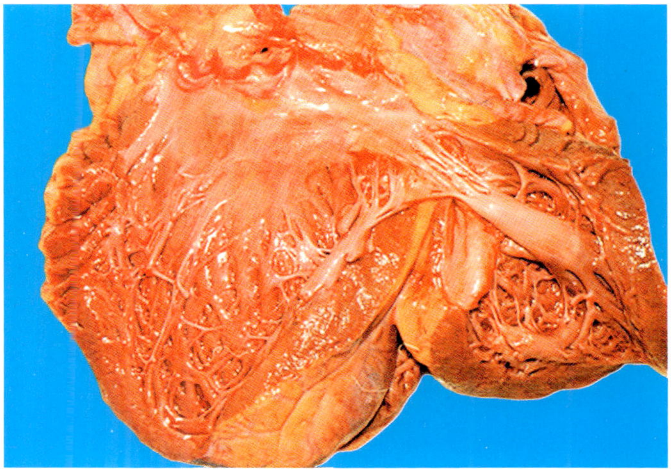

사진 15-36 **폐고혈압증.** 우심실이 비후되고 확장됨.

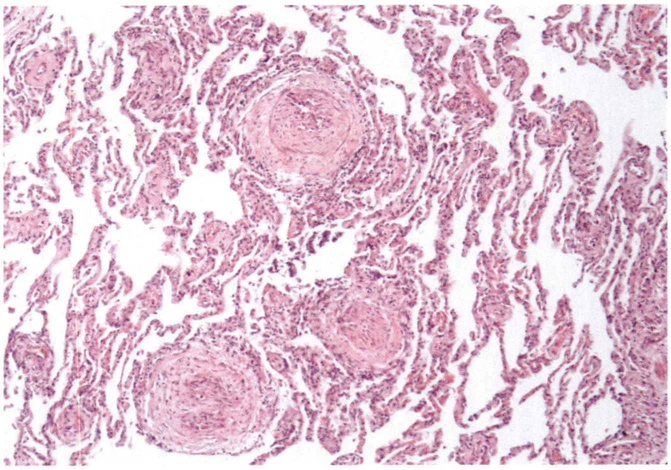

사진 15-37 **폐고혈압증.** 폐동맥의 중막이 두꺼워짐.

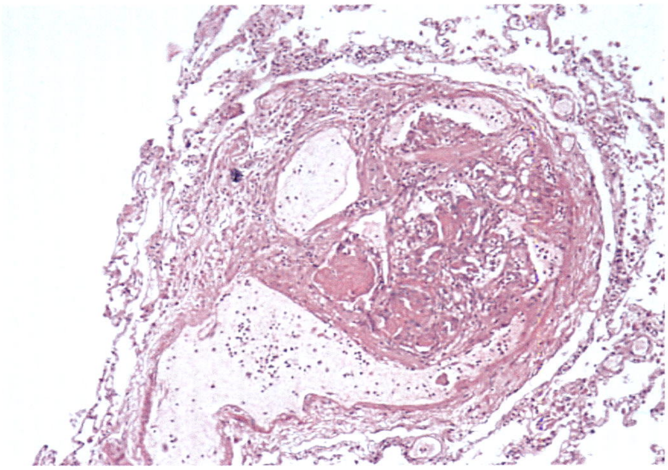

사진 15-38 **폐고혈압증.** 폐동맥의 얼기상병소로서 신사구체와 유사한 모양임.

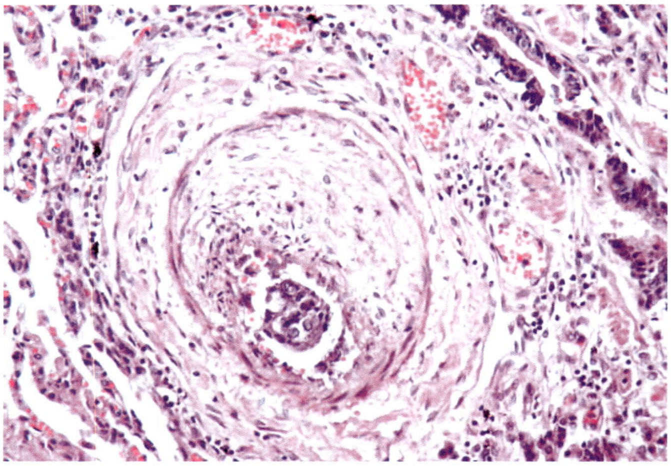

사진 15-39 **폐고혈압증.** 전이된 암세포가 들어있는 폐동맥의 내막이 매우 두꺼워짐.

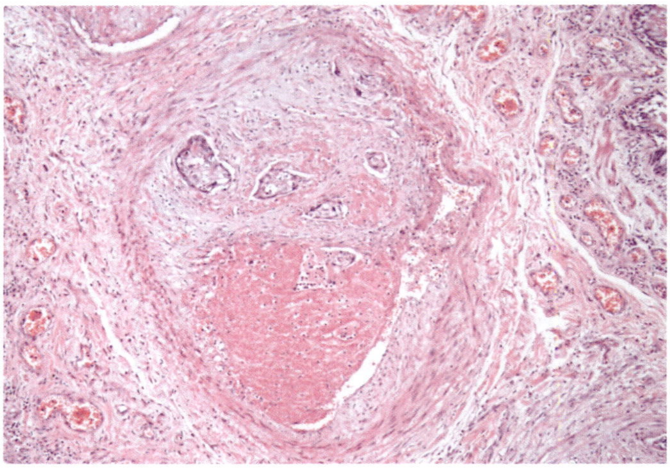

사진 15-40 **폐고혈압증.** 암세포를 내포한 혈전색전이 기질화되어 혈관내강을 폐쇄함.

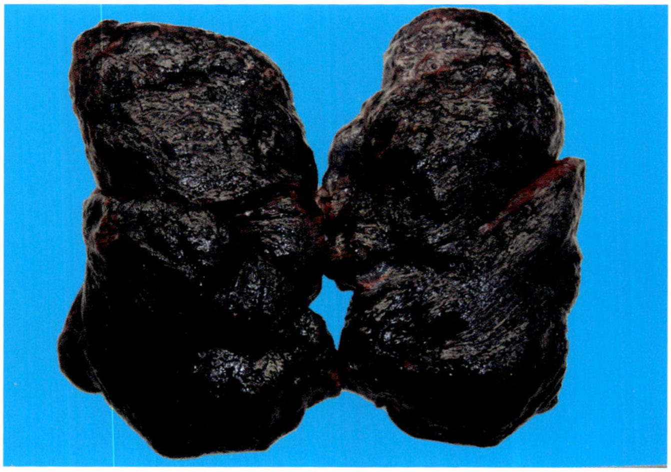

사진 15-41 **탄광부진폐증.** 양쪽 폐 전체가 탄분침착으로 검고 단단해짐.

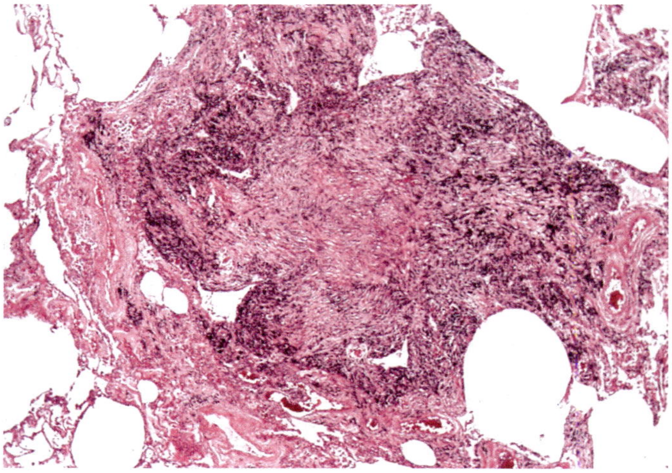

사진 15-42 **탄광부진폐증.** 탄분이 침착된 부위에 아교섬유조직이 증식하여 결절을 형성함.

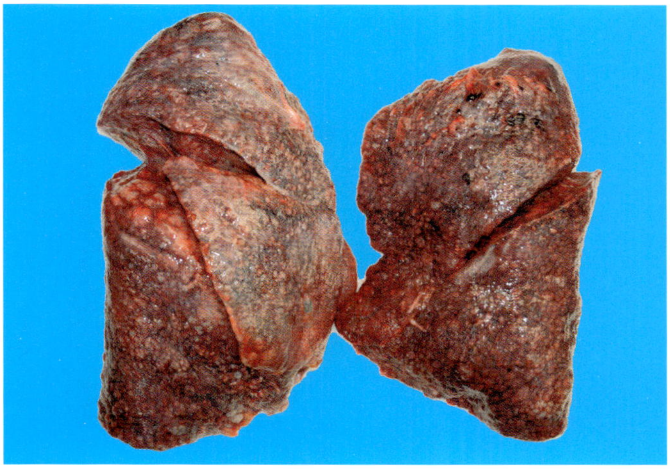

사진 15-43 특발폐섬유조직증식증. 양쪽 폐의 표면에 작은 결절들이 형성됨.

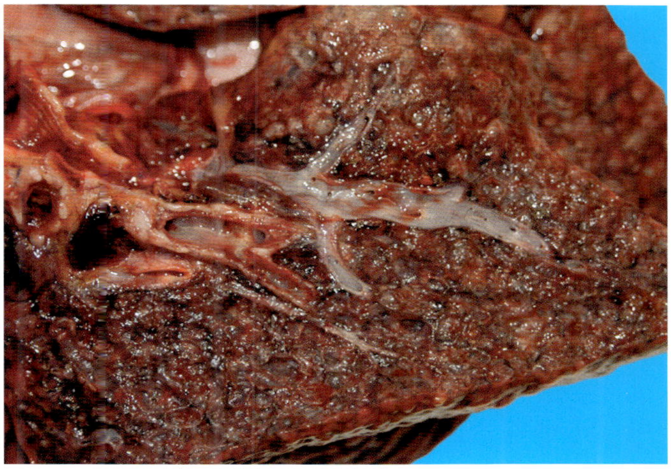

사진 15-44 특발폐섬유조직증식증. 절단면상 벌집폐의 소견을 봄.

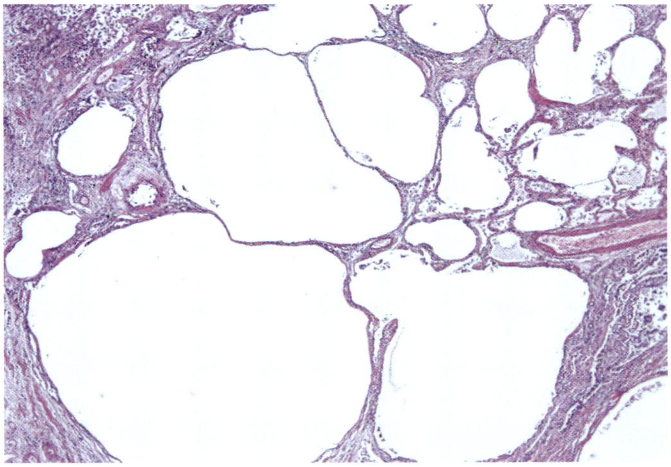

사진 15-45 특발폐섬유조직증식증. 벌집폐의 현미경소견으로 폐간질이 섬유화되고 공기강이 크게 확장됨.

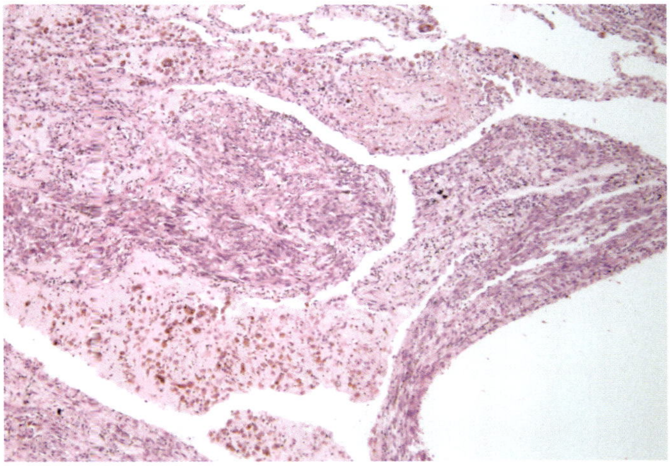

사진 15-46 폐림프관평활근종증. 폐간질에 평활근세포가 광범위하게 증식함.

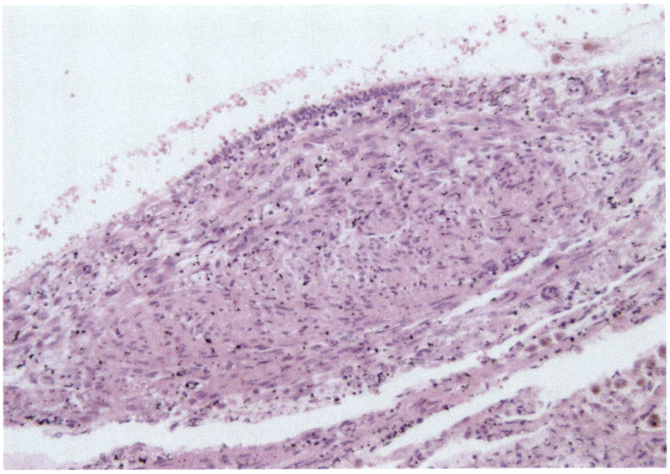

사진 15-47 폐림프관평활근종증. 기관지주위에 평활근세포가 결절성으로 증식함.

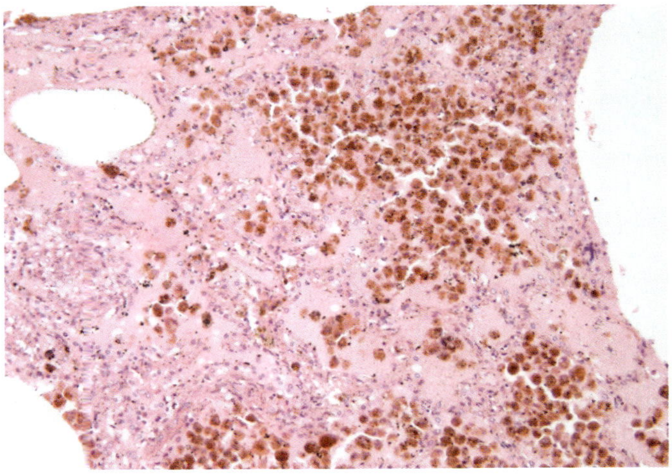

사진 15-48 폐림프관평활근종증. 폐포에 헤모시데린포식 대식세포가 다수 침윤됨.

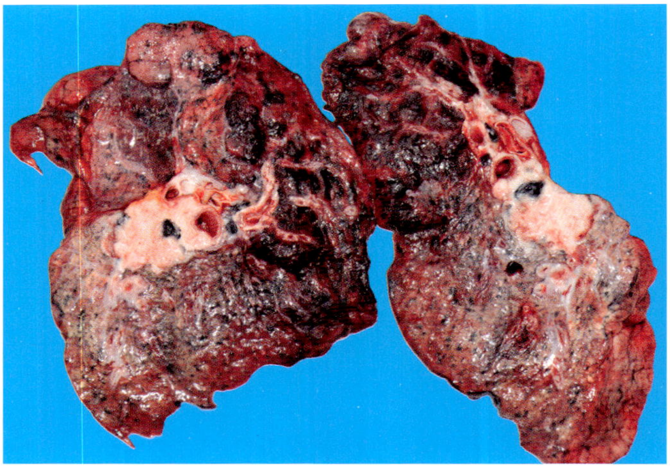

사진 15-49 **폐암.** 큰 기관지를 중심으로 회황색의 단단한 종괴가 형성됨.

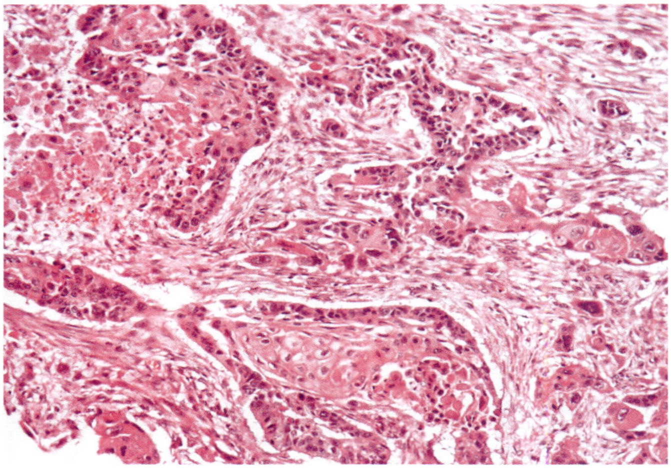

사진 15-50 **폐암.** 편평세포암종의 소견임.

Chapter 16

중추신경질환

선천기형

중추신경계의 기형의 원인은 대부분 불명이지만 유전적 또는 환경적인 요인이 많고 다른 장기의 기형과 잘 동반된다.

- 신경관 결손(Neural tube defect)
  - 무뇌증(anencephaly) : 뇌와 두개관이 없고, 전뇌가 형성되지 않으며 대신 그 부위에 혈괴, 혈관, 신경교세포, 맥락막 조직이 불규칙하게 섞여있다.
  - 뇌류(encephalocele) : 두개골 결손을 통하여 뇌의 일부가 탈출한다.
  - 수막척수류(meningomyelocele) : 척추 결손을 통하여 수막과 척수실질이 밖으로 돌출된다.
- Arnold-Chiari 기형

  후두강이 작고, 뇌간과 소뇌의 일부가 대공을 통해 아래쪽으로 돌출되고, 수두증과 수막척수류가 거의 항상 동반되며 제4뇌실이 길어진다.

경막밑혈종(Subdural hematoma)

- 뇌가 위축되는 노인이나 알코올 중독자에 호발
- 정맥의 파열이므로 증상이 서서히 진행된다
- 현미경소견 : 경과시간 추정은 법의학에서 매우 중요하다 (상세한 기술은 조직학적 경과시간추정 참고). 외상 후 약 2~5일이 경과되면 혈종에 섬유모세포가 증식하고 대식세포 침윤이 시작되며, 5~10일이 지나면 헤모시데린을 포식한 대식세포의 수가 증가하고 모세혈관이 형성된다. 10~20일이 경과하면 육아조직이 형성되어 외막이 형성되고, 15일경에는 거미막 바로 위에 내막이 형성된다. 20일 이상이 되면 육아조직이 더

치밀해지고 두꺼워져서 본래의 경막과 같아진다.

뇌좌상(Contusion)

- 뇌회의 꼭대기에 생기고, 대뇌피질에 쐐기모양의 결손이 생긴다.
- 피질의 최상층이 파괴되는 점이 경색과 다르다.
- 시간이 경과된 뇌회의 병터는 위축되고 함몰되며 황갈색의 반점 형성
- 현미경소견 : 뇌조직이 출혈괴사되고, 진행되면 헤모시데린포식 대식세포가 침윤되며 공동과 교세포증을 형성한다.

뇌경색(Infarct)

- 빈혈경색은 뇌동맥의 혈전증에 의해, 출혈경색은 색전증에 의해 생긴다.
- 육안소견 : 48시간이 지나면 조직이 창백하고 종창되며 회색질(gray matter)과 백질(white matter)의 경계가 불분명해지고 쉽게 부서지며, 10일 내지 3주일이 지나면 액화되어 공동을 형성한다.
- 현미경소견 : 12시간이 경과하면 뇌부종이 생기고 적색신경원(red neuron)을 보며, 48시간까지 중성구가 침윤하고, 그 이후에는 대식세포가 침윤하며, 결국에는 액화괴사에 의해 낭을 형성하고 주변의 뇌조직은 신경교증을 형성한다.

뇌내출혈(Intracerebral hemorrhage)

- 비외상성 뇌내출혈의 원인은 고혈압, 종양, 혈관기형, 혈액질환 등
- 고혈압에 의한 출혈은 putamen, thalamus, pons에 호발
- 현미경소견 : 응고된 혈종 주변 뇌조직에서 부종, 적색신경원, 신경교증, 헤모시데린포식 대식세포 침윤을 본다.

거미막밑출혈(Subarachnoid hemorrhage)

- 원인 : 꽈리동맥류의 파열, 외상, 뇌내출혈, 동정맥기형, 종양, 혈액질환
- 꽈리동맥류
  - 약 90%는 윌리스환의 전부순환(anterior circulation)에 발생
  - 크기는 수 mm에서 2~3cm 정도이고 꽈리의 벽이 얇고 투명하며 파열은 대개 꽈리의 꼭대기에 생긴다. 동맥류는 뇌를 고정하기 전 신선한 상태에서 더 잘 볼 수 있다.
  - 고혈압이 있으면 동맥류가 더 커지고 파열 위험성이 증가하며, 성인다낭신장과 동

반되기도 한다.

- 현미경소견 : 꽈리는 근육층이 없는 유리질화된 섬유조직으로 구성되며 퇴행성 변화나 석회화가 잘 생긴다.

동정맥기형(Arteriovenous malformation)

- 발생부위 : 대뇌에 가장 호발하고, 기타 중뇌, 소뇌, 척수에 발생
- 현미경소견 : 동맥과 정맥이 혼재하고 그 사이사이에 아교조직과 출혈이 있다. 혈관은 확장되고 혈관벽이 두꺼워져서 정맥의 동맥화(arteriolization)가 된다.

해면혈관종(Cavernous angioma)

- 겉질밑백질(subcortical white matter), 교뇌(pons), internal capsule 부위에 호발함.
- 육안소견 : 뇌출혈과 비슷한 형태를 보임.
- 현미경소견 : 벽이 얇고 크게 확장된 혈관들이 치밀하게 배열되고 주위 뇌조직에 헤모시데린이 침착됨.

소공동경색(Lacunar infarct)

- 원인 : 고혈압
- 발생기전 : 심부동맥 또는 소동맥이 색전이나 경화증에 의해 폐쇄되어 생기는 작은 뇌실질 괴사
- 크기 : 보통 15mm 이하이고 단독 또는 다발성으로 발생
- 발생부위 : 렌즈핵, 시상, 내피각(internal capsule), 미상핵(caudate nucleus), 뇌교
- 현미경소견 : 공동형성, 지방물질을 포식한 대식세포 침윤, 주변 뇌조직의 신경교증

전뇌허혈(Global ischemia)

- 뇌혈류의 감소로 뇌 전체에 생기는 허혈뇌병증
- 허혈의 정도가 약하면 신경세포만 괴사되지만 심하면 모든 뇌조직 특히 대뇌겉질, 해마, 소뇌의 Purkinje세포가 괴사된다.
- 심장마비, 부정맥, 저혈압, 쇼크 등으로 혈액량이 감소하거나 외상에 의한 뇌손상 등으로 두개강내압이 심하게 증가되었을때 발생한다.
- 현미경소견 : 해마의 신경원이 소실되고, Purkinje세포는 처음에는 호산성괴사를 보이지만 생존기간이 길어지면 결국 소실되고 그 부위에 Bergmann 별아교세포가 증식

한다(Bergmann gliosis).

- 뇌사(영구적인 전뇌허혈) : 뇌압이 급격히 상승하거나 혈압이 급격하게 떨어져서 뇌에 혈액이 전혀 공급되지 않아 호흡기에 생존을 의존하는 상태를 말한다.
  - 육안소견상 대뇌겉질이 갈색으로 변하고 겉질과 백질의 경계가 불명확하며 잘 부서지고 포르말린에 잘 고정되지 않는다.
  - 현미경소견상 조직은 대체로 창백하고 혈액공급이 차단되었기 때문에 조직반응은 거의 없다. 뇌하수체는 대부분 경색된다. 오래 생존하는 경우에는 두개골과 뇌연수막의 혈액공급으로 뇌실질의 표재부에 백혈구가 침윤된다.

미만축삭손상(Diffuse axonal injury)

- 정의 : 머리에 외상이 가해질때 심한 뇌좌상이나 뇌출혈은 없지만 뇌신경섬유의 축삭손상으로 심각한 신경학적 증세나 혼수상태 또는 사망하는 것을 말한다.
- 축삭손상 부위 : 뇌중심 백질, 뇌량(corpus callosum), 내피각(internal capsule), 해마, 뇌실주위, 뇌간, 소뇌 등
- 육안소견
  - 비특이적인 소견 : 두개골골절, 경막밑 또는 거미막밑출혈, 뇌겉질좌상
  - 특이적인 소견 : 뇌 깊숙이 위치하는 긴 신경섬유다발, 즉 뇌량, 내피각, 상소뇌다리(superior cerebellar peduncle)의 출혈. 전두엽의 사상주위백질(parasagittal white matter)의 혈관주변출혈
- 현미경소견 : H&E염색상 특징적으로 퇴행축삭(dystrophic axon) 즉 호산성의 축삭공(axon balls)이 신경다발 부위에 형성된다. 축삭공은 손상 후 최소 12~24시간이 지나야 형성되고 1주일 동안 그 수가 증가하고 2~3주일이 지나면 감소한다. 기타 미소교세포 결절(microglia nodule), 신경교증, 수초변성, 소공동형성 등을 본다. 축삭공은 뇌경색에서도 관찰되므로 감별이 필요하다.
- 면역조직화학염색 : 축삭공의 표지에 β-APP(amyloid precursor protein)가 가장 유용함. H&E염색상 손상 후 2~3시간만 경과되어도(축삭공이 아직 형성되지 않은 시기임) 양성반응을 보이고 24시간 이후에는 강양성이지만, 8일 이후에는 염색성이 저하된다.
- 축삭공의 투과전자현미경소견 : 축삭이 공처럼 팽대되고 축삭원형질내에 다수의 신경세사, 미토콘드리아, 고밀도소체, 소포 등이 축적되고, 때로는 신경세사가 다발을 형성한다.
- 축삭공의 형성기전 : 축삭의 미세소관(microtubules)과 신경세사(neurofilaments)가 파손되어 정상적인 축삭수송(axonal transport)이 저하되거나 차단되어 소기관

등 축삭내용물이 축적됨으로써 축삭이 팽대되고 결국 신경섬유로부터 분리되어 축삭공이 된다.

척수손상

- 급성기에는 출혈, 괴사, 축삭손상
- 시간이 경과하면 공동 형성, 신경교증

급성화농수막염

- 거미막밑 공간(subarachnoid space), 거미막, 및 연막에 급성 염증
- 뇌실질이나 경막은 잘 침범하지 않는다
- 육안소견 : 연수막이 염증삼출물로 혼탁해지고 혈관이 충혈된다.
  H. influenza 에 감염되면 삼출물이 뇌기저부에, 폐렴구균에 감염되면 뇌상부에 위치한다.
- 현미경소견 : 호중구가 거미막밑 공간, 거미막, 연막에 침윤하고 (특히 혈관주변), 심한 경우에는 뇌실염을 유발한다.

바이러스수막염

- 육안소견 : 뇌부종
- 현미경소견 : 거미막과 연막에 림프구 침윤

바이러스뇌염

- 뇌실질의 바이러스 감염으로서 수막염과 잘 동반된다
- 현미경소견
  - 혈관주위와 뇌실질에 림프구, 형질세포, 대식세포등 단핵구 침윤
  - 소교세포(microglia)로 구성된 결절 형성
  - 대식세포가 손상된 신경원을 포식하는 신경세포식현상(neuronophagia)
  - 신경원의 핵 또는 세포질에 바이러스 봉입체

뇌 폐흡충증

- 폐흡충이 뇌에 기생하여 생기는 병
- 뇌 절단면의 육안소견상 폐흡충육아종이 회백색의 결절로 보임
- 현미경소견상 조직괴사, 호산구를 포함한 염증세포침윤, 충란이 관찰된다.

뇌 털곰팡이증(Mucormycosis)

- 만성 소모성질환 특히 당뇨병의 합병증으로 생긴다.
- 균사의 두께가 불규칙하며 사이막이 없고 직각으로 분지하는 것이 특징이다.
- 혈관을 침범하여 혈전을 형성하고 뇌경색을 일으킨다.

다발경화증(Multiple sclerosis)

- 20~40세의 여성에 호발하는 탈수초질환(demyelinating disease).
- 수년간에 걸쳐 재발과 회복을 반복
- 임상증상 : 운동실조, 감각이상, 방광증상, 하지마비, 정신장애
- 육안소견 : 크기가 다양한 회갈색 판(plaque)이 대뇌피질과 백질의 경계부위, 측뇌실 옆, 뇌간, 소뇌, 안구신경, 척수 등에 다탈성으로 생긴다.
- 현미경소견
  - 림프구와 대식세포가 소정맥 주위에 침윤됨
  - 파괴된 수초의 잔재물을 대식세포가 포식
  - 진행되면 수초가 거의 소실된다 (Luxol-fast blue 염색).

소뇌이소증(Cerebellar heterotopia)

- 소뇌 백질에 회색질이 존재하는 것으로 영아에서 주로 발견됨.
- 현미경소견 : 두가지 형태 즉 Purkinje세포나 dentate 신경원 같은 큰 세포들의 집락을 백질에서 보거나, 겉질의 일부를 백질에서 봄.

소뇌운동실조(Cerebellar ataxia)

- 소뇌의 장애에 의해 수의운동이 잘 안되고 자세나 평형의 유지에 장애가 있는 상태임
- 원발성으로 또는 각종 신경질환, 대사질환, 감염과 동반되어 발생함
- 육안소견 : 소뇌이랑(cerebellar folia)이 위축되고 백질의 양이 감소함

- 현미경소견 : 소뇌겉질의 변성으로서 Purkinje세포가 감소하고 심한 경우 거의 완전히 소실됨. 또한 Bergmann별아교세포가 분자층의 저부에 증식함

소뇌 이형성신경절세포종(Dysplastic gangliocytoma of the cerebellum)

- Lhermitte-Duclos병 이라고도 하고, 다발과오종과 종양을 일으키는 Cowden병과 관련이 있다.
- 주로 20~30대에 발현하고 수두증과 소뇌증상이 만성적으로 점점 심해짐.
- 육안소견 : 소뇌이랑이 창백하게 두꺼워지고 단단해지는 반면 심부백질은 좁아지고, 병변이 점점 확대된다.
- 현미경소견 : 비정상적인 신경절세포가 증식하여, Purkinje세포와 내과립세포층의 세포를 치환하고 파괴한다. 인접한 백질은 부종과 탈수초화를 보인다.

뇌종양

- 교모세포종(glioblastoma) 등 악성종양과 수막종, 해면혈관종, 동정맥기형 등 혈관종양이 비교적 흔하다.

모야모야병

- 원인불명으로 선천적 또는 후천적으로 윌리스환의 전반부 혈관 또는 내경동맥의 원위부가 폐쇄됨으로써 측부혈행로(collateral)가 발달하여 뇌기저부에 이상혈관망을 형성하는 질환이다.
- 20세 이하와 50대에 호발
- 신경섬유종증, 결절경화증(tuberous sclerosis), Marfan증후군 등 유전질환과 잘 동반됨
- 어린이는 뇌경색증, 성인은 벽이 얇은 측부혈관의 파열로 인한 뇌출혈이 잘 생긴다.
- 육안소견 : 내경동맥, 전대뇌동맥 또는 중대뇌동맥의 원위부가 폐쇄됨.
- 현미경소견 : 폐쇄된 혈관에서 내막의 편심성 섬유조직비후(eccentric fibrous thickening), 내탄력막(internal elastic membrane)의 심한 굴곡과 복제, 위축된 중막 등을 본다. 그러나 염증세포 침윤이나 죽종형성은 없다.

간질

- 다양한 병인에 의해 일어나는 뇌기능의 발작성 일과성 장애로서 반복적 간질발작을

일으킨다.

- 원인 : 뇌의 전기적 활동의 발작성 장애
- 육안소견 : 한쪽 해마의 위축경화, 소뇌위축, 대뇌피질의 미만 위축
- 현미경소견 : 해마의 심한 신경원 소실과 교세포증, 소뇌의 Purkinje세포의 소실 등

알츠하이머병

- 원인은 유전적, 면역학적, 환경적 요인과 바이러스감염 등이고, 베타 아밀로이드가 뇌에 축적하여 발생하는 것으로 추정된다.
- 육안소견 : 대뇌의 무게는 정상보다 가볍고 병증이 진행됨에 따라 점점 더 위축된다. 소뇌는 큰 변화가 없다. 육안검사상 대뇌이랑이 좁아지고 고랑이 넓어지는데 특히 전두엽과 측두엽에서 심하다. 절단면상 뇌실이 확장되고 대뇌겉질의 두께가 얇으며 해마와 편도가 위축된다.
- 현미경소견
    - 노인반(senile plaque) : 직경이 약 5~150μm이고 성숙노인반은 중심부에 아밀로이드가 침착되고 그 주위를 팽대된 퇴행신경원돌기(dystrophic neurites)가 둘러싼다. 아밀로이드는 Congo red 또는 PAS염색에 양성이고 신경원돌기는 은염색으로 표지된다. 전자현미경소견상 신경원돌기에는 신경원섬유, 층판소체, 미토콘드리아가 꽉 차 있다.
    - 신경섬유농축체(neurofibrillary tangle) : 신경원의 세포질에 존재하는 두터운 섬유질이 뭉친 것으로서 은염색에서 잘 관찰된다. 전자현미경검사상 이 구조물은 매우 긴 원섬유다발로 구성된다.

파킨슨병

- 사지와 몸이 떨리고 경직되는 중추신경계의 퇴행성 질환
- 대뇌의 신경전달물질인 도파민이 줄어들어 생기며, 연령이 높을수록 발생빈도 증가
- 육안소견 : 뇌가 위축되고, 흑색질의 색소가 소실된다.
- 현미경소견 : 흑색질의 색소함유 신경세포가 소실되고 세포질에 작은 원형의 호산소체(Levy 소체)가 형성되며, neuromelanin이 대식세포와 별아교세포에 포식된다.

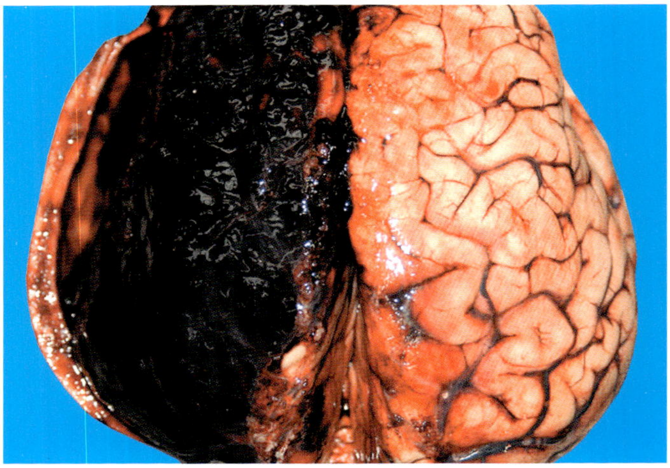

사진 16–1 **급성경막밑혈종.** 왼쪽 대뇌반구의 경막밑에서 혈종을 봄.

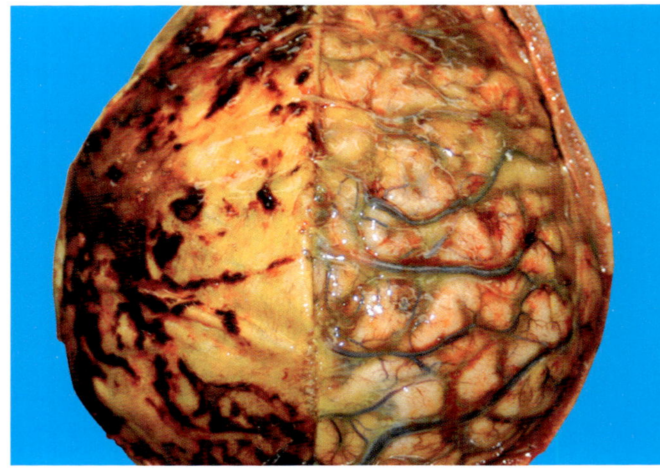

사진 16–2 **경막밑혈종.** 혈종 주위에 새로운 막이 형성됨(15일).

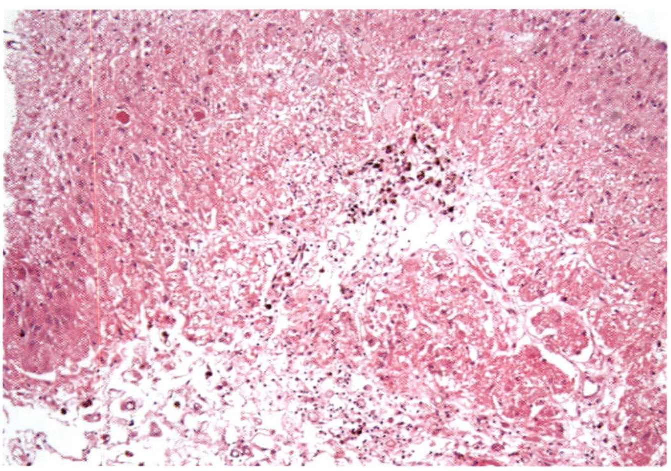

사진 16–3 **뇌좌상.** 출혈괴사된 뇌조직에 헤모시데린포식 대식세포가 침윤됨.

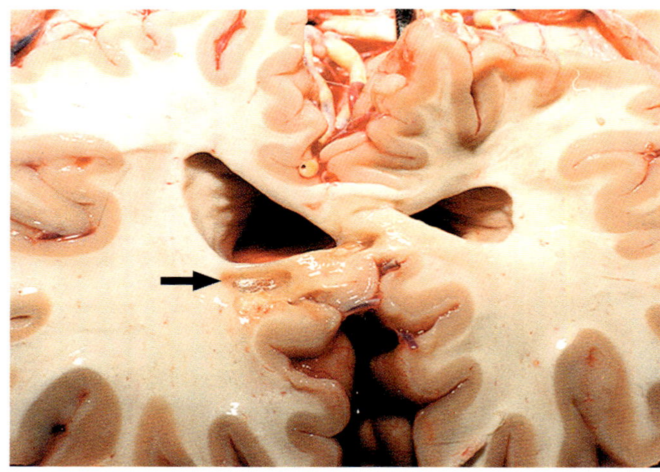

사진 16–4 **뇌경색.** 측뇌실 주위에서 황갈색의 괴사병터(화살표)를 봄.

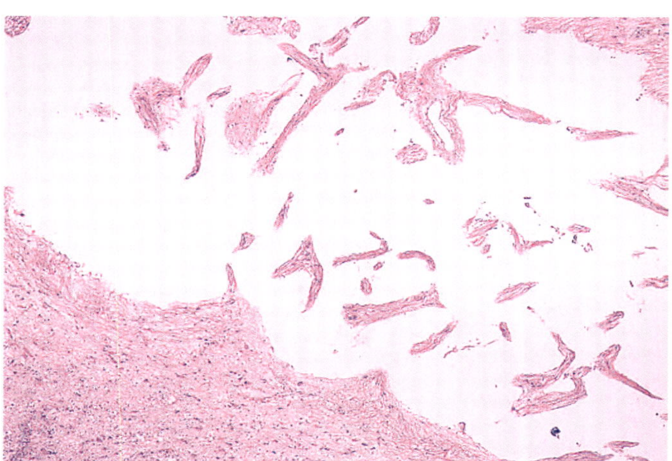

사진 16–5 **뇌경색.** 뇌조직의 액화괴사로 공동이 형성됨.

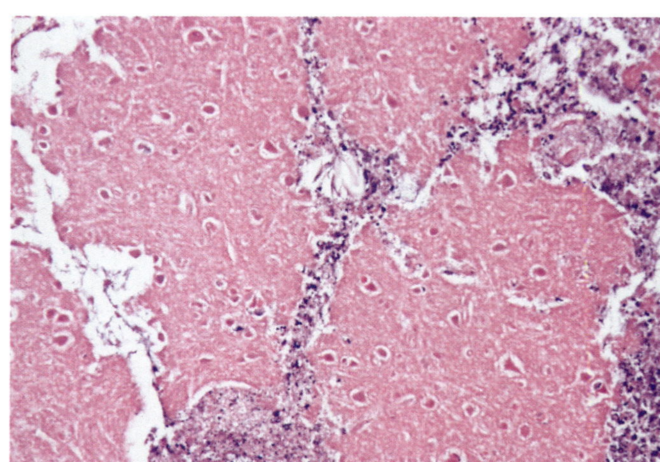

사진 16–6 **뇌경색.** 경색 부위에 염증세포가 침윤됨.

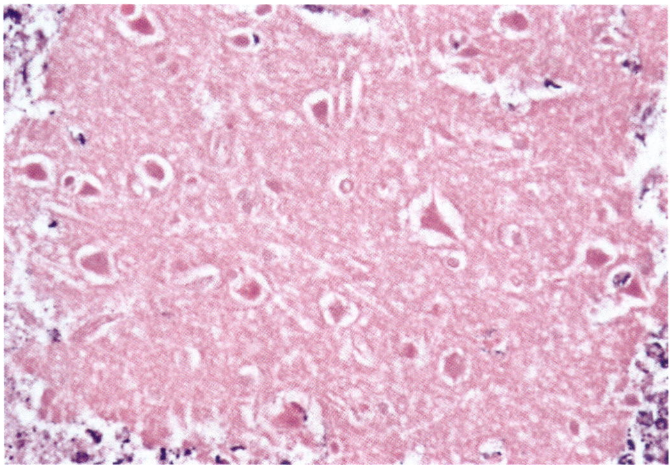

사진 16-7 **뇌경색.** 신경원의 핵과 세포질이 적색인 적색신경원을 봄.

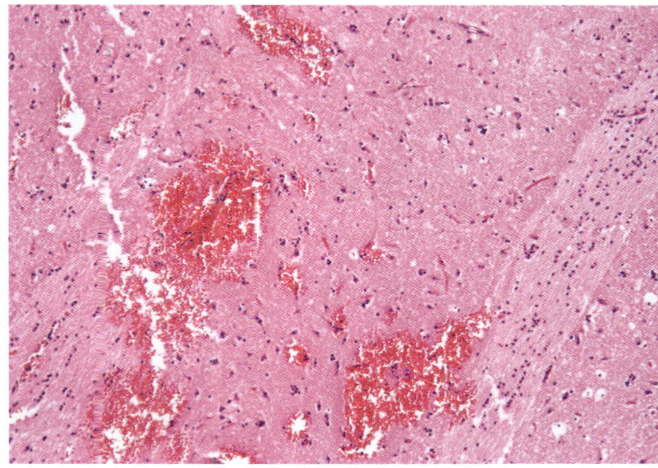

사진 16-8 **뇌내출혈.** 뇌실질에서 출혈을 봄.

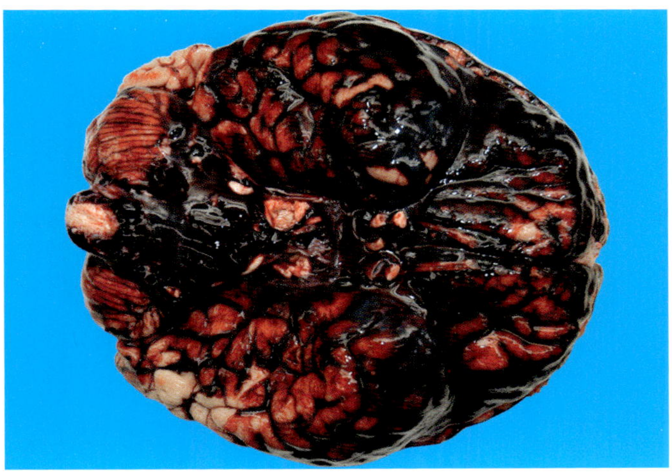

사진 16-9 **거미막밑출혈.** 뇌저부의 거미막에 광범위하게 출혈됨.

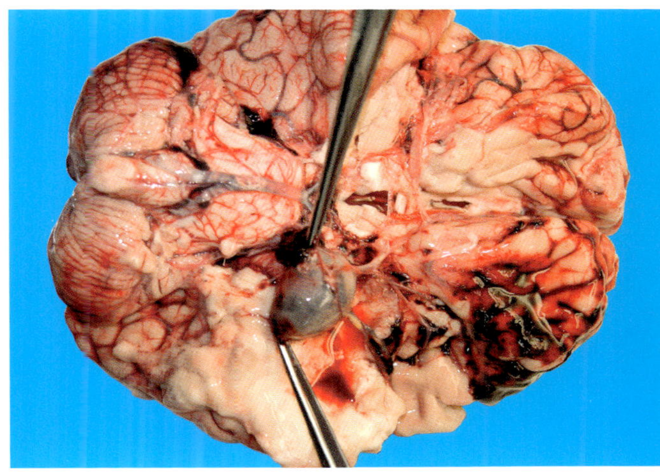

사진 16-10 **꽈리동맥류.** 윌리스환에 큰 꽈리동맥이 형성됨.

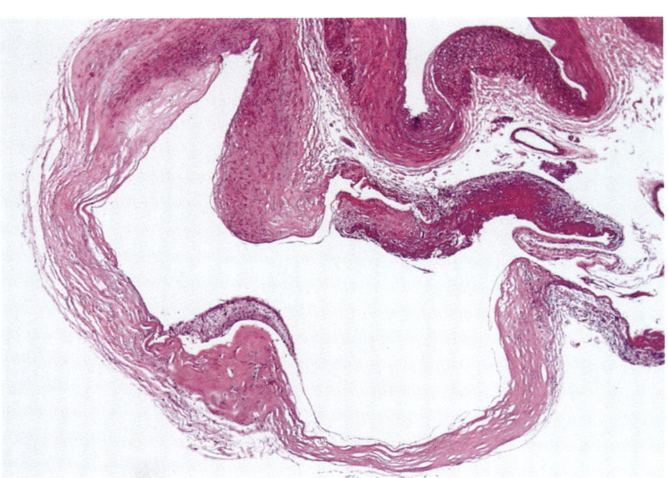

사진 16-11 **꽈리동맥류.** 꽈리의 벽은 근육층이 없는 섬유조직으로 구성됨.

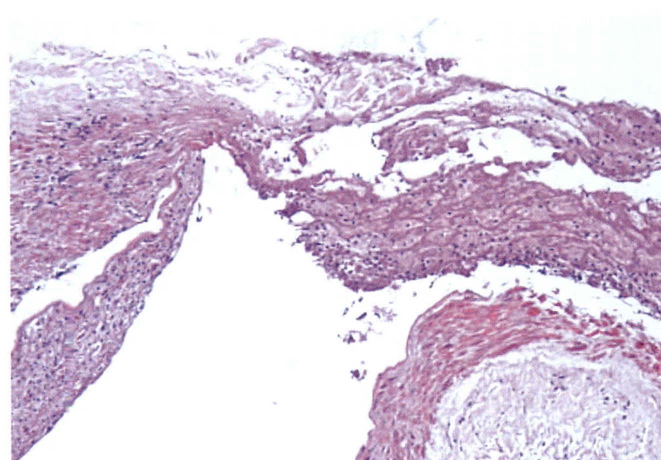

사진 16-12 **대뇌동맥파열.** 동맥벽이 파열되고 염증세포가 침윤됨.

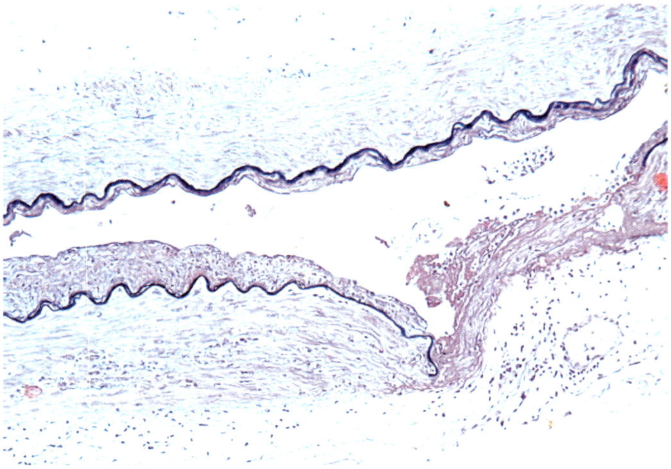

사진 16-13 **대뇌동맥파열.** 동맥 탄력판의 연결이 끊어짐 (Elastic van Gieson).

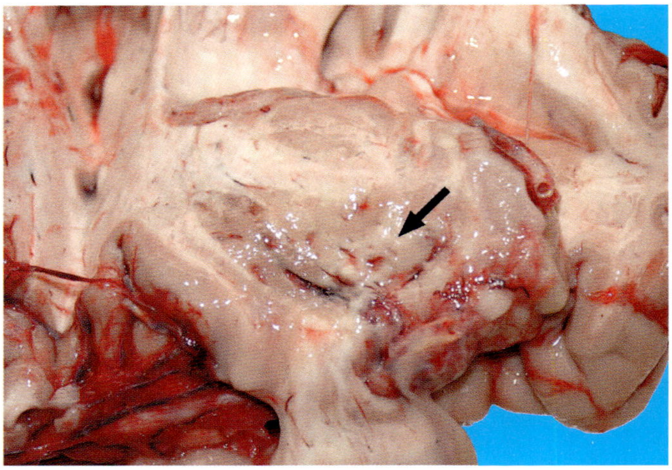

사진 16-14 **소공동경색(lacunar infarct).** 기저핵에서 다수의 작은 공동들을 봄(화살표).

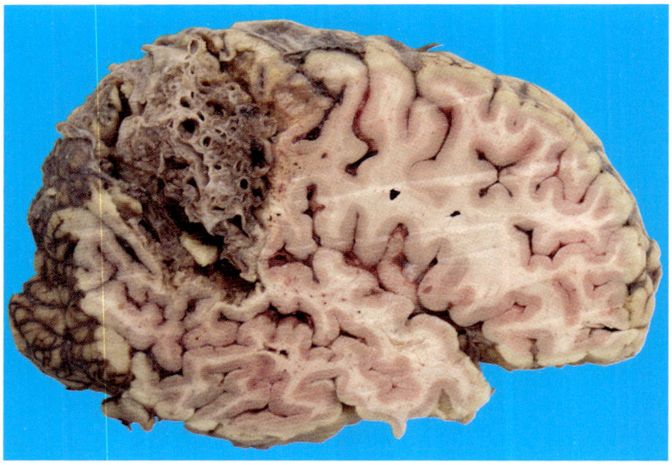

사진 16-15 **동정맥기형.** 뇌상부에서 혈관들로 구성된 스폰지모양의 종괴를 봄.

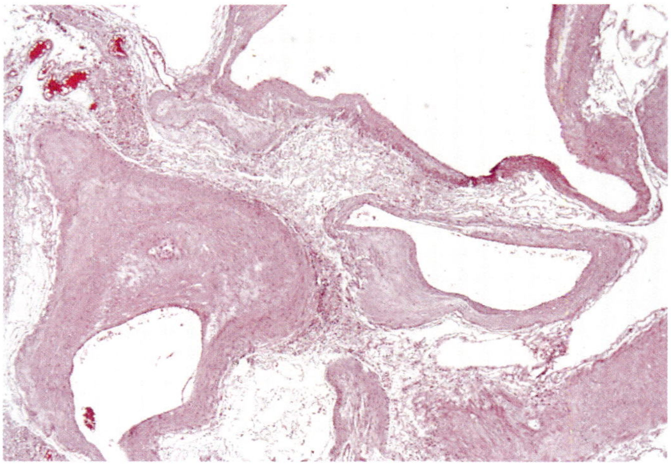

사진 16-16 **동정맥기형.** 혈관벽의 모양과 두께가 매우 불규칙함.

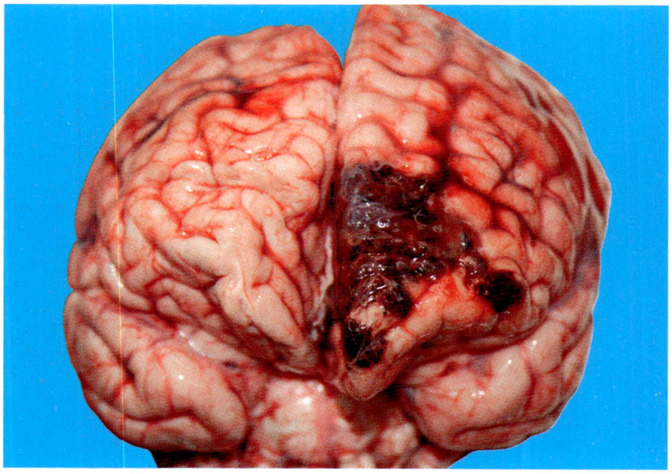

사진 16-17 **해면혈관종.** 마루엽의 표면에서 뇌좌상처럼 보이는 출혈성 병소를 봄.

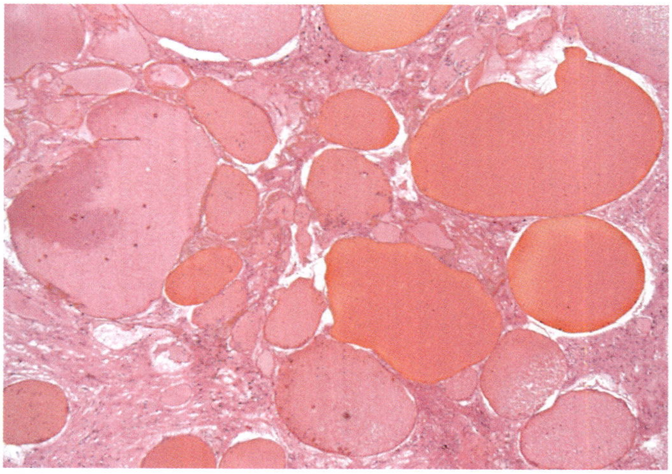

사진 16-18 **해면혈관종.** 혈관종은 벽이 얇고 내강이 큰 혈관들로 구성됨.

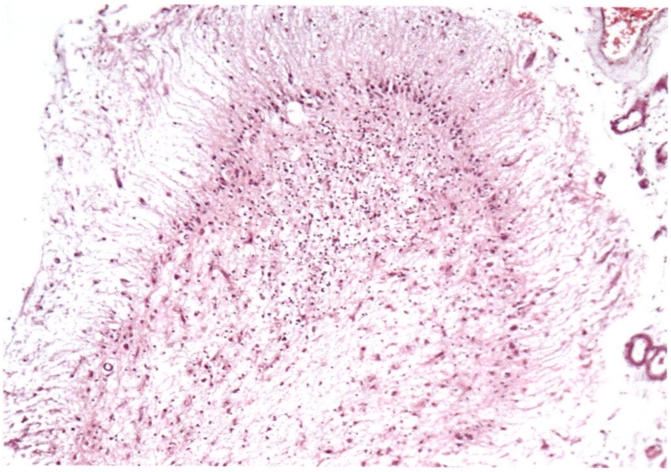

사진 16-19 전뇌허혈. 소뇌의 Purkinje세포가 소실되고 대신 Bergmann 별아교세포가 증식함.

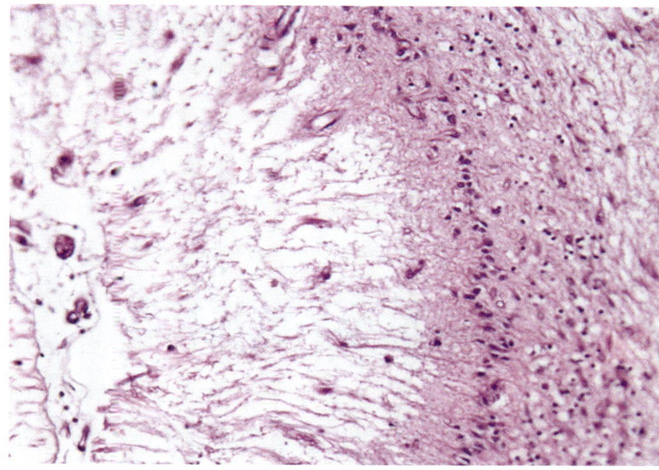

사진 16-20 전뇌허혈. Bergmann별아교세포의 긴 세포질돌기들이 소뇌표면으로 수직으로 뻗어있음.

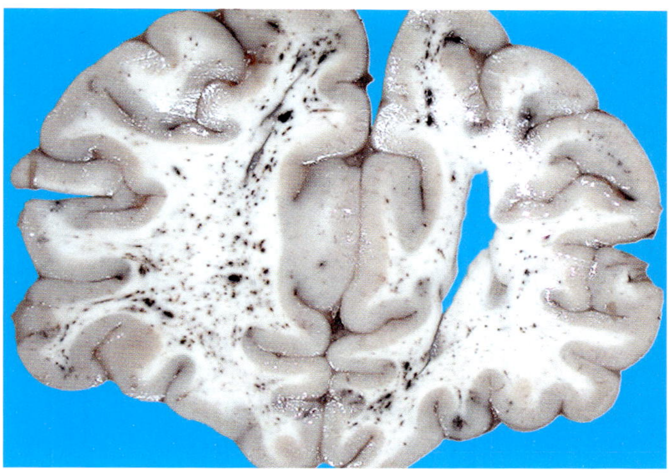

사진 16-21 미만축삭손상. 대뇌 중심선 주위의 좌우 백질에 다발성 점상출혈이 있음.

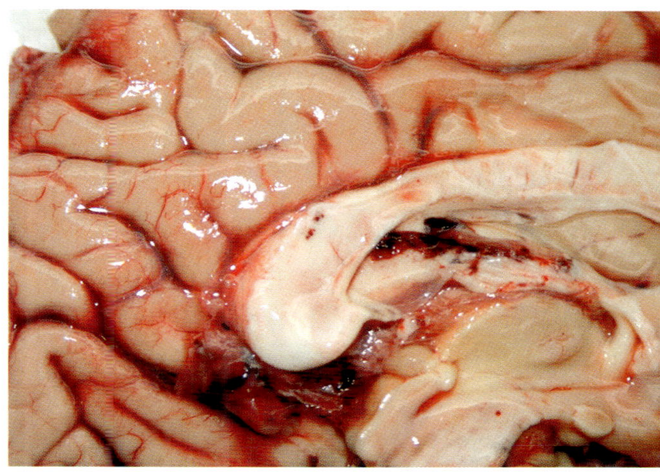

사진 16-22 미만축삭손상. 뇌량에서 점상출혈을 봄.

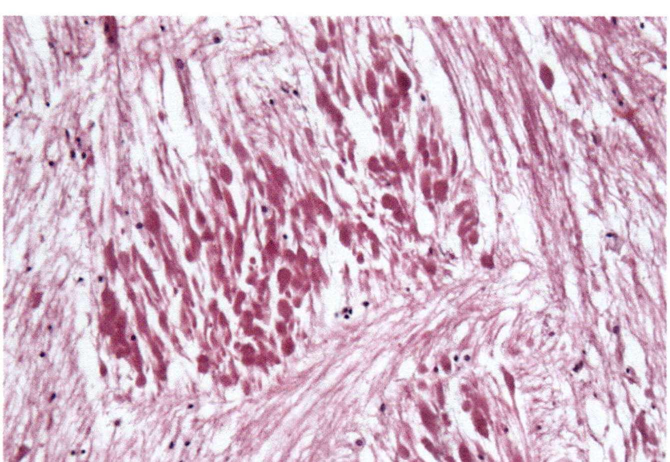

사진 16-23 미만축삭손상. 신경섬유다발을 이루는 축삭들이 축삭공(axon balls)을 형성함.

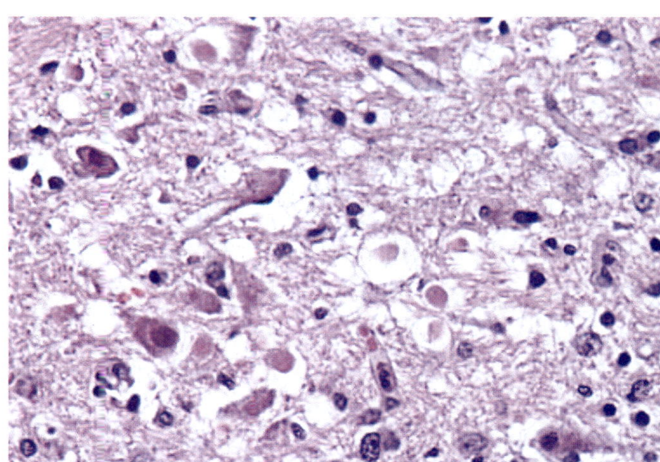

사진 16-24 미만축삭손상. 축삭공은 호산성의 난원형 구조물로 주위에 투명테가 있음.

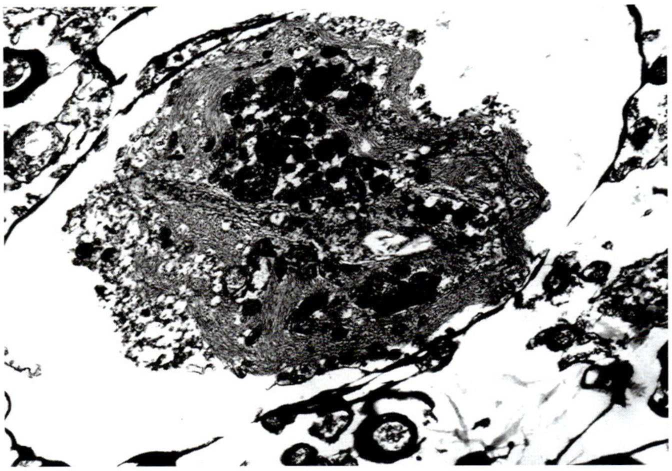

사진 16-25 **미만축삭손상.** 축삭공의 전자현미경소견상 팽대된 축삭에 다수의 미토콘드리아와 공포가 축적되고, 얇아진 수초와 축삭 사이에 빈 공간이 생김.

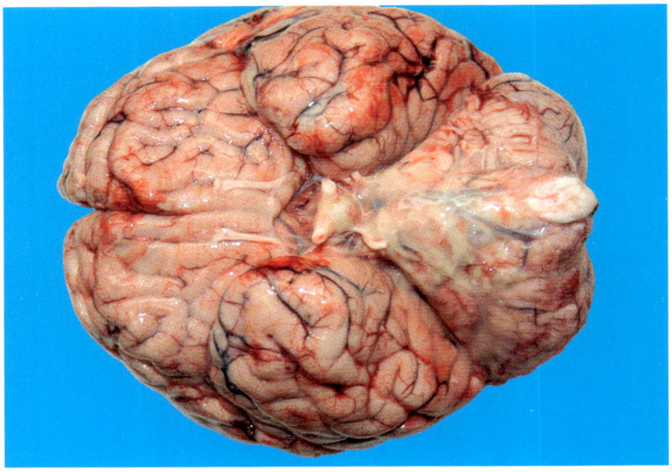

사진 16-26 **급성화농수막염.** 뇌저부의 수막이 화농성 삼출물로 혼탁해짐.

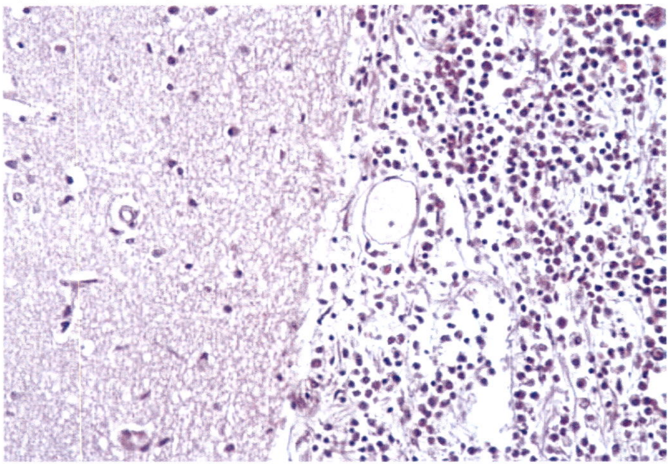

사진 16-27 **급성화농수막염.** 연수막에 다수의 호중구가 침윤됨.

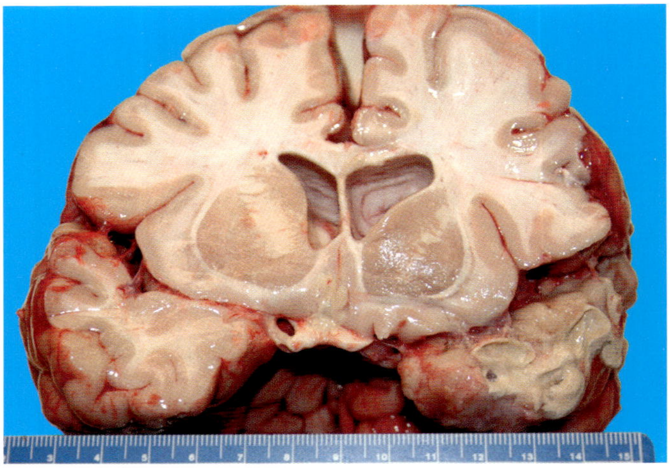

사진 16-28 **뇌 폐흡충증.** 오른쪽 관자엽에서 낭변성을 봄.

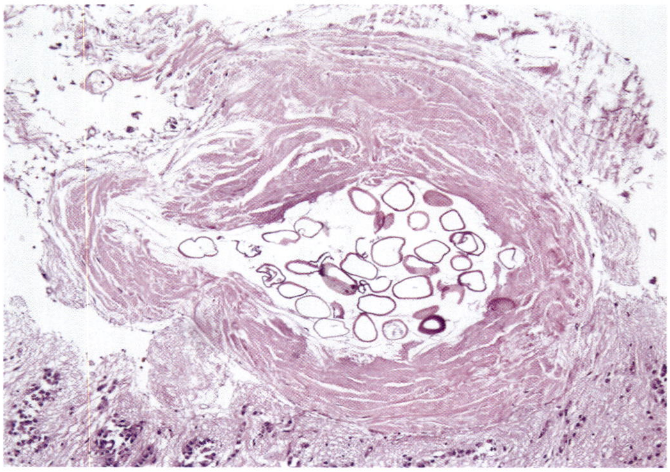

사진 16-29 **뇌 폐흡충증.** 섬유조직으로 둘러싸인 낭에 다수의 충란이 있음.

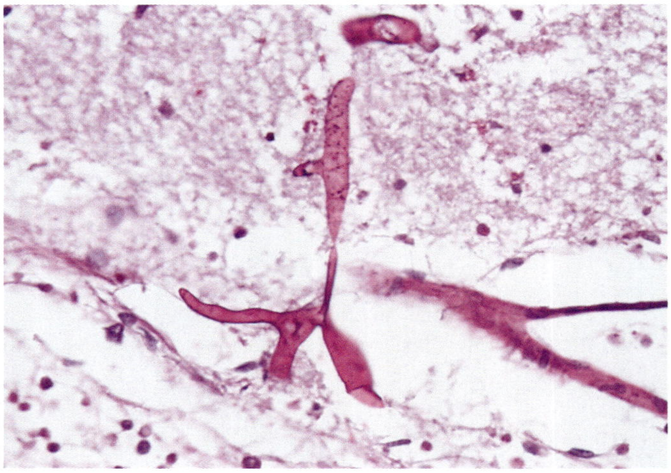

사진 16-30 **뇌 털곰팡이증.** 균사의 두께가 불규칙하고 사이막이 없음.

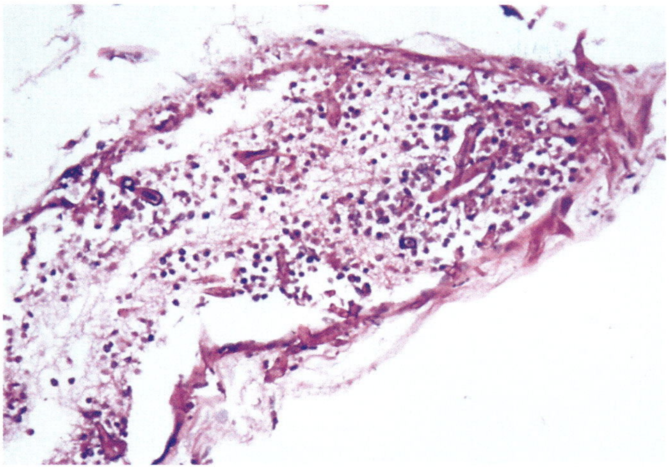

사진 16-31 **뇌 털곰팡이증.** 털곰팡이가 혈관을 침습함.

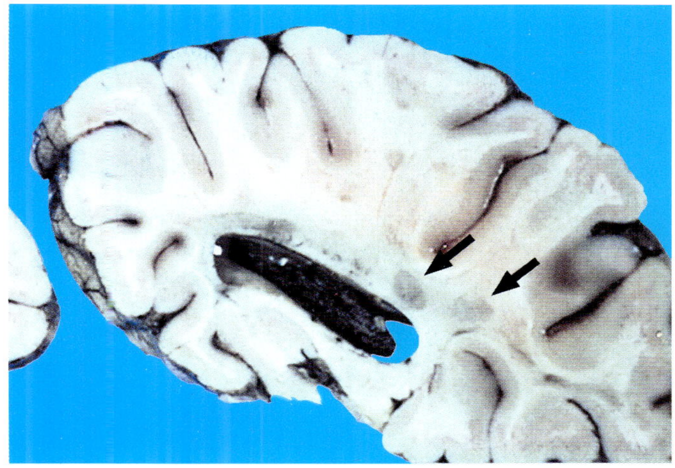

사진 16-32 **다발경화증.** 다수의 회갈색반(plaque)이 대뇌의 회백질에 산재해 있음(화살표).

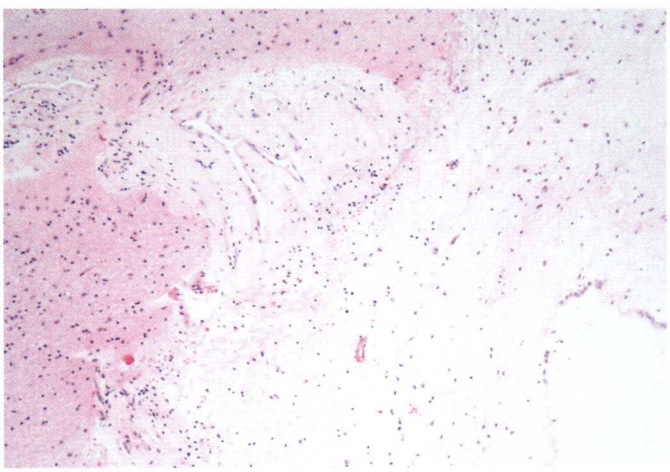

사진 16-33 **다발경화증.** 뇌실주위 뇌조직이 창백하고 성글게 보임.

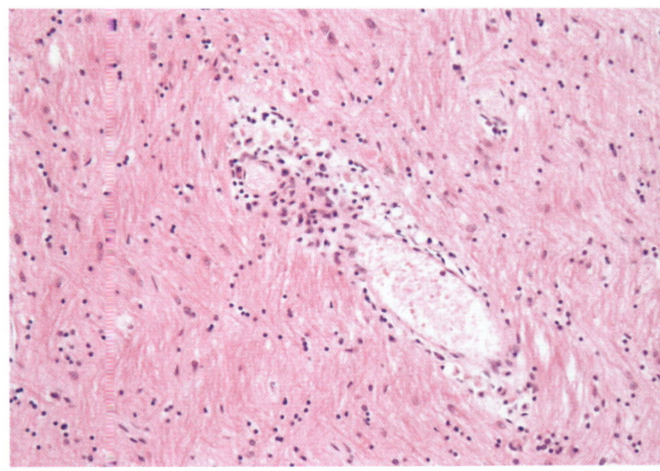

사진 16-34 **다발경화증.** 소정맥 주위에 림프구와 포말대식세포가 침윤됨.

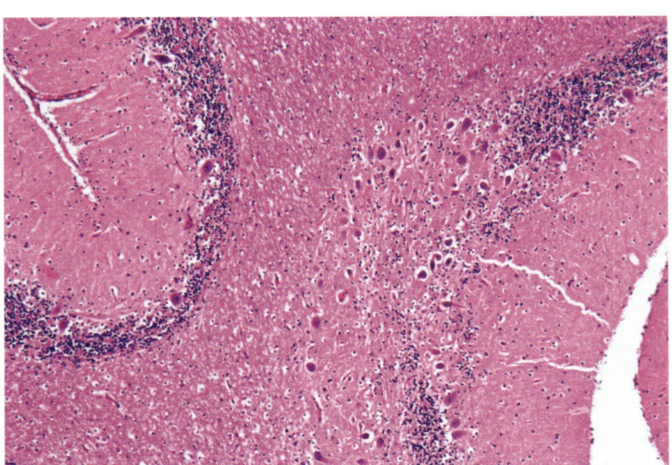

사진 16-35 **소뇌이소증.** Purkinje세포가 소뇌의 백질로 이주함.

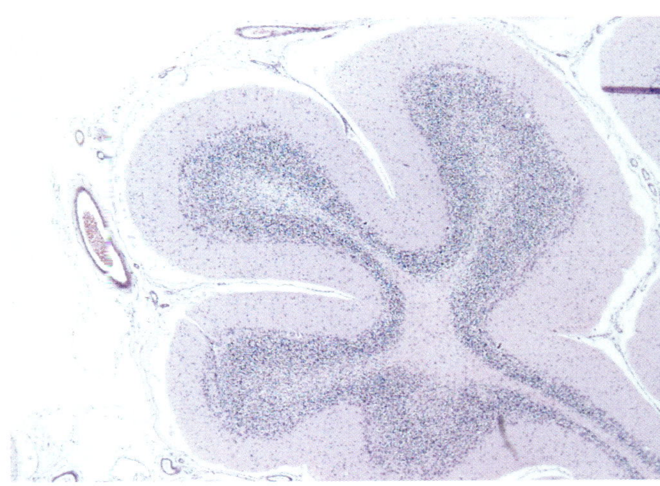

사진 16-36 **소뇌운동실조.** 소뇌의 이랑이 위축되고 백질이 감소함.

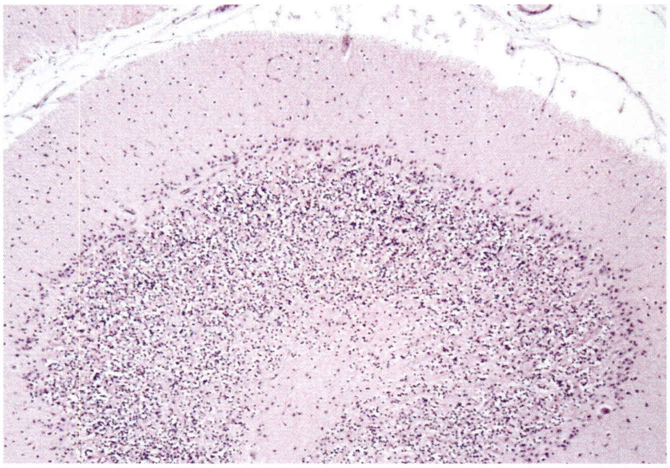

사진 16-37 **소뇌운동실조.** Purkinje세포가 거의 완전히 소실됨.

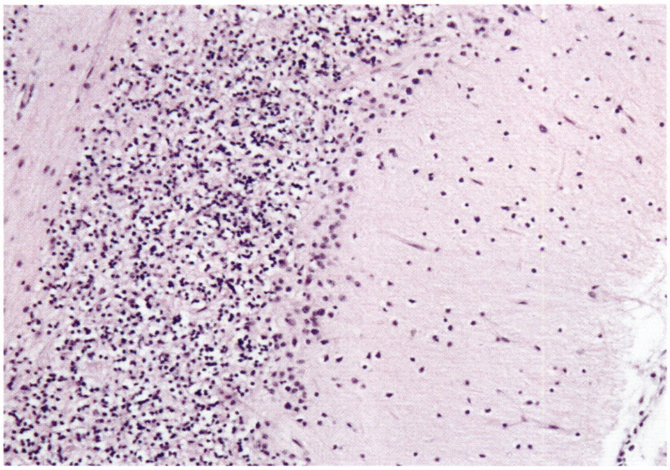

사진 16-38 **소뇌운동소실.** 소뇌의 분자층 밑에 Bergmann별아교세포가 증식함.

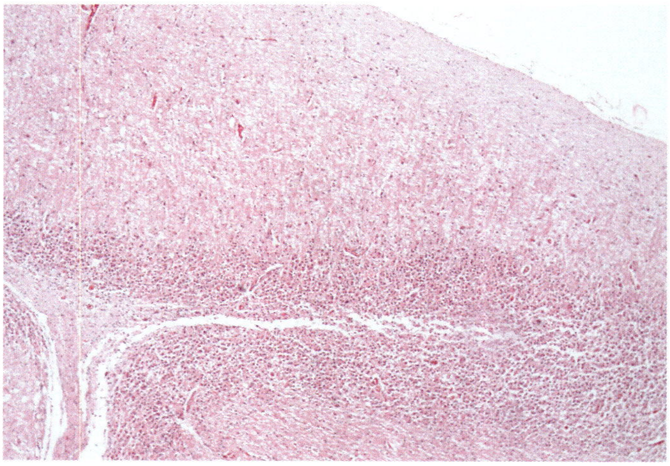

사진 16-39 **소뇌 이형성신경절세포종.** Purkinje세포와 내과립층이 소실되고 대신 비정상적인 신경절세포가 증식함.

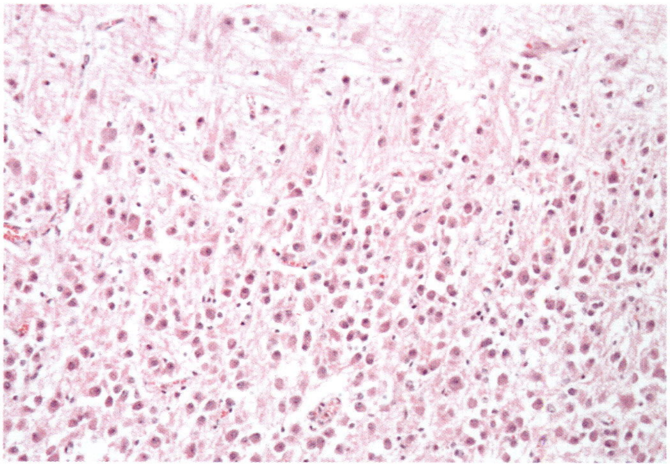

사진 16-40 **소뇌 이형성신경절세포종.** 신경절세포는 핵소체가 뚜렷하고 호산성의 풍부한 세포질을 가짐.

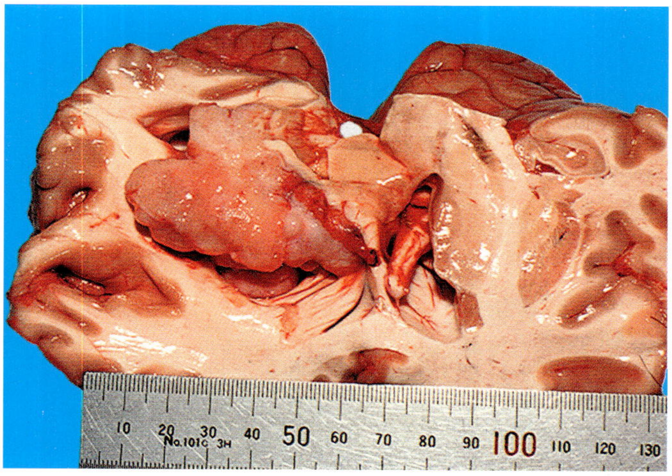

사진 16-41 **뇌수막종.** 측뇌실에서 결절성 표면이 있는 회황색 종괴를 봄.

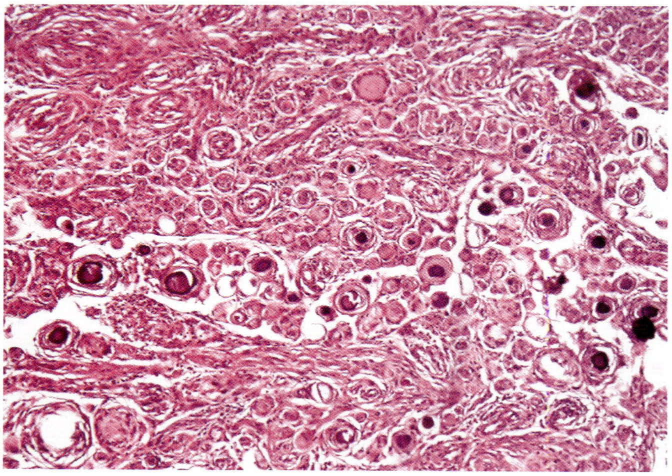

사진 16-42 **뇌수막종.** 종양세포가 판상 또는 소용돌이 모양으로 배열되고, 다수의 사종체가 관찰됨.

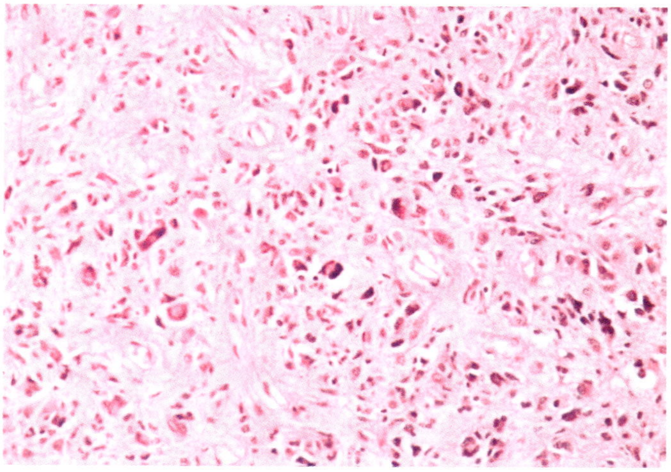

사진 16-43 아교모세포종. 종양이 다형성과 유사분열을 보이는 별아교세포로 구성됨.

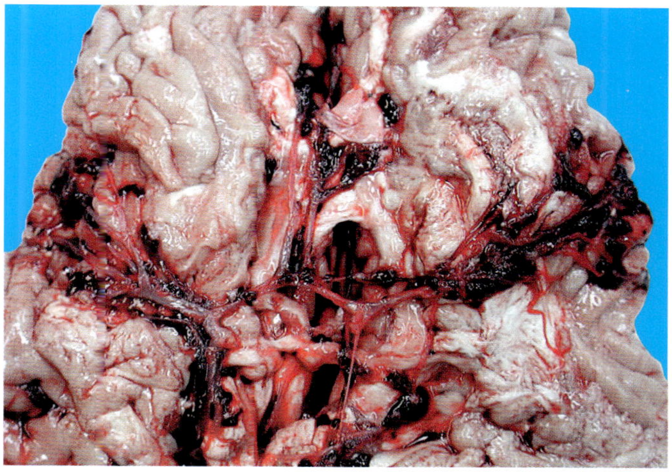

사진 16-44 모야모야병. 뇌저부에 비정상적인 혈관총이 형성됨.

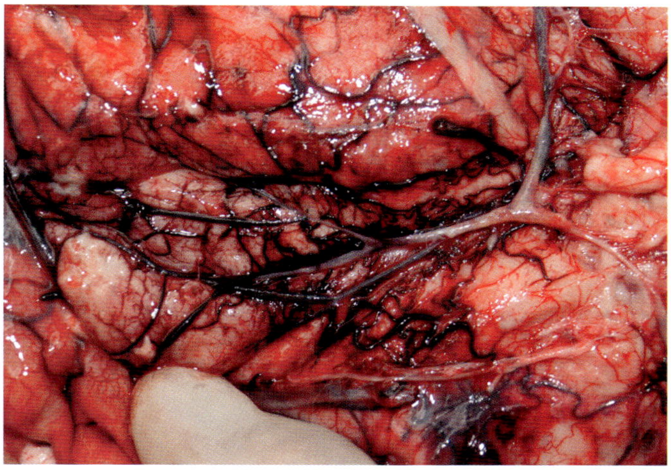

사진 16-45 모야모야병. 이상혈관의 증식으로 측부혈행로가 발달됨.

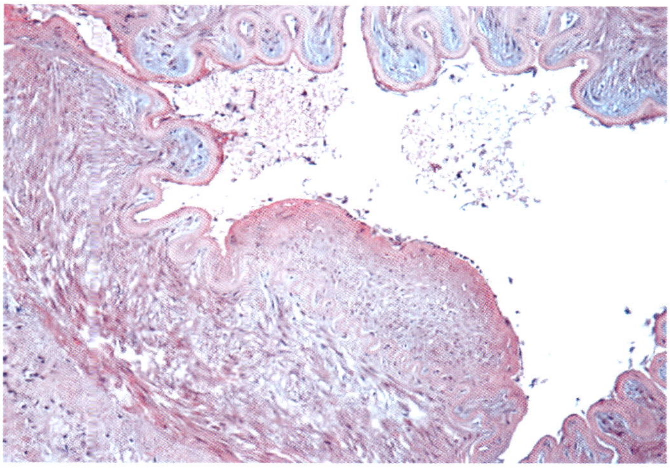

사진 16-46 모야모야병. 대뇌동맥의 내막 일부분이 섬유증식으로 두꺼워짐

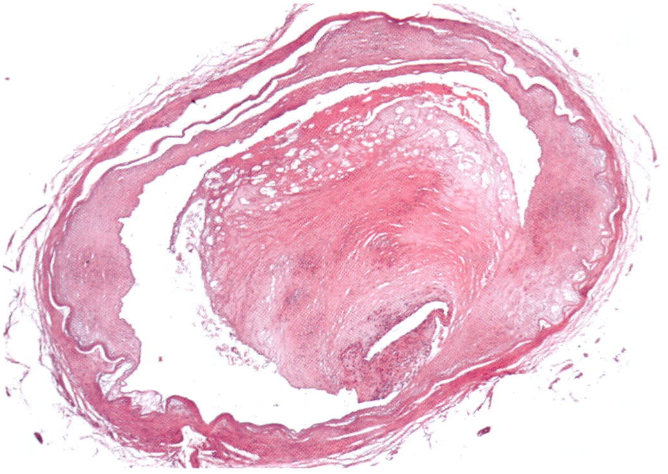

사진 16-47 모야모야병. 혈관에 기질화된 혈전이 형성됨.

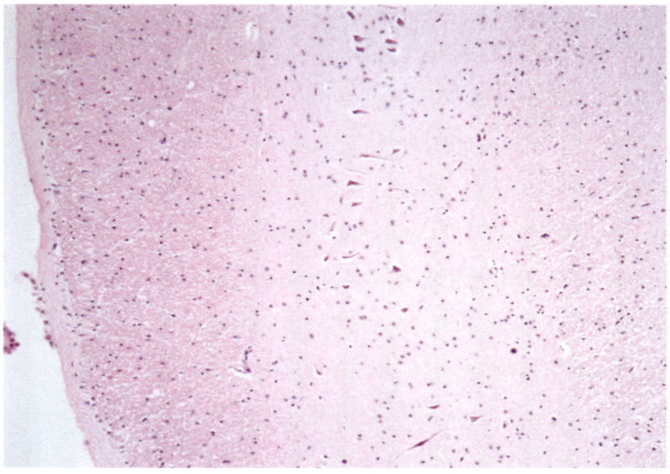

사진 16-48 간질. 해마의 신경원이 소실되고 신경교증이 생김.

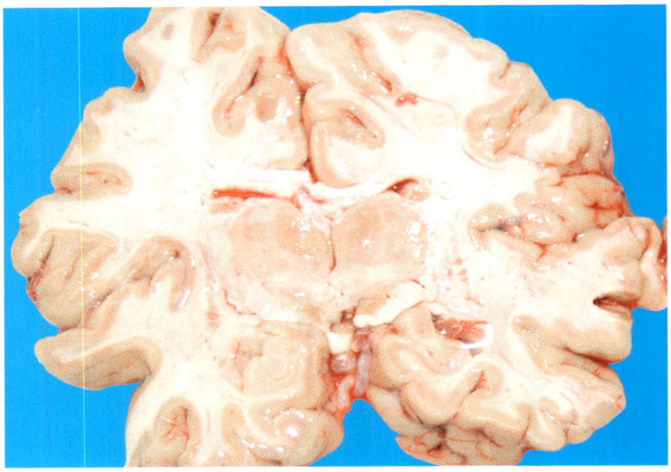

사진 16-49 **알츠하이머병.** 대뇌가 위축되고 겉질이 얇아짐.

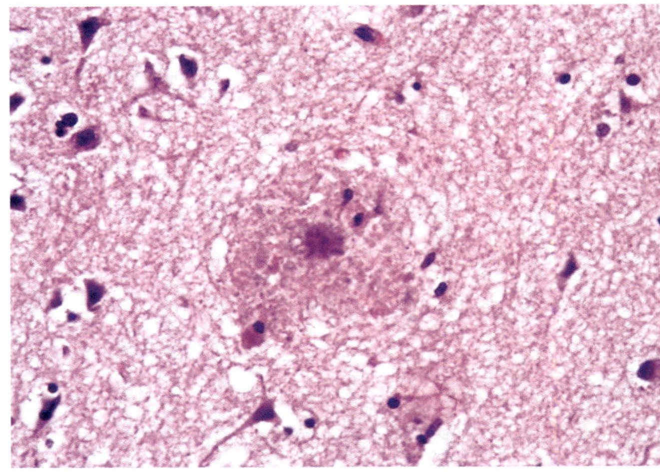

사진 16-50 **알츠하이머병.** 노인반은 퇴행신경원돌기의 집합으로 구성되고 중심에 아밀로이드 물질이 있음.

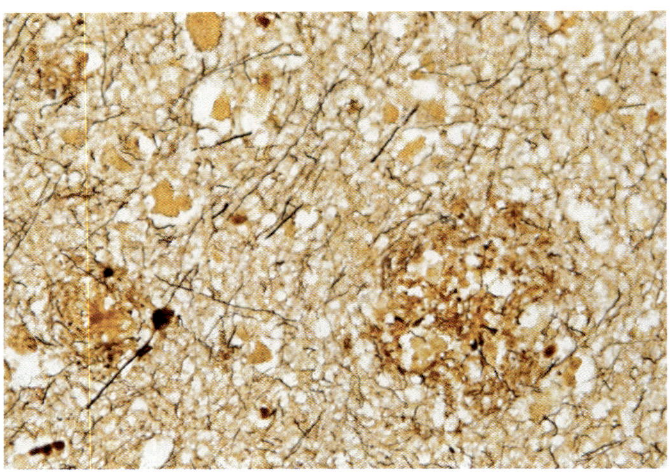

사진 16-51 **알츠하이머병.** 은염색상 노인반의 신경돌기가 비후됨.

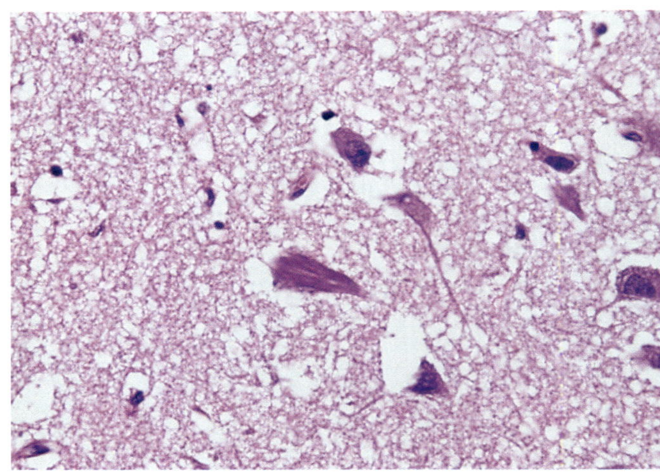

사진 16-52 **알츠하이머병.** 신경원의 세포질에 섬유물질이 농축되는 신경섬유농축체를 봄.

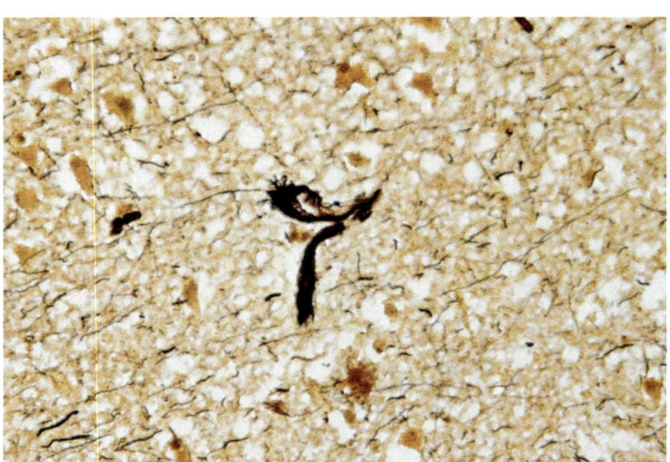

사진 16-53 **알츠하이머병.** 신경섬유농축체의 은염색 소견임.

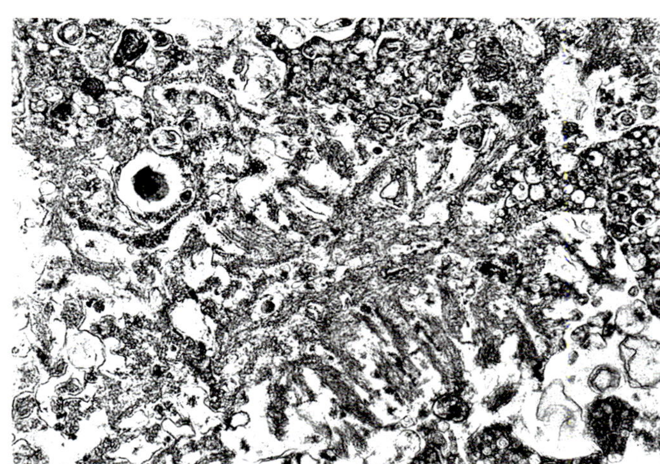

사진 16-54 **알츠하이머병.** 노인반의 전자현미경소견상 아밀로이드 원섬유 주위에서 소기관들로 가득 찬 신경돌기를 봄.

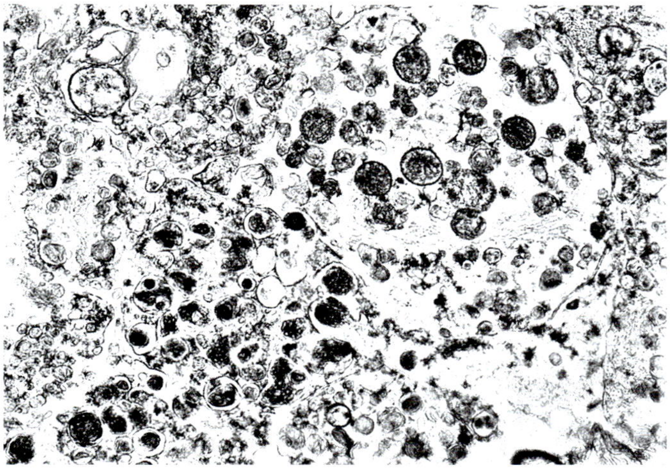

사진 16-55 **알츠하이머병.** 소기관들은 주로 미토콘드리아와 층판소체로 구성됨.

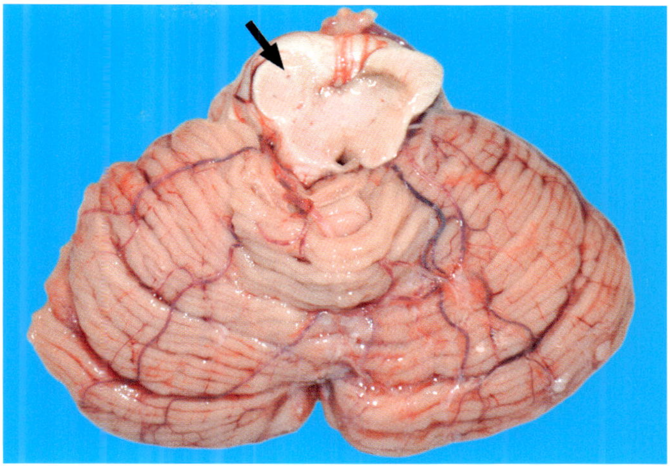

사진 16-56 **파킨슨병.** 흑색질의 검은 갈색 색소가 소실됨(화살표).

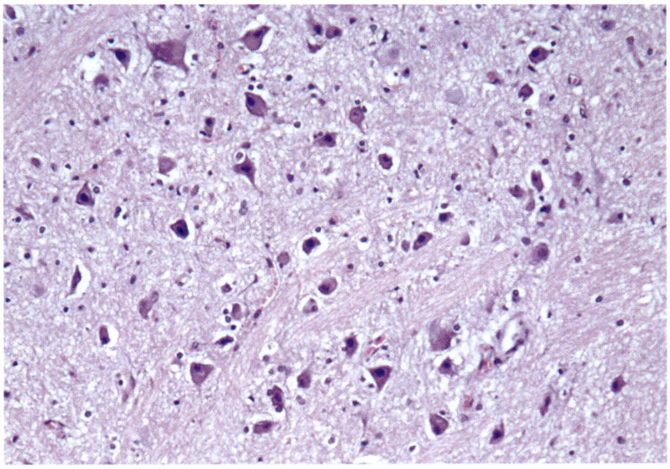

사진 16-57 **파킨슨병.** 흑색질의 색소신경원이 소실됨.

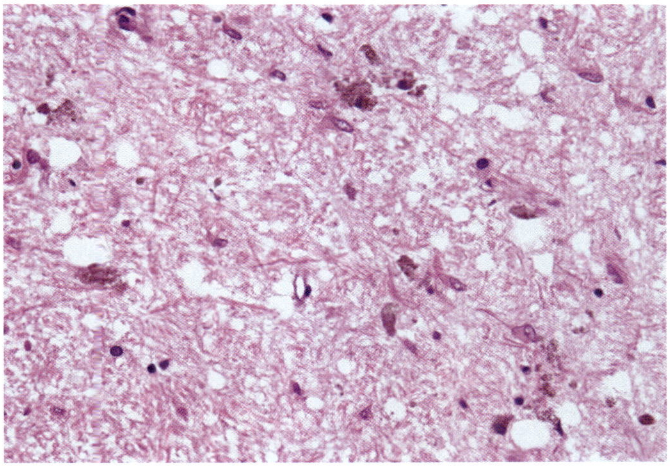

사진 16-58 **파킨슨병.** 흑색질에 멜라닌포식 대식세포가 침윤됨.

Chapter 17

소화기질환

식도열창(Mallory-Weiss 증후군)

- 식도-위 경계부위의 식도 중심축에 평행하게 발생하는 열창
- 길이가 수 mm 내지 수 cm이고, 알코올중독자에 잘 발생
- 현미경소견 : 열창이 점막에 국한되거나 식도벽을 천공할만큼 깊고, 출혈과 비특이적인 염증세포 침윤을 본다.

화학식도염(Chemical esophagitis)

- 심한 흡연, 알코올, 부식성 산, 알카리, 뜨거운 액체 등에 의해 발생한다.
- 경미한 경우에는 점막의 발적과 부종, 심한 경우에는 점막의 탈락과 식도벽의 괴사가 생긴다.

식도정맥류(Esophageal varix)

- 간경변증 등으로 문맥고혈압이 지속되어 생긴다.
- 식도정맥 또는 위상부의 점막하정맥(submucosal veins)이 구불구불하게 확장되고, 점막의 미란, 염증, 출혈을 본다.

소화궤양

- 보통 단독 궤양이고, 크기는 4cm 이하이다.
- 십이지장, 위, 식도-위 경계부위의 순서로 호발한다.

- 육안소견 : 궤양은 난원형으로 주위조직과의 경계가 뚜렷하고, 바닥이 깨끗하며 큰 혈관이 존재하여 출혈의 원인이 된다.
- 현미경소견 : 활동성 궤양의 바닥은 4층 즉 괴사산물−염증세포 침윤−육아조직−섬유조직 순으로 구성된다.

위암종

- 위의 악성종양 중 90~95%를 차지
- 위 전정부와 유문부의 소만곡(lesser curvature) 부위에 호발
- 육안소견 : 종괴가 위내강으로 돌출하거나, 평평하거나, 오목하게 파인다.
- 현미경소견 : 기본적으로 샘암종

궤양결장염(Ulcerative colitis)

- 결장에 국한되어 생기는 만성, 재발성 궤양염증 질환으로 병변이 점막과 점막하부만 침범한다.
- 임상증세 : 반복되는 경련성 복통과 곧창자출혈, 혈액과 점액을 포함한 설사
- 육안소견
  - 곧창자에서 시발하여 상부의 결장으로 연속적으로 진행되는 결장염으로서 심한 경우에는 결장 전체를 침범하기도 한다(pancolitis).
  - 점막의 불규칙한 궤양으로 남아있는 정상점막이 거짓폴립(pseudopolyp)을 형성한다.
- 현미경소견
  - 점막의 심한 염증과 궤양, 장샘농양(crypt abscess)을 보지만 장벽은 비후되지 않는다.
  - 점막상피의 이형성증 또는 암종이 생기기도 한다.

허혈결장염(Ischemic colitis)

- 장간막에 위치한 큰 혈관이나 장벽의 소동맥이 폐쇄되어 발생한다.
- 점막 또는 장벽전층이 경색된다.
- 육안소견 : 장벽이 부종, 비후, 출혈되고, 내강에 혈성점액이나 혈액이 차 있다.
- 현미경소견 : 장벽의 부종, 간질출혈, 점막의 탈락괴사, 급만성 염증이 있고, 세균에 이차감염되면 가막을 형성한다.

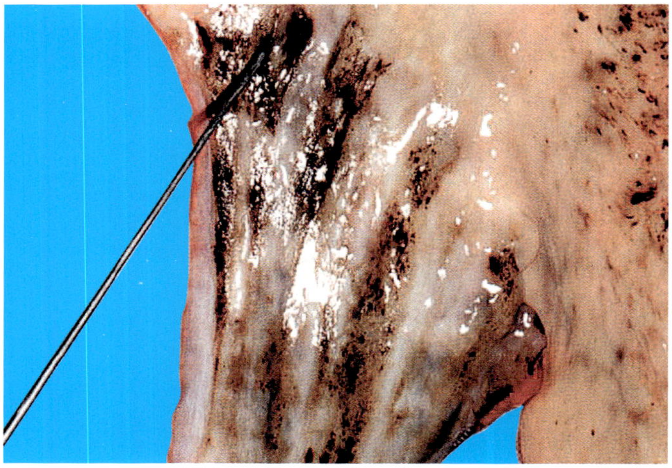

사진 17-1 **식도열창(Mallory-Weiss 증후군).** 식도이행부의 장축을 따라서 여러개의 단열이 생김.

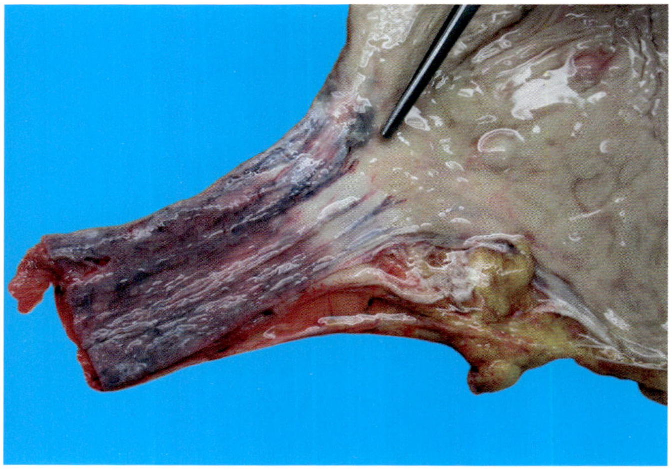

사진 17-2 **식도정맥류.** 혈관들이 식도점막위로 구불구불하게 돌출됨.

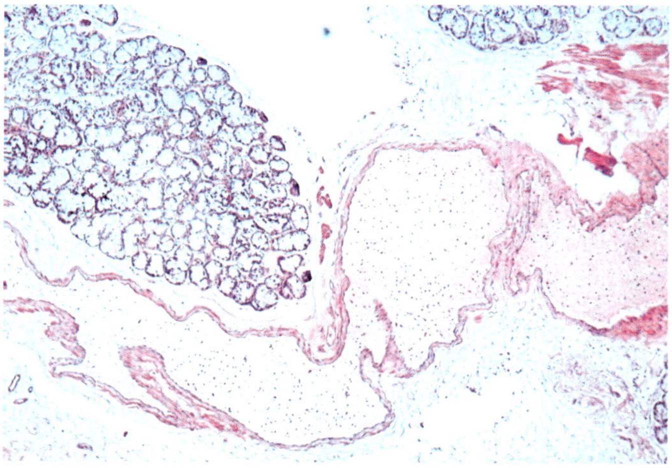

사진 17-3 **식도정맥류.** 식도점막하정맥이 크게 확장되고 충혈됨.

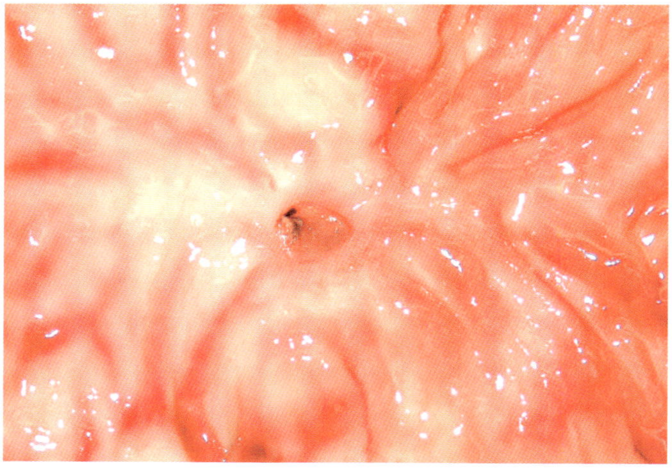

사진 17-4 **소화궤양.** 위점막에서 경계가 분명한 원형의 궤양을 봄.

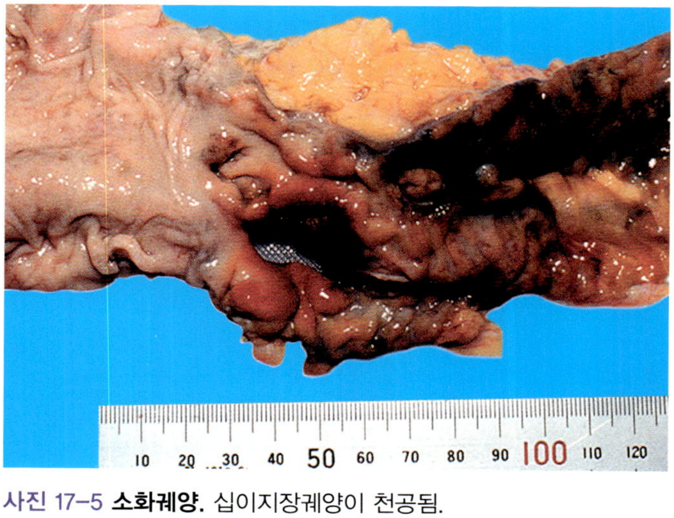

사진 17-5 **소화궤양.** 십이지장궤양이 천공됨.

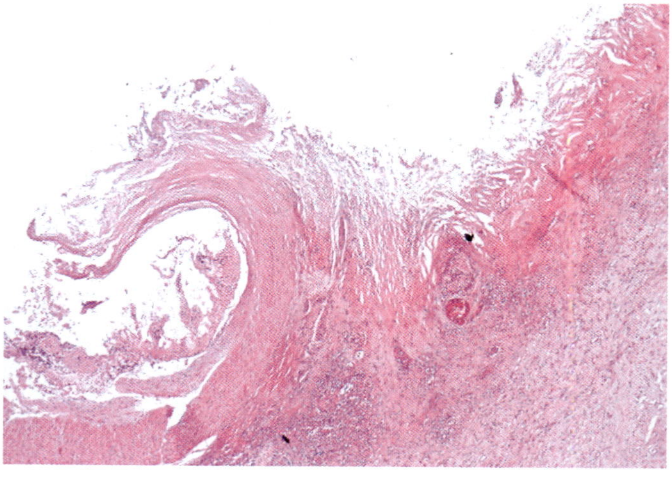

사진 17-6 **소화궤양.** 궤양바닥은 괴사조직, 염증삼출물, 섬유조직층으로 구성됨.

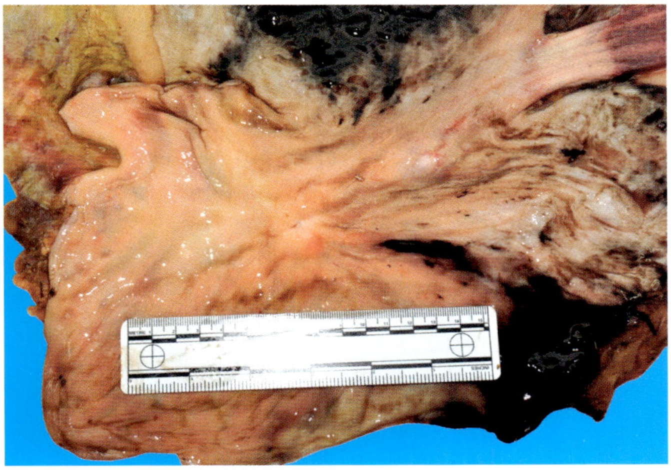

사진 17-7 **위암종.** 경계가 불분명한 회백색의 단단한 종괴를 봄.

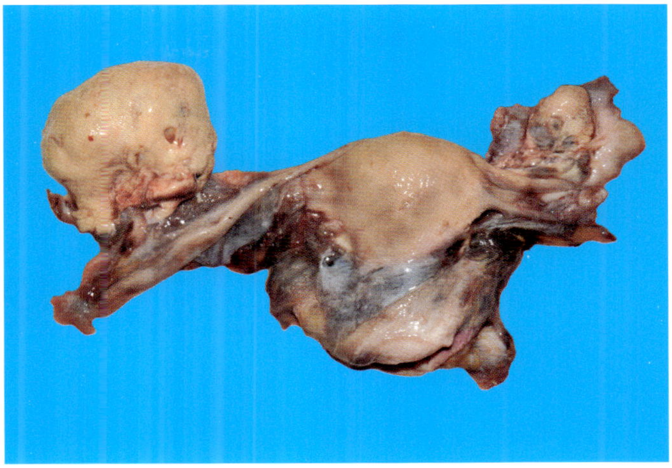

사진 17-8 **Krukenberg 종양.** 위암종과 함께 양쪽 난소가 결절성으로 종대됨

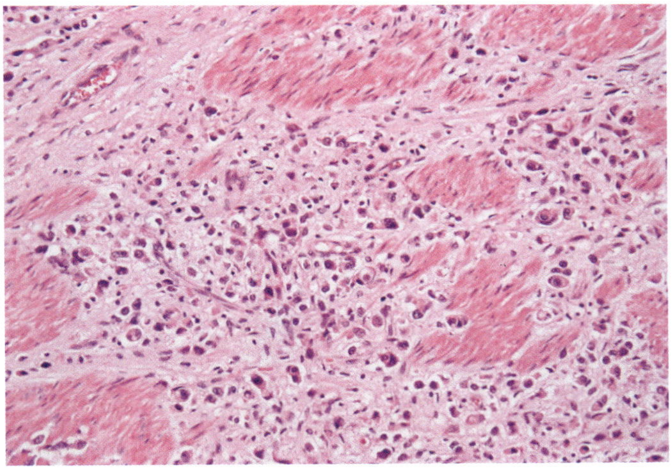

사진 17-9 **위암종.** 샘암세포가 위벽 전층에 침윤됨.

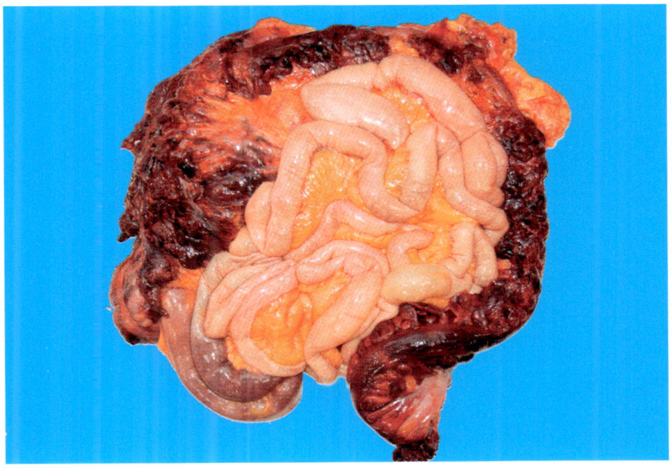

사진 17-10 **궤양결장염.** 전 결장의 출혈과 괴사를 봄.

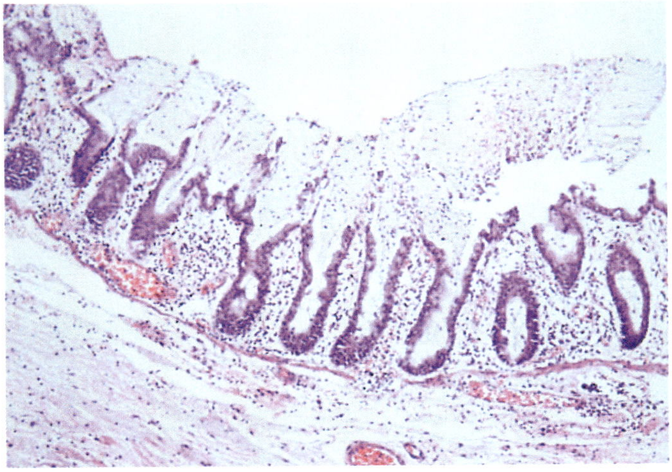

사진 17-11 **허혈결장염.** 결장점막이 괴사됨.

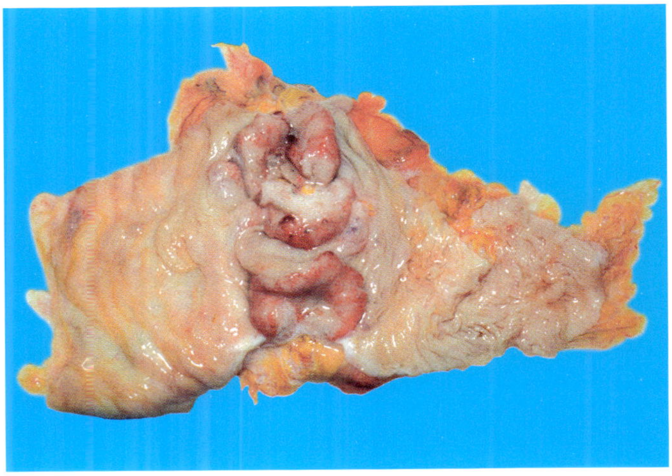

사진 17-12 **대장암종.** 결절성 표면을 갖는 적회색의 종괴가 대장 내강으로 들출됨.

Chapter

18

간담도 및 췌장질환

전격간염(Fulminant hepatitis)

- 원인 : 간염바이러스, 기타 감염
- 육안소견 : 간이 심하게 위축되고 황색 또는 갈색임(황색 위축)
- 현미경소견 : 종말간세정맥(terminal hepatic venule)을 중심으로 광범위 간괴사, 담즙정체, 림프구와 형질세포 침윤, 문맥역의 담소관 증식을 본다.

간괴사

- 원인 : 바이러스, 약물, 독물, 허혈
- 구역괴사(zonal necrosis), 아광범위괴사(submassive necrosis), 광범위괴사(massive necrosis)로 분류
- 소엽중심대 괴사 : 허혈손상, 마취제, 사염화탄소, 아세트아미노펜 등
- 문맥주변대 괴사 : 인독성, 임신자간증
- 소엽중간대 괴사 : 황열(yellow fever)
- 아광범위괴사의 원인별 감별점
    - 바이러스 : 간괴사와 염증반응의 정도가 균등하다.
    - 허혈손상 : 문맥역에 염증이 거의 없다.
    - 약물손상 : 간괴사에 비해 염증반응이 미약하고, 호산구 침윤과 육아종염증을 본다.

약물과 독물 손상

- 손상기전 : 직접손상, 대사과정을 통한 간접손상, 또는 특이체질

- 간세포손상
  - 지방변성 : 테트라사이이클린, 아스피린, 알코올, 에스트로젠
  - 급성 바이러스간염과 유사한 병변 : Isoniazid, rifampin, sulfonamide, halothane
  - 간괴사 : 독버섯, halothane, acetaminophen, hydralazine, ketoconazole, isoniazid, sulfonamide
  - 만성활동간염 : Isoniazid, methotrexate, nitrofurantoin
- 담즙정체
  경구피임제, 단백동화스테로이드, 페니실린, sulfonamide, erythromycin, nitrofurantoin, chlorpromazine, cimetidine, thiouracil
- 육아종 형성
  Allopurinol

알코올간질환

- 만성 음주자의 약 25%는 알코올간질환을 일으키지 않는다.
- 지방변성 : 간이 크고 황색으로 윤기가 흐른다. 현미경소견상 지방변성은 주로 종말간세정맥 주변의 간세포에서 시작되어 소엽 가장자리로 파급되고, 지방방울은 미세하거나 작거나 크다.
- 알코올간염 : 간세포괴사, Mallory소체, 변성된 간세포주위의 호중구 침윤, 소엽중심대의 아교원섬유화, 지방변성, 거대미토콘드리아, 철분침착 등
- 간경변증 : 알코올 간경변증은 보통 소결절형이다.

간경변증

- 발생원인 : 만성간염, 알코올, 담도폐쇄, 수전결함, 원인불명
- 괴사후(간염후)간경변증은 결절이 크지만, 기타 원인일 때는 결절이 작다.
- 활동 간경변증 : 결절의 가장자리에 괴사-염증반응이 심하다.
  비활동 간경변증 : 결절과 섬유조직의 경계가 뚜렷하고 염증반응이 없다.

간암종

- 간세포암종
  - 간경변증에 잘 수반된다.
  - 종괴의 형태에 따라 팽창형, 국소파급형, 파급형, 미만형(유사경변형) 등으로 분류
  - 현미경소견상 비정형 간세포들이 육주(trabecular), 위샘(pseudoglandular), 치밀

(compact)하게 분포하고, 종양세포내에 담즙, 지방방울, Mallory소체 등이 존재한다.

- 담관암종
  주로 샘암종

급성췌장염

- 원인 : 담석증, 알코올 과다복용
- 소화효소액에 의한 췌장의 괴사와 염증임
- 경증 : 간질의 부종, 췌장실질과 주위 지방조직의 국소적인 지방괴사
  중증 : 급성괴사췌장염, 출혈
- 부검조직은 자가융해가 심하여 괴사와 감별하기 어려우므로 현미경소견상 호중구의 침윤과 지방괴사를 확인한다.

만성췌장염

- 췌장염의 반복으로 췌장실질이 점점 감소되고 섬유조직으로 대치된다.
- 육안소견 : 단단하고 관이 확장되며 가낭(pseudocyst)을 형성한다.
- 현미경소견 : 간질섬유증과 만성염증세포 침윤. 샘꽈리(acini)의 수와 크기가 현저히 감소하지만 랑게르한스섬은 잘 보존된다.

췌장암

- 발생부위 : 약 60%가 두부에 발생하고, 15%는 체부, 5%는 미부, 나머지는 샘 전체에 미만성으로 발생
- 현미경소견 : 대부분 샘암종

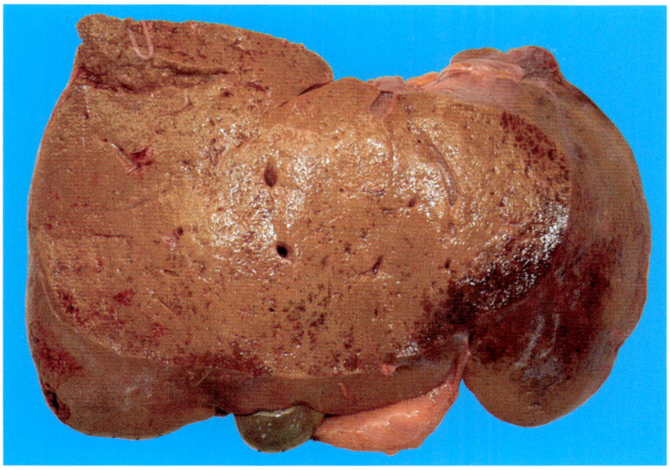

사진 18-1 **간괴사.** 간이 광범위하게 출혈괴사됨.

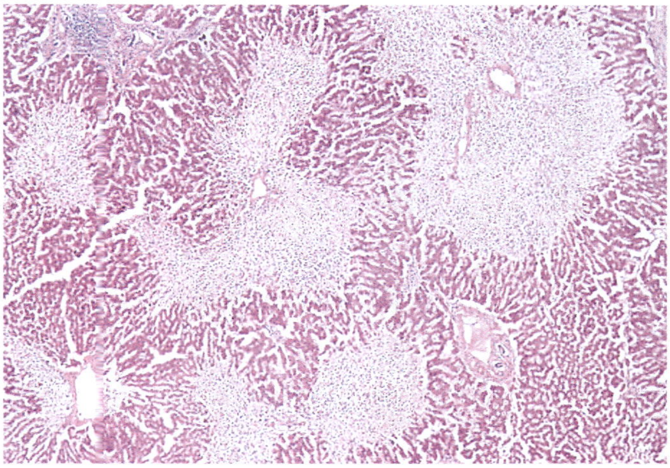

사진 18-2 **아광범위간괴사.** 종말 간정맥을 중심으로 광범위한 간괴사를 봄.

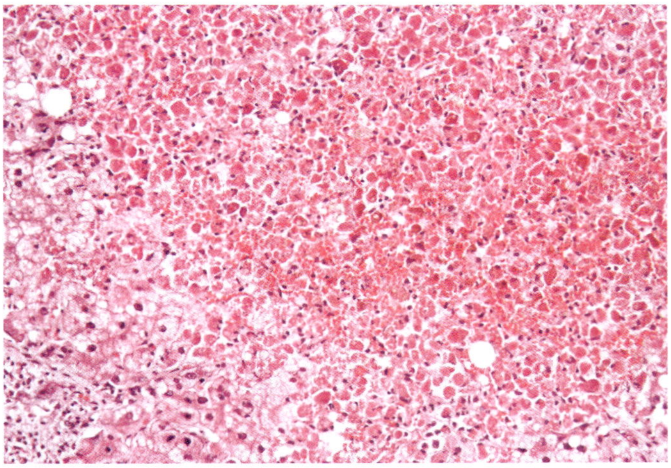

사진 18-3 **간괴사.** 간세포 괴사부위에 염증세포가 침윤됨.

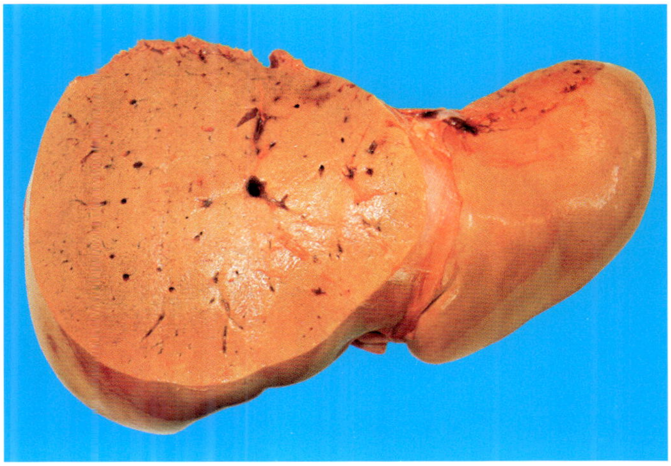

사진 18-4 **지방간.** 간이 크고 황색을 띄며 매끄러운 모양임.

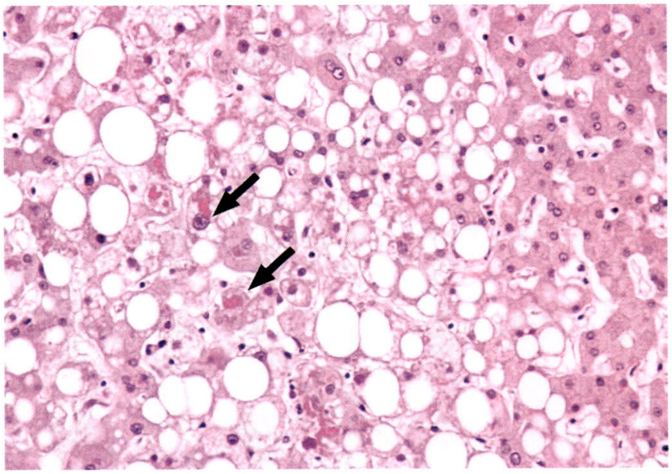

사진 18-5 **알코올간염.** 간세포의 지방변성이 심하고 Mallory소체(화살표)가 관찰됨.

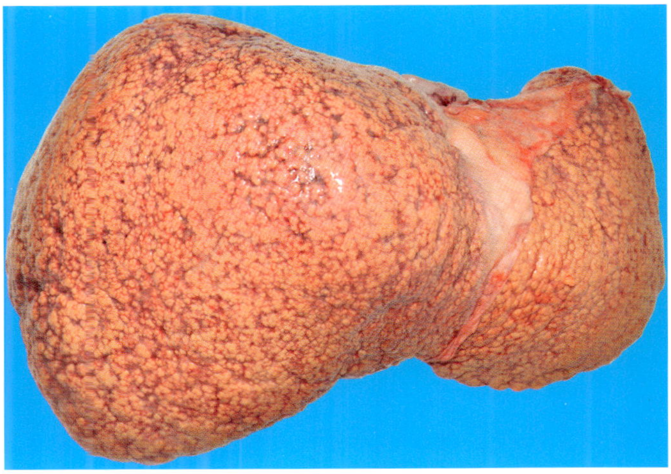

사진 18-6 **간경변증.** 간 표면에 작은 결절들이 형성되고 단단함.

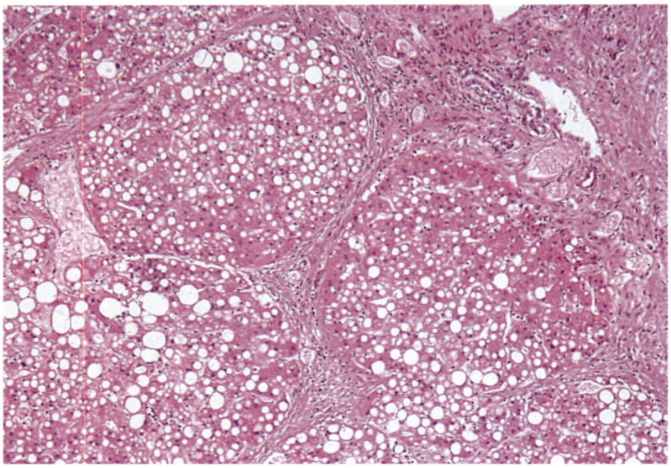

사진 18-7 **간경변증.** 간세포결절에 심한 지방변성이 동반됨.

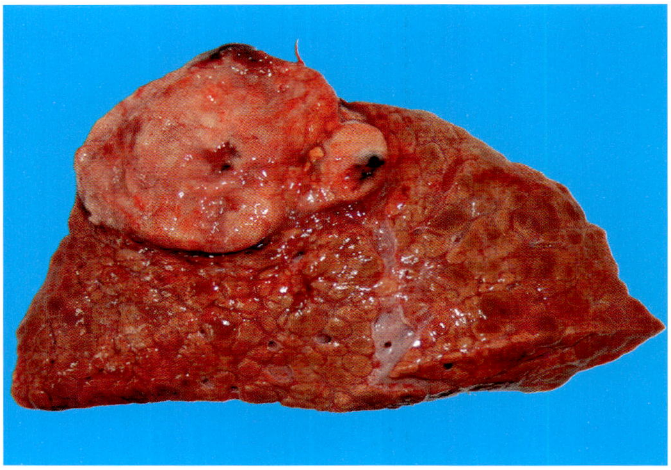

사진 18-8 **간세포암종.** 간경변증에 동반되어 적회색의 종괴가 형성됨.

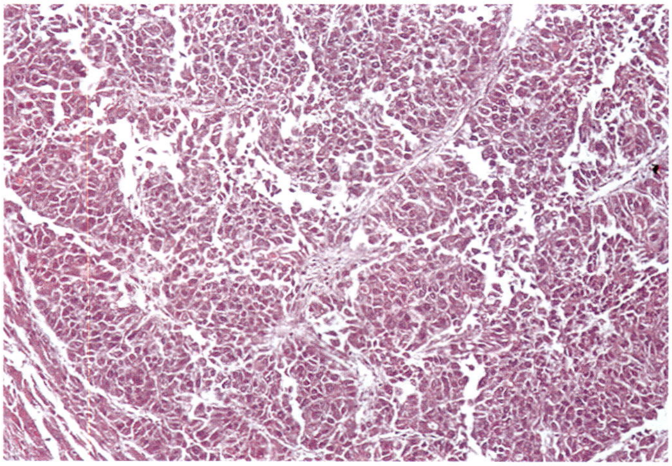

사진 18-9 **간세포암종.** 비정형 간세포가 육주형태로 배열됨.

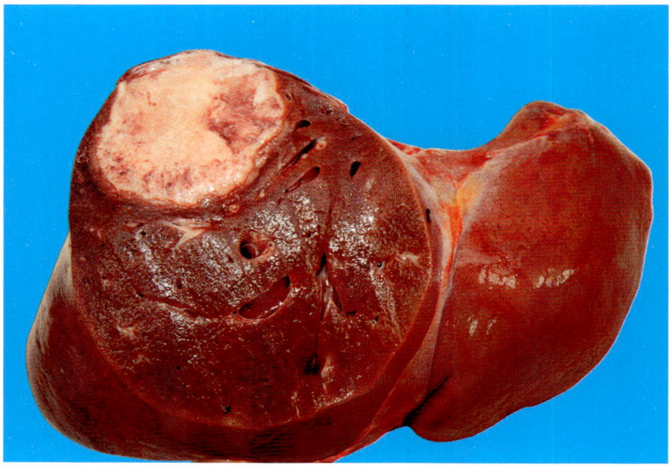

사진 18-10 **담관암종.** 회황색의 단단한 종괴로 출혈괴사가 동반됨.

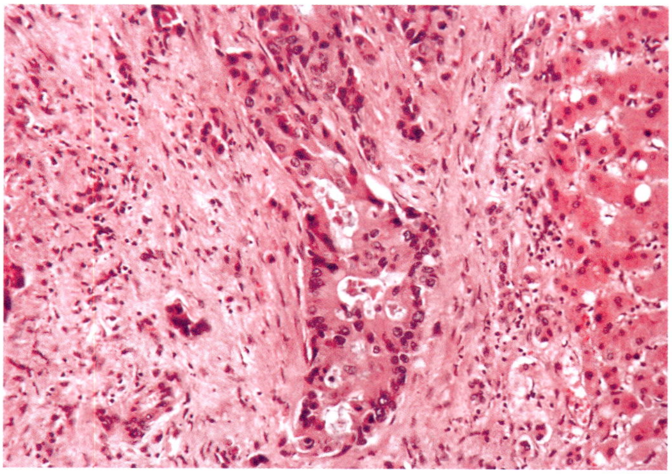

사진 18-11 **담관암종.** 종양은 샘암세포로 구성됨.

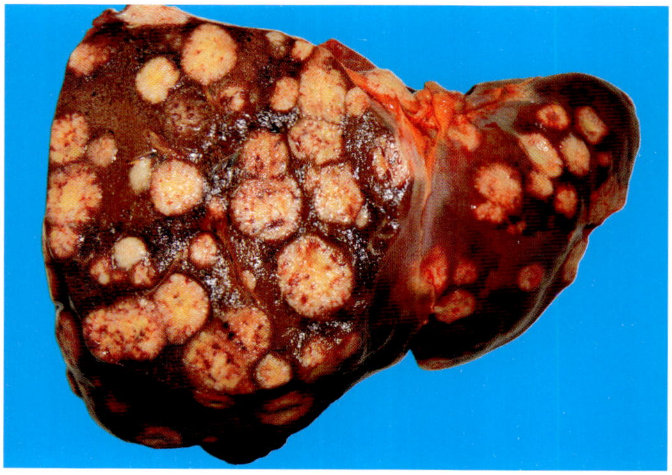

사진 18-12 **전이암.** 간에 다수의 회백색 종괴가 존재함.

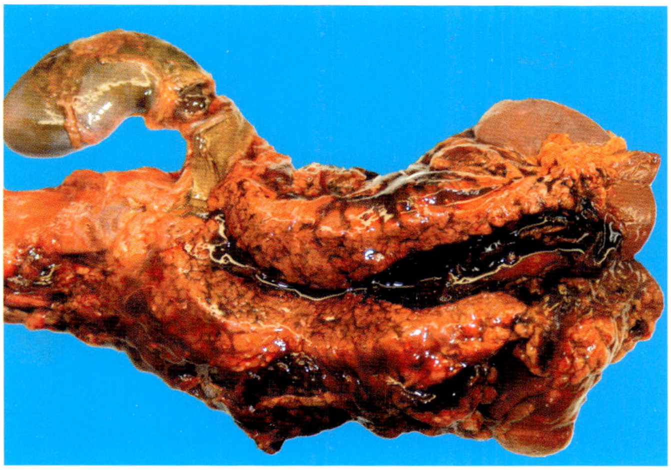

사진 18-13 **급성췌장염.** 췌장이 출혈괴사됨.

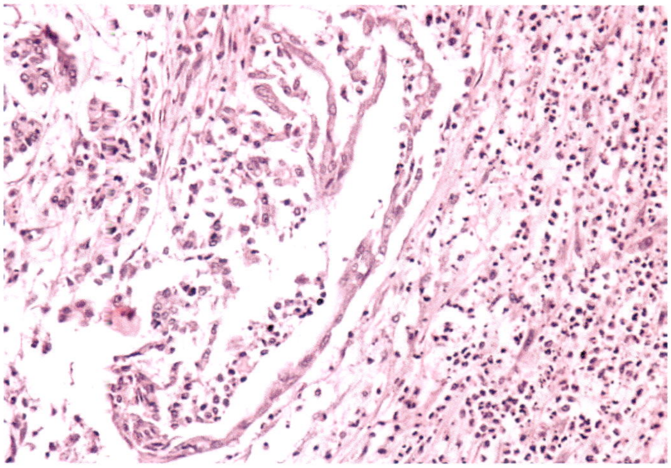

사진 18-14 **급성췌장염.** 췌장실질에 호중구가 침윤됨.

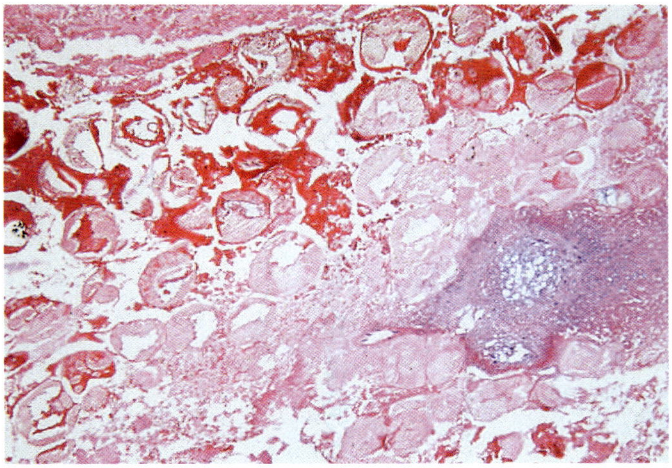

사진 18-15 **급성췌장염.** 췌장주위 그물막에서 지방괴사를 봄.

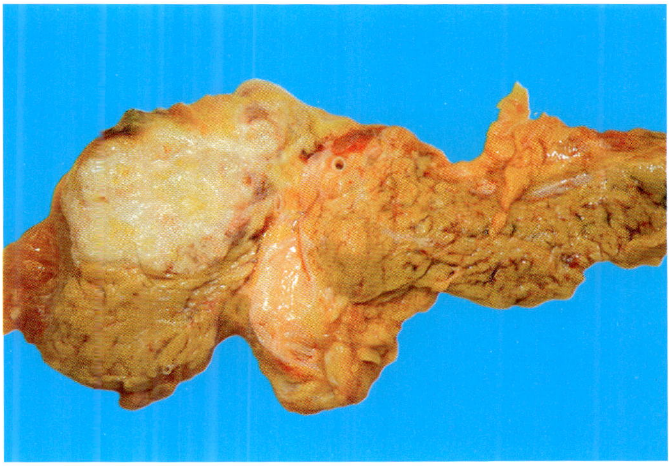

사진 18-16 **췌장암.** 췌장머리 부위에 경계가 불분명한 섬유성 종괴가 형성됨.

Chapter

19

내분비질환

뇌하수체샘종

- 주로 전엽에 생기는 양성종양으로 기능항진증 초래
- 프로락틴, 성장호르몬, ACTH 등 호르몬 분비
- 현미경소견 : 균일한 모양의 원형 또는 다각형의 종양세포가 코드모양으로 배열된다.

뇌하수체된출혈(Pituitary apoplexy)

- 큰 뇌하수체샘종에 대량출혈을 일으켜서 chiasm을 압박한다.
- 현미경소견 : 샘종의 출혈, 괴사, 섬유증, 헤모시데린 침착

시한증후군(Sheehan syndrome)

- 분만시 출혈이나 쇼크의 합병증으로 뇌하수체 전엽이 경색되어 기능저하를 일으키는 질환으로 시간이 지나면 섬유조직으로 대치된다.
- 기타 원인으로 파종혈관내응고, 해면정맥동혈전, 외상에 의한 혈관손상 등이 있다.

그레이브스병

- 안구돌출을 수반하는 갑상샘기능항진증
- 육안소견 : 갑상샘이 대칭종대되고, 절단면은 근육과 비슷한 질감
- 현미경소견 : 작은 소포(follicle)가 증식하고 소포상피세포가 소포강내로 증식하여 유두상으로 돌출되고, 소포사이의 기질에 림프조직이 침윤된다.

하시모토병

- 갑상샘기능저하증을 일으키는 자가면역질환
- 중년 여성에 호발
- 육안소견 : 갑상샘이 미만종대되거나 결절을 형성함. 절단면은 창백한 회갈색으로 단단하다.
- 현미경소견
  - 간질에 림프구를 비롯한 단핵구가 광범위하게 침윤되고 배중심을 가진 림프소절을 형성
  - 소포상피세포가 호산성의 풍부한 과립세포질을 갖는 세포로 전환
  - 드물게는 심한 섬유증으로 갑상샘이 위축됨

갑상샘유두암종

- 예후가 매우 좋은 갑상샘의 악성종양
- 경계가 불분명한 회색 또는 회갈색의 침습성 종양으로 구역림프절에 잘 전이된다.
- 현미경소견 : 섬유혈관기질을 중심으로 종양세포들이 나뭇가지 모양으로 증식하며, 종양세포의 핵은 특징적으로 투명하거나 고랑이 있거나 봉입체를 갖는다.

갑상샘소포암종

- 유두암종에 비해 예후가 나쁘고 고령의 여성에 호발한다.
- 육안소견 : 피막형과 침투형이 있고, 혈관을 따라 뼈, 폐, 간 등으로 원격전이한다.
- 현미경소견 : 다양한 크기와 분화를 보이는 소포(follicle)로 구성된다.

부신겉질샘종과 샘암종

- 부신겉질을 구성하는 세포에서 기원하그 쿠싱증후군을 일으킨다.
- 육안소견 : 샘종은 보통 무게가 30그램 이하이고 피막이 잘 형성되며 밝은 황색이지만, 샘암종은 피막이 없고 무게가 200 내지 300그램 이상이다.
- 현미경소견 : 샘종은 주로 지방물질이 풍부한 성숙한 겉질세포로 구성되지만, 샘암종의 세포는 역형성을 보인다.

부신갈색세포종

- 부신수질의 크롬친화성 세포에서 기원하고 지속성 또는 간헐성 고혈압, 두통, 심계항진, 구토 등을 일으킨다.
- 육안소견 : 종양은 경계가 분명하고 낭변성과 출혈을 잘 동반한다.
- 현미경소견 : 종양세포는 과립양의 호산세포질을 보이고, 세포소 주변에는 굴같은 혈관구조가 잘 발달된다.

당뇨병

- 탄수화물, 지방, 및 단백질 대사에 이상을 보이는 만성질환이다.
- 인슐린 감소로 인한 고혈당증이 특징
- 췌장 : 췌장소도의 수와 크기가 감소하거나, 췌도염(insulitis), 베타세포과립의 감소, 소도의 아밀로이드 침착 등을 본다.
- 혈관
  - 동맥경화증, 특히 심장동맥경화증에 의한 심근경색증
  - 미세혈관병증(microangiopathy), 특히 피부, 근육, 망막, 신장, 말초신경에 있는 모세혈관의 기저막 비후
- 신장 : 미만사구체경화증, 결절사구체경화증, 간질섬유증, 동맥경화증, 신우신염, 괴사유두염, 소동맥유리질증(arteriolar hyalinosis). 이 중 결절사구체경화증은 메산지움기질이 소엽중심부에 공모양으로 축적되는 것으로서 당뇨환자의 약 10~35%에서 볼 수 있고 당뇨병신장병증의 진단에 매우 중요하다.

흉선급성퇴화

- 심각한 급성질환이 있을 때 흉선의 질량이 급격하게 감소하는 것으로서 스테로이드 또는 방사선치료에서도 흉선이 퇴화된다.
- 현미경소견 : 겉질-속질의 구분이 없어지고, 섬유증, 겉질의 starry-sky appearance (림프구의 괴사산물을 대식세포가 포식) 등을 본다.

흉선종과 흉선암종

- 흉선 상피세포에서 기원하는 종양으로 40세 이상의 성인에서 호발
- 합병증으로 중증 근무력증과 적혈구빈혈이 있다.
- 육안소견 : 단단하고 회백색이며 여러개의 소엽으로 구획된다.

- 현미경소견 : 흉선종은 방추형 또는 난원형의 상피세포와 비종양성 림프구로 구성되고, 흉선암종은 편평세포암종의 형태를 보인다.

흉선카르시노이드종양

- 다른 부위에 발생하는 카르시노이드와 조직학적으로 유사하고, 종양세포의 역형성, 괴사, 유사분열 등이 있으면 비정형 카르시노이드라 한다.
- 주로 성인에 발생하고 종격동을 압박하는 증세를 보이거나 쿠싱증후군 등 비정상적인 내분비증세를 나타낸다.

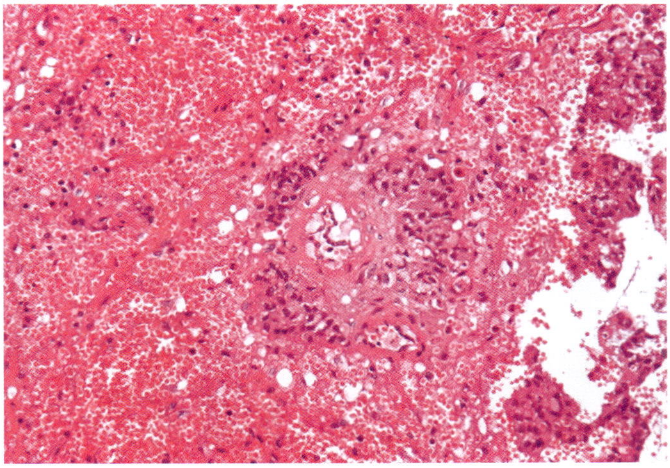

사진 19-1 **뇌하수체된출혈.** 뇌하수체샘종이 출혈괴사됨.

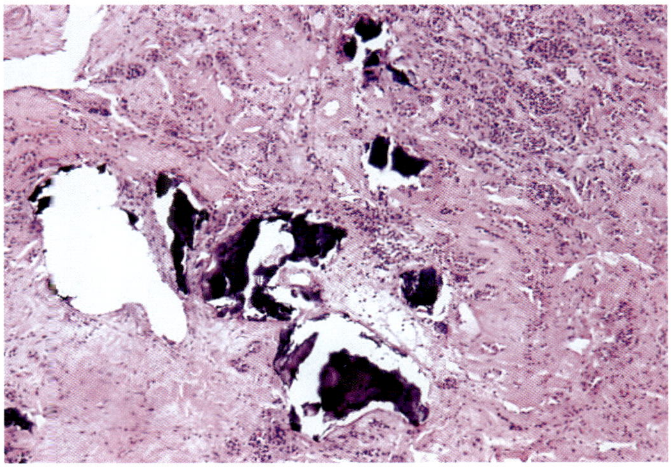

사진 19-2 **시한증후군.** 뇌하수체의 섬유조직 증식과 석회화를 봄.

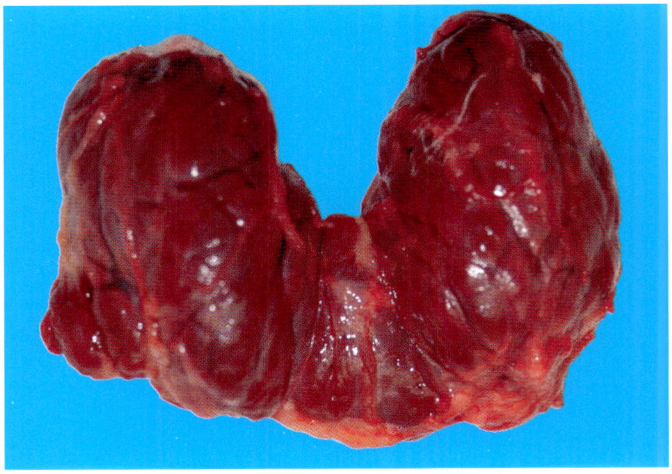

사진 19-3 **그레이브스병.** 갑상샘이 대칭적으로 비대해짐.

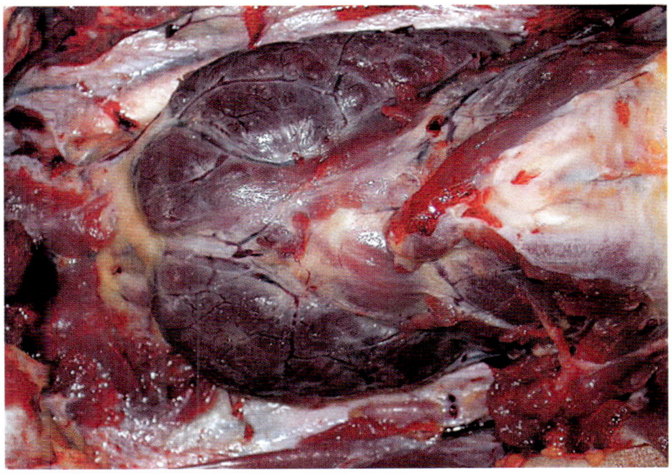

사진 19-4 **하시모토병.** 갑상샘이 크고 분엽상을 보임.

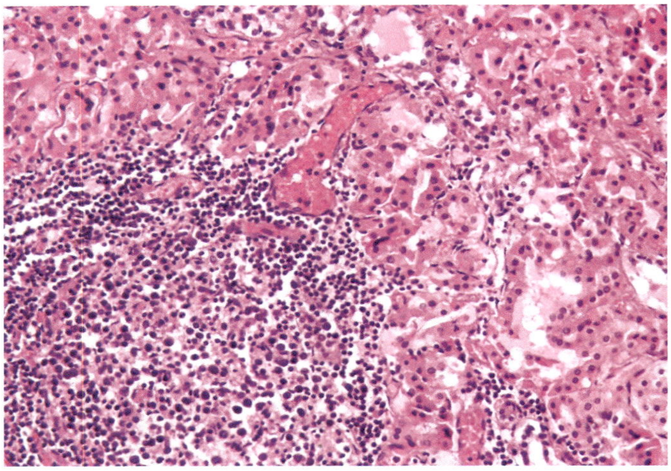

사진 19-5 **하시모토병.** 갑상샘에 림프구가 광범위하게 침윤되고 소포세포가 호산성 세포질이 풍부한 Hürthle 세포로 변형됨.

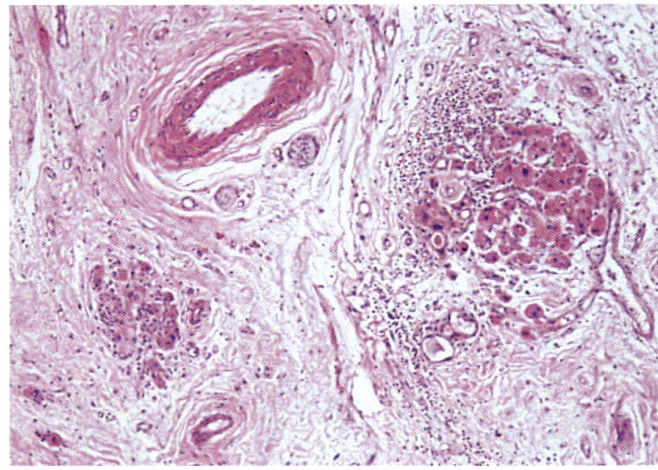

사진 19-6 **하시모토병.** 심한 섬유조직 증식으로 갑상샘 실질조직이 대부분 소실됨.

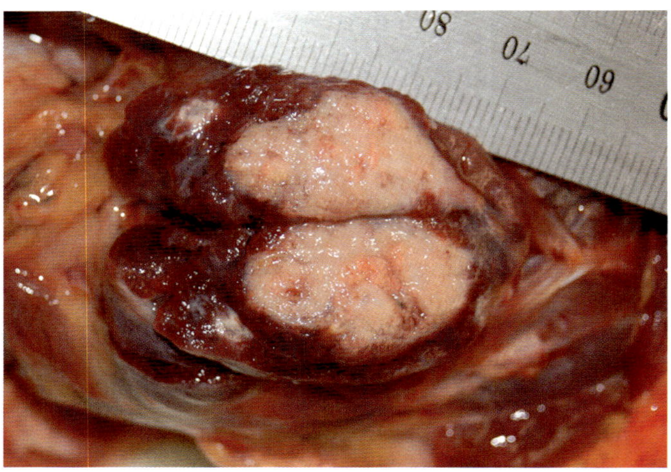

사진 19-7 **갑상샘 유두암종.** 회백색의 단단한 종괴로서 피막이 없음.

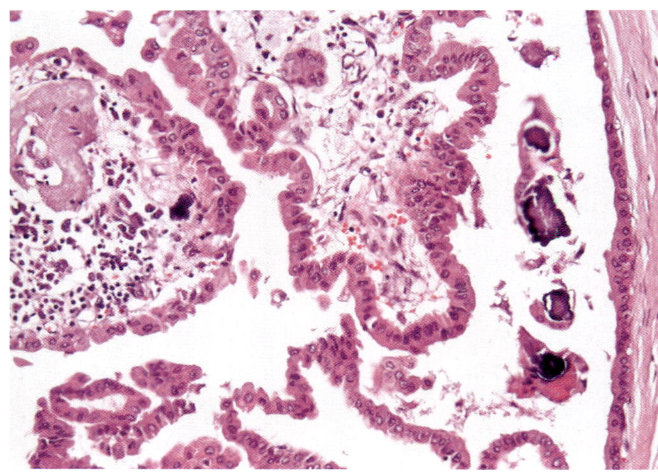

사진 19-8 **갑상샘 유두암종.** 종양세포들이 섬유혈관기질을 중심으로 증식하고 사종체가 있음.

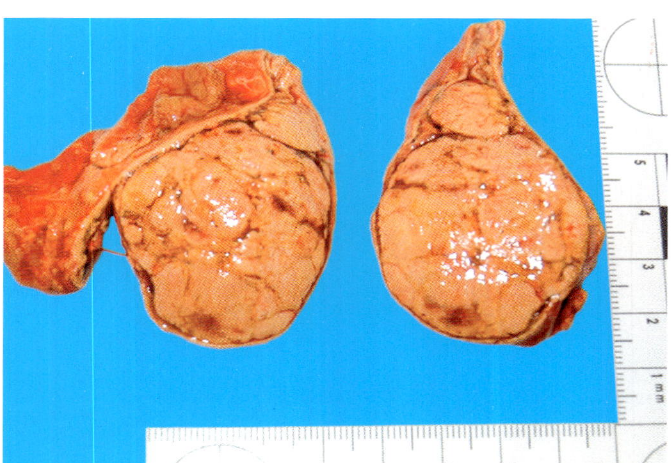

사진 19-9 **부신겉질샘종.** 부신겉질에 황색의 종괴가 형성됨.

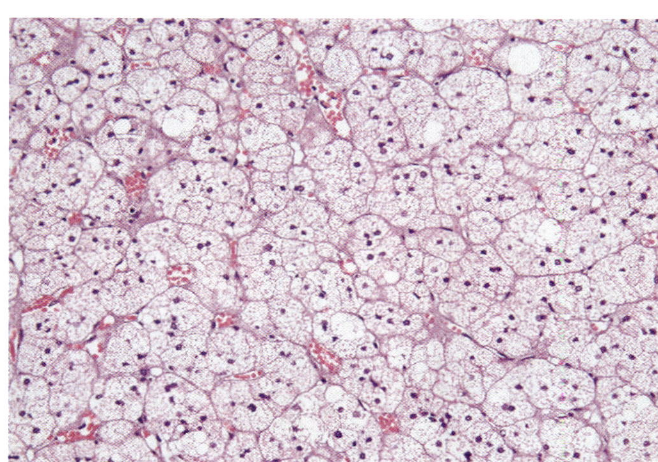

사진 19-10 **부신겉질샘종.** 종양세포는 주로 지방이 풍부한 투명세포로 구성됨.

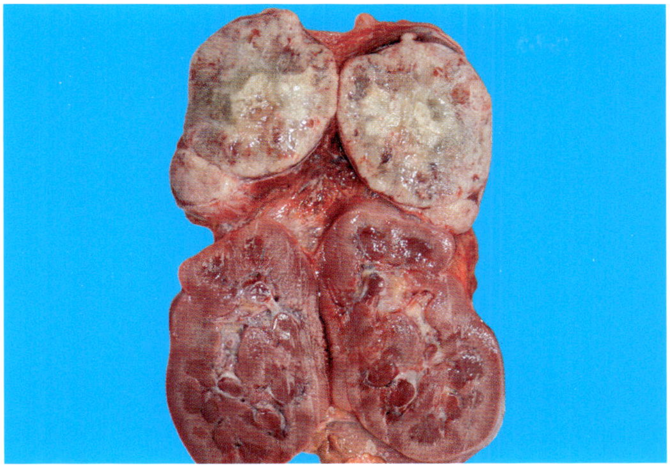

사진 19-11 **부신갈색세포종.** 종괴는 주변과 경계가 분명하고 촛점 낭변성과 출혈을 동반함.

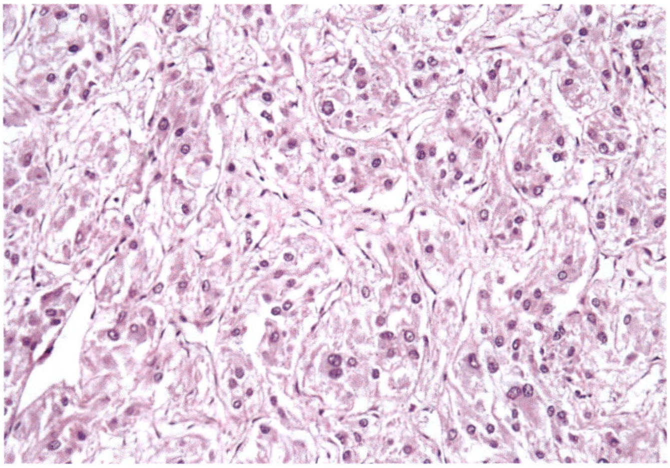

사진 19-12 **부신갈색세포종.** 종양세포는 혈관주위에 소를 형성하고 과립세포질을 가짐.

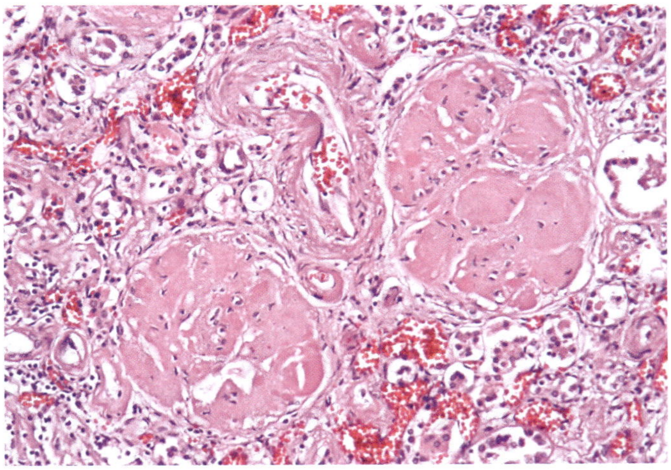

사진 19-13 **당뇨병(신장).** 사구체에 호산성의 무세포결절을 형성함.

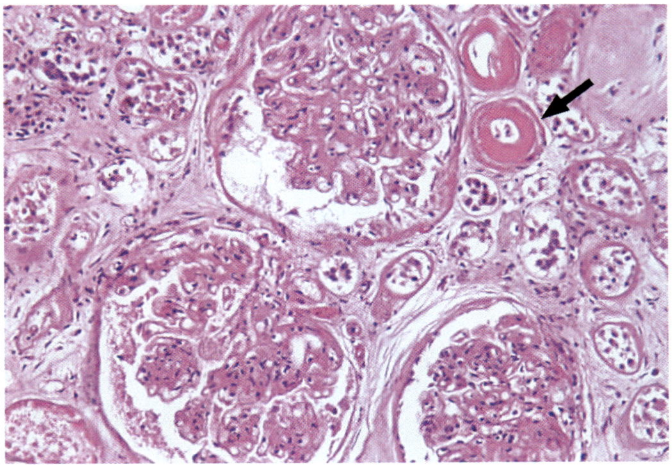

사진 19-14 **당뇨병(신장).** 소동맥벽이 유리질의 침착으로 두꺼워짐(화살표).

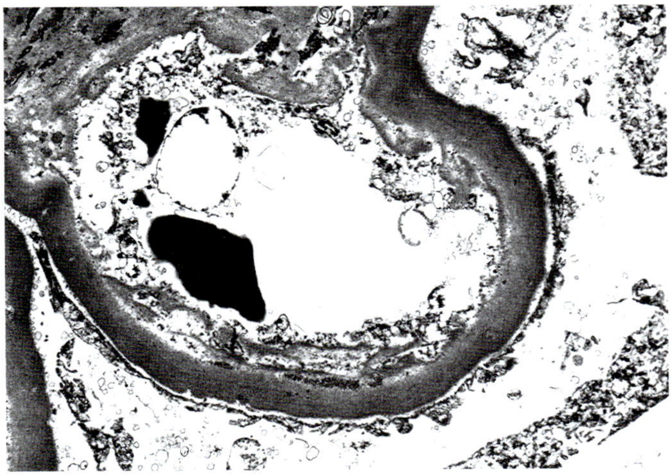

사진 19-15 **당뇨병(신장).** 전자현미경소견상 사구체의 기저막이 균일하게 두꺼워짐.

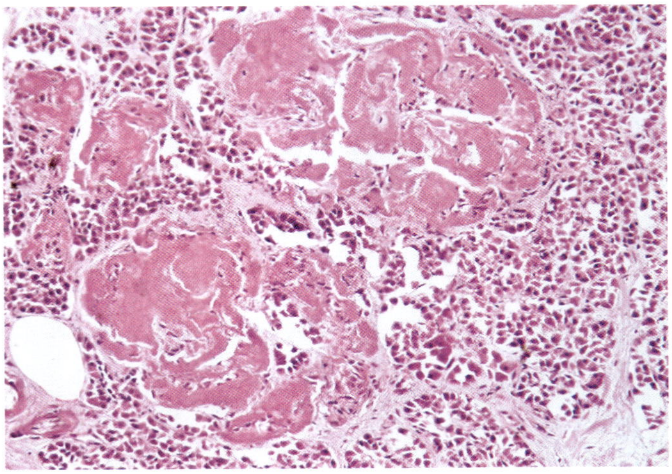

사진 19-16 **당뇨병(췌장).** 췌장소도에 아밀로이드가 침착됨.

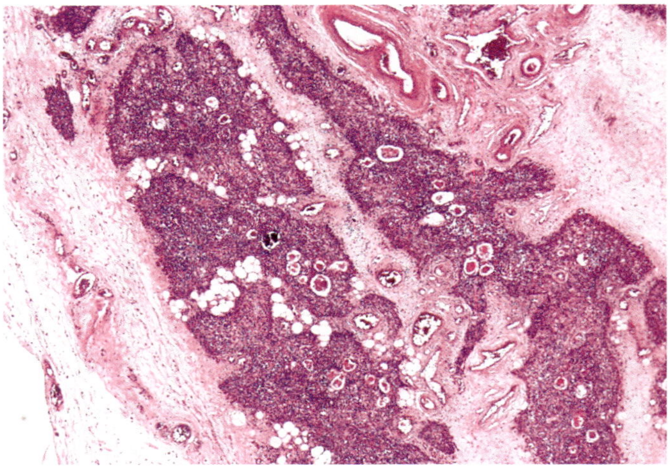

사진 19-17 **흉선급성퇴화.** 흉선이 섬유화되고 겉질-속질의 경계가 없음.

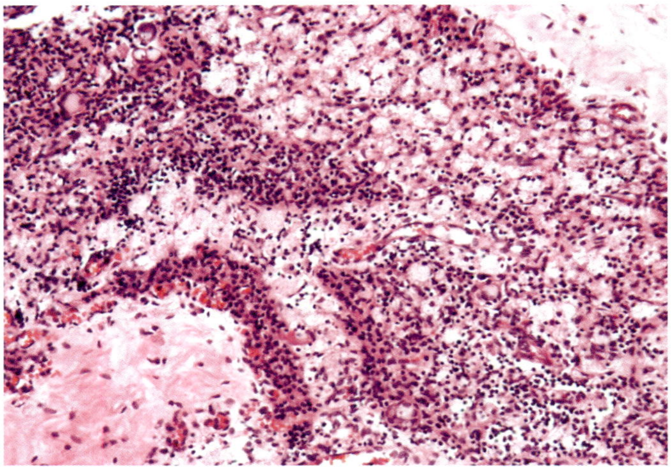

사진 19-18 **흉선급성퇴화.** 흉선 실질에 포말대식세포가 다수 침윤됨.

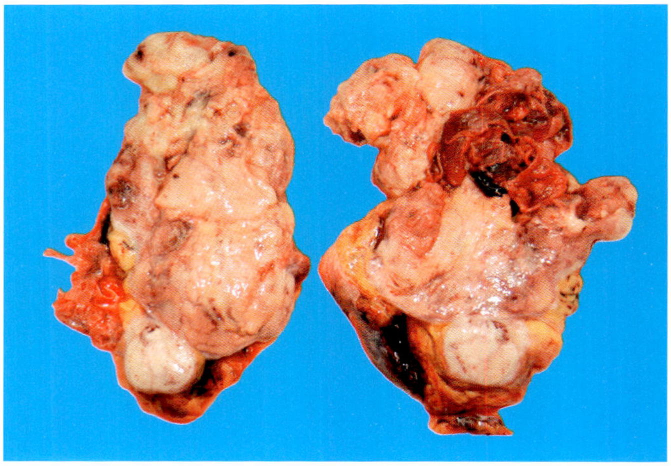

사진 19-19 **카르시노이드(흉선).** 흉선 하부에서 경계가 분명한 회백색의 종괴를 봄.

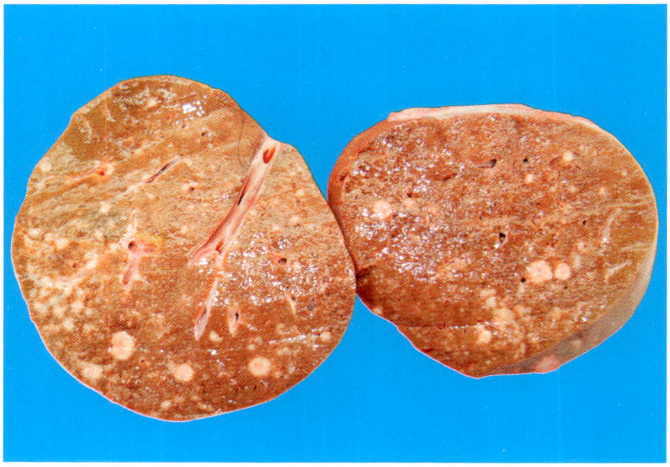

사진 19-20 **카르시노이드(간).** 흉선의 카르시노이드 종양이 간에 전이됨.

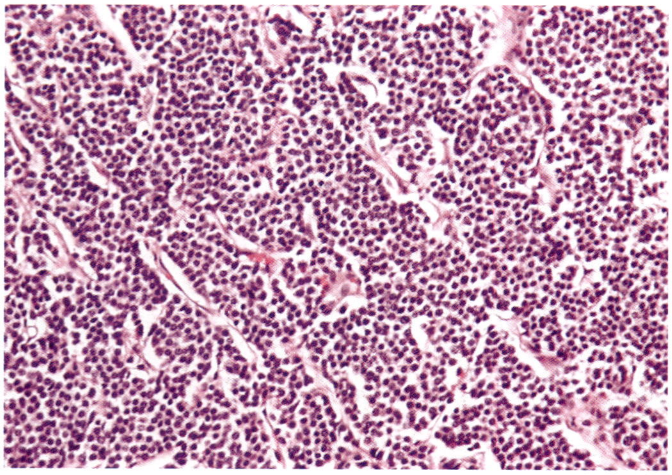

사진 19-21 **카르시노이드(흉선).** 균등한 크기와 둥근핵을 가진 종양세포로 구성되고 혈관이 잘 발달됨.

Chapter 20

비뇨생식기질환

신세포암종

- 조직학적으로 투명세포암종, 유두암종, 혐색소성암종(chromophobe cell carcinoma)으로 분류되고, 이 중 투명세포암종이 가장 많다.
- 육안소견 : 신장의 상단에 호발하고, 크기가 약 3~15cm인 원형 종양으로, 황색 또는 회백색으로 괴사와 출혈을 잘 동반하며 콩팥정맥을 잘 침범한다.
- 현미경소견 : 종양세포는 판상, 코드모양 또는 관모양으로 배열되고 투명세포암종의 세포질에는 글리코겐과 지방이 풍부하다. 유두암종은 입방형의 종양세포들이 유두상으로 배열된다. 혐색소성암종은 종양세포의 세포질이 창백하거나 호산성이고 핵주위 달무리(perinuclear halo)가 있으며 세포막이 두껍고 뚜렷하다. 전자현미경검사상 세포질에 소포(vesicles)가 가득 차 있는 것이 특징이다.

신장경화증

- 콩팥 소동맥과 세동맥의 혈관벽이 두꺼워져서 생기는 콩팥실질의 허혈병변이다.
- 고혈압과 당뇨병이 있을 때 잘 생긴다.
- 육안소견 : 신장의 무게는 정상이거나 감소하고 표면은 미세한 과립상이다.
- 현미경소견 : 혈관벽이 두껍고 유리질화되어 내강이 좁아지고 그에 따라 신장의 허혈성 위축 즉 간질섬유증, 요세관위축, 사구체경화, 사구체주위섬유증 등이 생긴다.

다낭신장(Polycystic kidney)

- 유전질환으로 양쪽 콩팥이 매우 커지고 다양한 크기의 다수의 낭포들이 형성되어 콩팥의 정상조직을 대체하고 40대 이후에 결국 신부전을 유발한다.
- 간의 낭종, 뇌의 꽈리동맥류 등을 종종 동반한다.
- 육안적으로는 낭포들 사이에 실질이 거의 보이지 않지만 현미경검사에서는 정상조직이 낭포 사이사이에서 관찰된다. 낭포는 신요세관에서 기원한다.

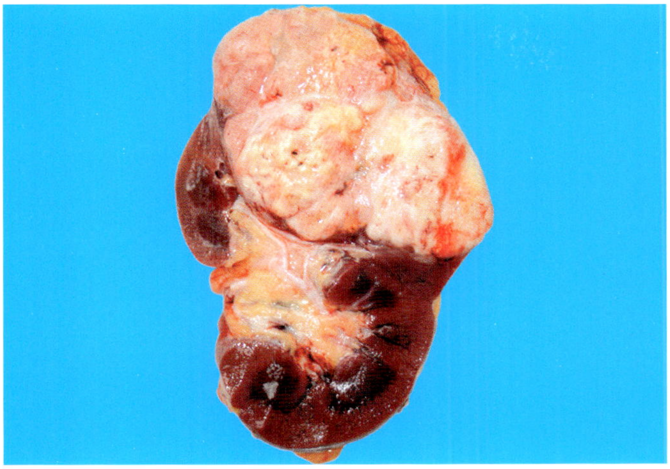

사진 20-1 **신세포암종(투명세포암종).** 신장 상단에서 괴사를 동반한 회황색의 종괴를 봄.

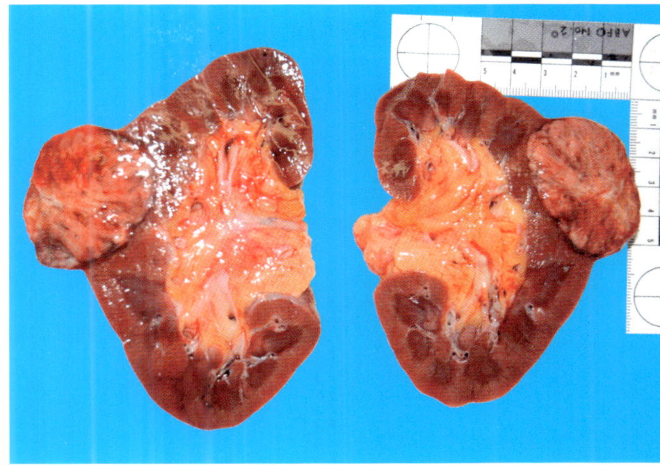

사진 20-2 **혐색소성암종.** 신장 옆면에 경계가 분명한 적갈색의 종괴가 돌출됨.

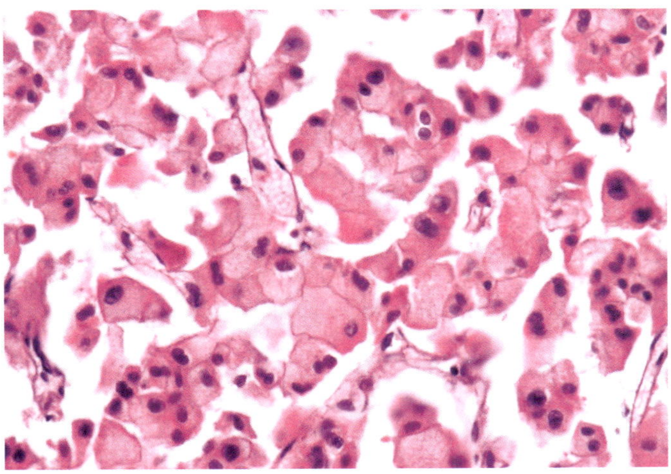

사진 20-3 **혐색소성암종.** 종양세포는 풍부한 호산성의 세포질과 뚜렷한 세포막을 가짐.

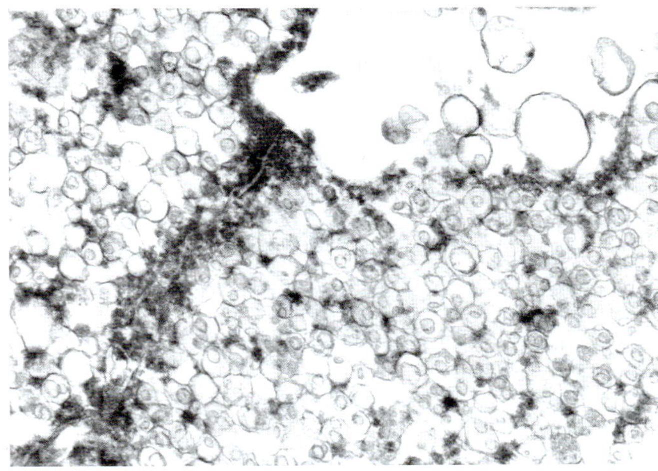

사진 20-4 **혐색소성암종.** 전자현미경소견상 종양세포의 세포질에 소포가 가득 참.

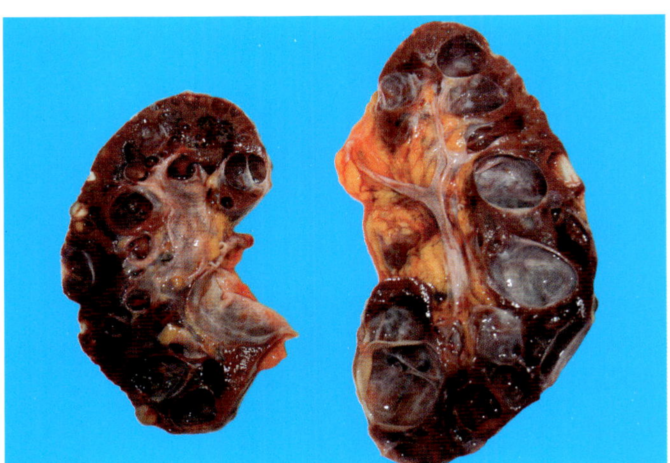

사진 20-5 **다낭신장, 성인형.** 양쪽 신장에 다수의 낭포가 형성됨.

Chapter 21

혈액 및 조혈질환

백혈병

- 비정상적인 백혈구세포의 전신적인 종양성 증식
- 말초혈액에 미분화 또는 비정상 백혈구가 증가하고 간, 비장, 림프절을 비롯한 전신 장기에 침윤
- 종양세포의 형태와 성숙정도에 따라 4 종류 즉 급성림프구성, 만성림프구성, 급성골수성, 만성골수성 백혈병으로 분류한다. 분류방법은 형태학적, 면역학적, 세포유전학적 방법에 근거한다.

악성림프종

- 림프절에 생긴 림프구의 악성종양으로 호지킨병과 비호지킨림프종으로 분류되고 비호지킨림프종은 임상소견, 형태학적소견, 면역표현, 유전자형 등을 감안하여 4 종류 즉 미성숙 B세포종양, 성숙 B세포종양, 미성숙 T세포종양, 성숙 T세포와 NK세포종양으로 다시 분류한다.
- 비호지킨림프종은 림프절 이외 장기에도 발생하고 예측할 수 없게 파급된다.
- 호지킨병은 한개 또는 몇 개의 림프절에서 기원하여 해부학적으로 인접한 림프절로 파급된다.

식혈림프조직구증(Hemophagocytic lymphohistiocytosis)

- 감염병이나 악성종양이 있을때 림프조직구가 전신적으로 증식하는 질환
- 바이러스 특히 Epstein-Barr virus의 감염과 연관이 많음
- 고열, 피부발진, 폐침윤, 황달, 간비종대, 혈구감소증, 응고장애를 일으키고 치명적임
- 현미경소견 : 골수와 림프망내계에 적혈구와 유핵혈구세포를 탐식한 림프조직구가 침윤

다발골수종(Multiple myeloma)

- 형질세포종양으로서 뼈 즉 두개골, 척추, 갈비뼈 등을 다발성으로 침범하고 심한 경우 다른 장기도 침범한다.
- 50~60대의 남자에 호발하고, 혈청내 면역글로부린이 증가하고 소변에 벤스죤스 단백질을 배출하여 감염이 잘 생기고 신장이 손상되며, 뼈융해와 병적골절을 일으킨다.
- 현미경소견 : 골수에 미숙하거나 비정형형태의 형질세포가 증식하여 다른 혈구세포들을 대치한다.

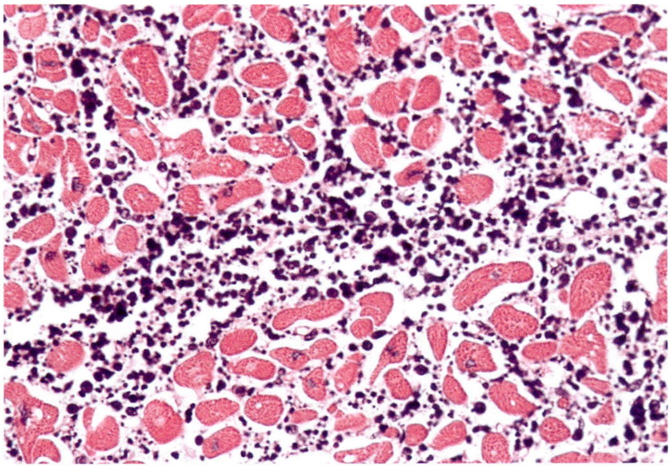
사진 21-1 **림프구성백혈병.** 심근에 미성숙 림프구가 침윤됨.

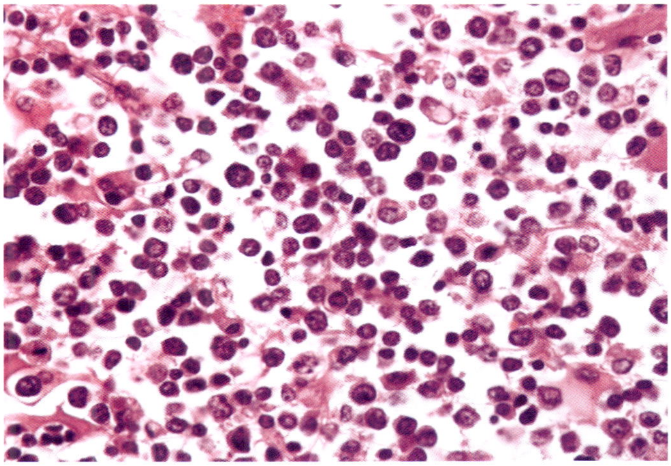
사진 21-2 **악성림프종.** 비정형림프구가 미만침윤됨.

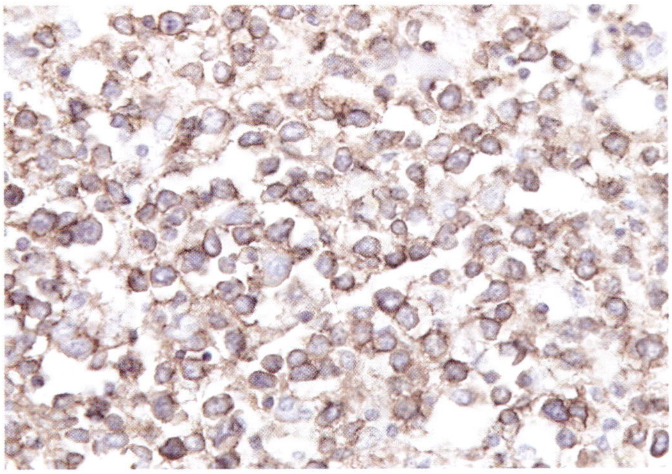
사진 21-3 **악성림프종.** 종양세포는 B세포 기원임(CD20).

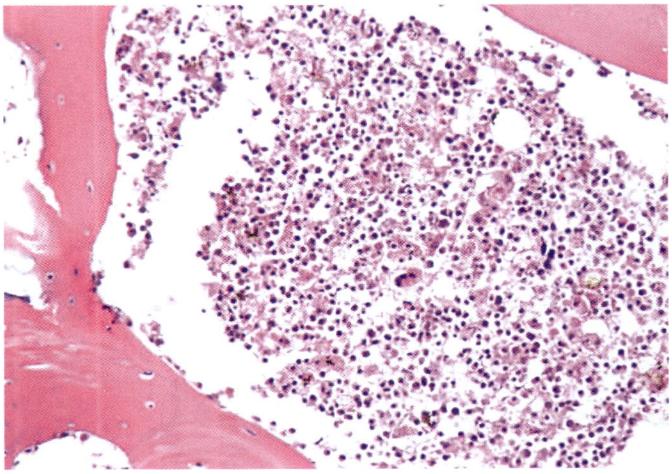
사진 21-4 **식혈림프조직구증.** 골수에 다수의 대식세포가 침윤됨.

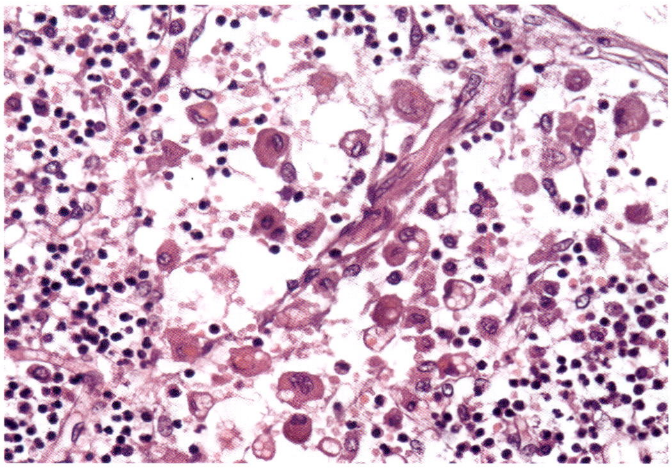

사진 21-5 **식혈림프조직구증.** 림프절에 침윤된 대식세포가 적혈구를 포식함.

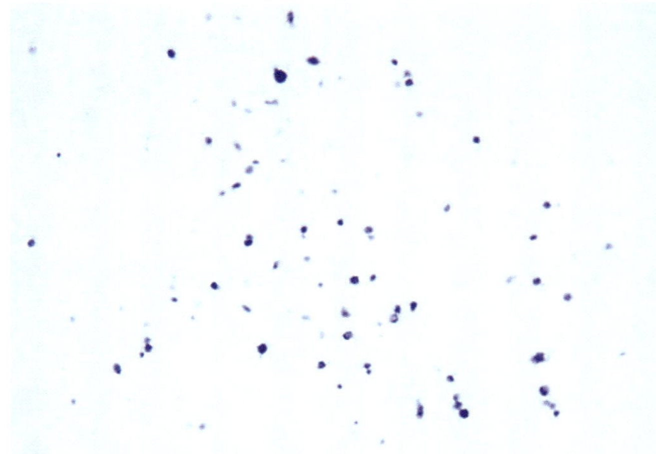

사진 21-6 **식혈림프조직구증.** 림프조직구가 Epstein-Barr virus 항원에 양성반응을 보임(In situ hybridization).

Chapter

22

임신관련사망

산모사망의 가장 많은 원인은 폐혈전색전증과 양수색전증이고, 기타 원인으로 출산전후심근병증(peripartum cardiomyopathy), 동맥박리, 자궁파열, 혈전미세혈관병증(thrombotic microangiopathy), 자간 등이 있다.

양수색전증

- 임신중, 분만중, 또는 분만직후에 양수가 산모의 혈중에 유입되어 급성심폐부전, 심한 자궁출혈, 파종혈관내응고를 일으키는 치명적인 질환이다.
- 발생빈도 : 1/25,000
- 임상소견 : 예측할 수도, 예방할 수도, 치료할 수도 없는 질환
- 사망기전 : 혈관작용물질(vasoactive substance)에 대한 반응성 혈관수축, 기관지수축, 또는 양수물질에 의한 폐 미소혈관의 물리적 폐쇄로 추정
- 현미경소견 : 폐의 소동맥이나 모세혈관에서 양수의 구성물질 즉 태아피부상피세포, 배냇솜털, 태지, 점액 또는 담즙을 관찰. 때로는 양수물질이 폐 이외에 심장, 간, 신장 등 다른 장기의 혈관내에서도 관찰됨.

  감별진단 : 태아의 피부상피세포는 자가융해로 탈락된 산모의 폐혈관내피세포와 감별이 필요한데, 내피세포는 보통 핵이 있고 cytokeratin 면역염색에 음성이지만 태아상피세포는 대부분 핵이 없는 각질형태이고 cytokeratin에 양성임.

- 진단에 유용한 특수염색
  - Masson trichrome : 태아피부상피세포
  - Alcian blue : 점액

- 지방염색 : 태지
- TKH-2를 이용한 면역염색 : 점액성분인 Sialyl Tn 항원을 표지

폐혈전색전증

- 주로 하지 심부정맥 또는 골반정맥의 혈전증에서 기원
- 색전의 크기에 따라 큰 폐동맥을 폐쇄하거나, 폐동맥의 분지에 걸쳐있거나(saddle embolus), 폐실질에 있는 다수의 소동맥을 폐쇄함.
- 법의학적으로 사망전에 형성된 혈전과 사후혈병을 감별하는 것이 중요

  육안소견 :

  - 혈전은 비교적 균일한 적갈색으로서 부서지기 쉽고, 끝이 뭉툭하며, 혈관벽에 붙어있음.
  - 혈병은 적갈색과 황갈색의 두 부분으로 구성되고 젤리모양으로 혈관벽에서 잘 분리됨.

  현미경소견 :

  - 혈전은 섬유소층이 선상 또는 층상으로 배열됨.
  - 혈병은 섬유소층이 없고 적혈구침전 부위와 혈장부위로 분리됨

자궁외임신

- 약 90%는 난관에 발생하고 기타 난소, 복강, 자궁각, 자궁경부에 발생
- 난관이 파열되어 복강내출혈 유발
- 현미경소견 : 수태조직 확인

유착태반(Placenta accreta)

- 탈락막(decidua)이 부분적으로 또는 완전히 소실되어 태반이 자궁근층에 직접 유착된다.
- 약 60%는 전치태반과 동반되고 분만후 출혈이 심하다.
- 현미경소견 : 태반조직(융모막융모)이 자궁근층에 직접 부착됨.
- 감입태반(placenta increta) : 태반조직이 자궁근층 깊숙이 파고 들어감.

전치태반

- 태반이 자궁출구의 전부 또는 일부분에 착상하는 태반의 위치 이상으로서 임신말기에 무통성 출혈을 일으킨다.
- 현미경소견 : 자궁경부에서 태반조직을 확인

임신중독증

- 고혈압, 단백뇨, 부종이 특징
- 자간증이 되면 경련과 파종혈관내응고를 일으킴.
- 현미경소견
  - 각 장기, 즉 간, 신장, 뇌, 심장, 뇌하수체 소혈관의 섬유소혈전과 실질조직의 괴사
  - 광범위한 태반경색과 자궁혈관벽의 섬유소괴사

급성지방간(Acute fatty liver of pregnancy)

- 초산인 산모에서 임신 마지막 4주일에 주로 발생
- 급격하게 진행되는 간부전으로 치명적인 경우가 많고 저혈당증과 혈소판감소를 유발
- 현미경소견
  - 간소엽 전반에 걸쳐 간세포에 미세하거나 큰 지방방울이 있음.
  - 문맥주변대 간세포들은 정상 유지
  - 간세포괴사나 염증반응은 별로 없음.

출산전후심근병증

- 원인 : 불명이지만 임신으로 인한 혈액역동적 부담으로 발생
- 육안소견 : 4개의 심방실이 모두 확장됨
- 현미경소견 : 심근세포비후, 간질섬유증, 소수의 염증세포 침윤

대동맥과 심장동맥박리

- 기전 : 임신 중 호르몬 변화와 연관있는 것으로 추정

자궁파열

- 비외상성 파열 : 원인은 과거의 제왕절개술, 만혼, 다출산, 자궁수축제 사용 등이고, 주로 lower uterine segment에 호발
- 외상성 파열 : 자궁체부에 호발

융모양막염(Chorioamnionitis)

- 세균이 양수로 침입했다는 형태학적 증거가 됨
- 육안소견 : 양막이 혼탁하고 염증성 삼출물로 덮여있지만 정상으로 보이기도 함
- 현미경소견 : 호중구가 양막, 융모막, 탯줄에 침윤됨

림프구성 뇌하수체염

- 매우 드문 자가면역질환으로서 뇌하수체 기능저하를 유발한다.
- 주로 임신말기와 출산후의 산모에 발생하고 사망률이 약 50%인 치명적인 질환임.
- 현미경소견 : 뇌하수체 전엽에 림프구가 침윤하고 뇌하수체의 정상조직이 소실된다.

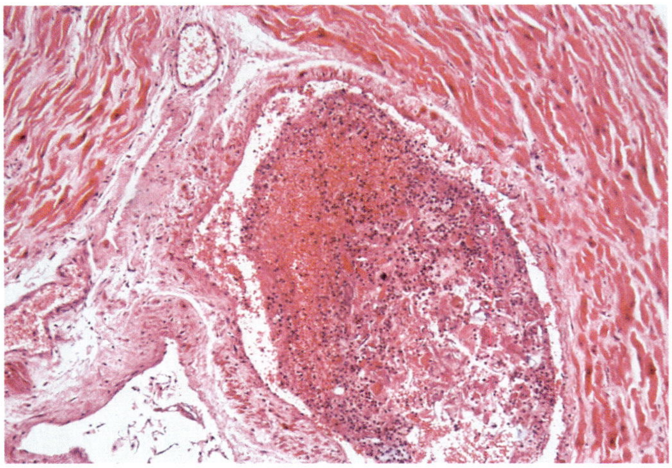

사진 22-1 **양수색전증(자궁).** 산모의 자궁근육 혈관에서 태아피부상피세포와 혈전을 봄.

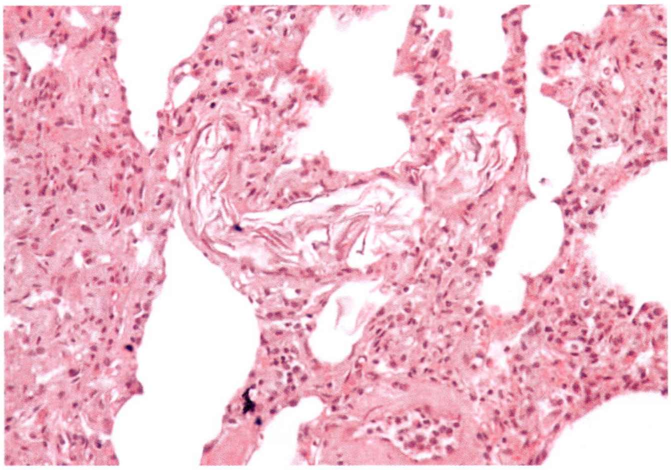

사진 22-2 **양수색전증.** 산모의 폐혈관에 태아피부상피세포가 차 있음.

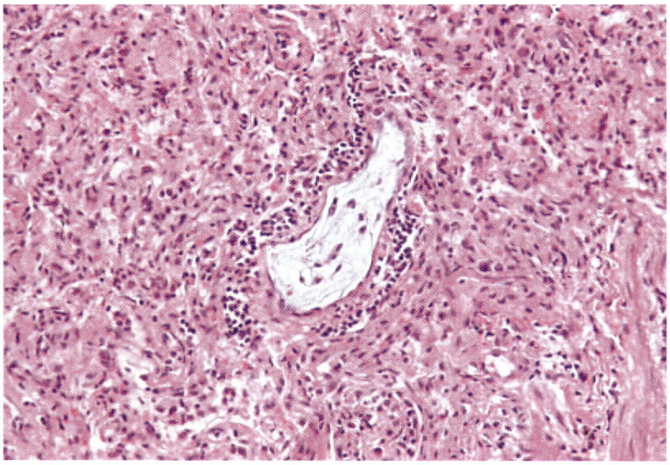

사진 22-3 **양수색전증.** 산모의 폐혈관에 점액이 차 있음.

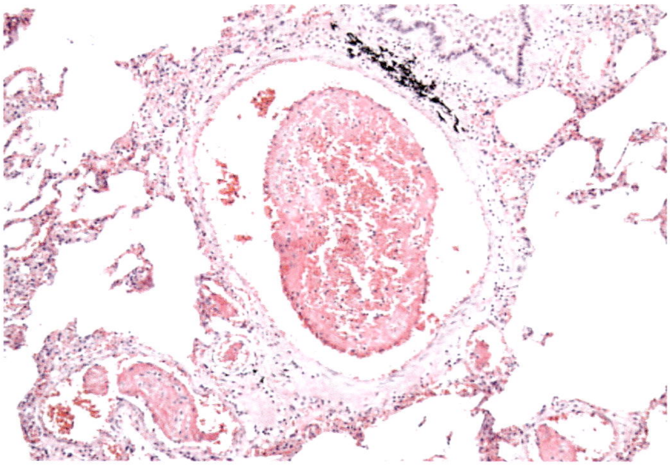

사진 22-4 **폐혈전색전증.** 폐혈관에 혈전색전이 있음.

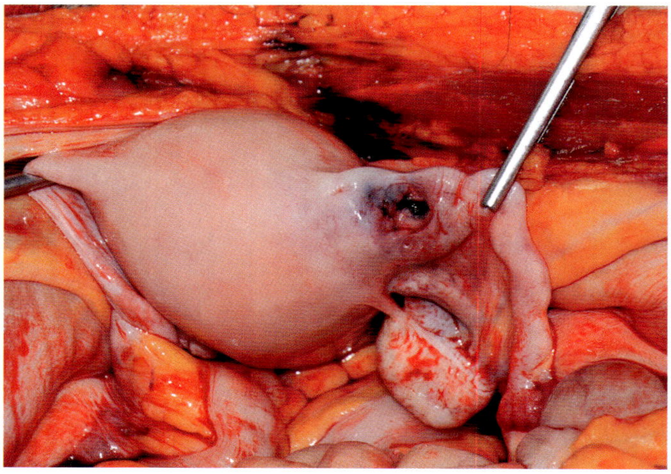

사진 22-5 **자궁외임신(난관).** 수태조직이 난관에 착상되어 파열됨.

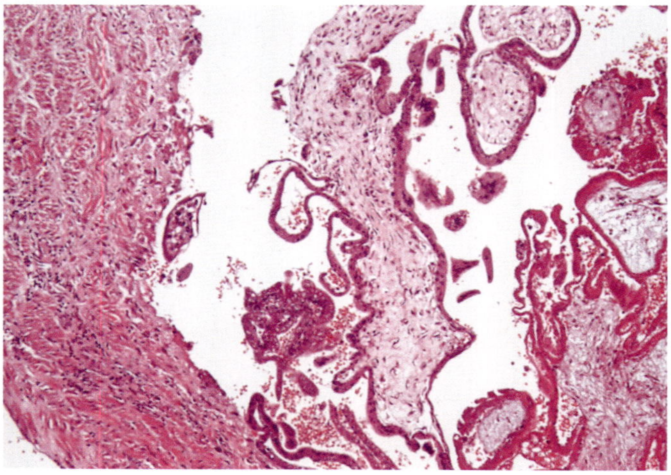

사진 22-6 **자궁외임신.** 난관에서 태반조직을 봄.

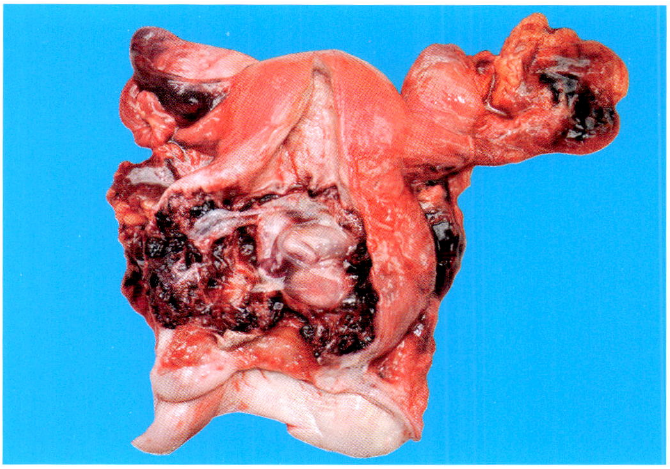

사진 22-7 **자궁외임신(자궁경부).** 자궁경부에 태아가 착상됨.

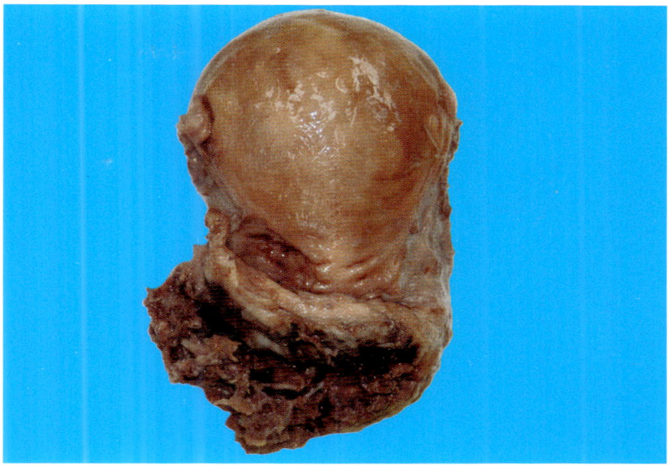

사진 22-8 **전치태반.** 태반이 비정상적으로 자궁출구에 착상됨.

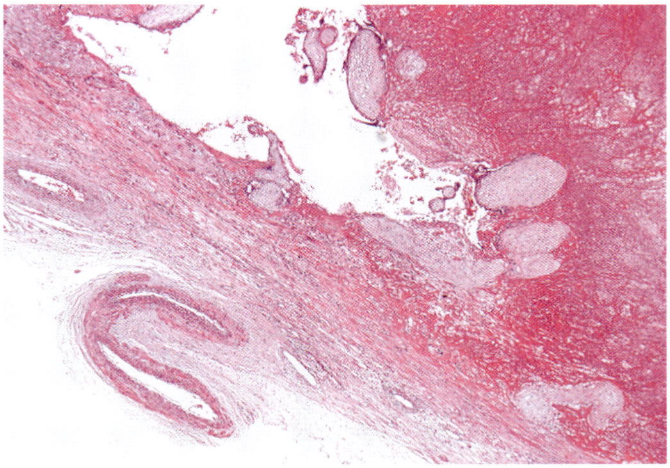

사진 22-9 **전치태반.** 자궁경부에서 태반조직을 봄.

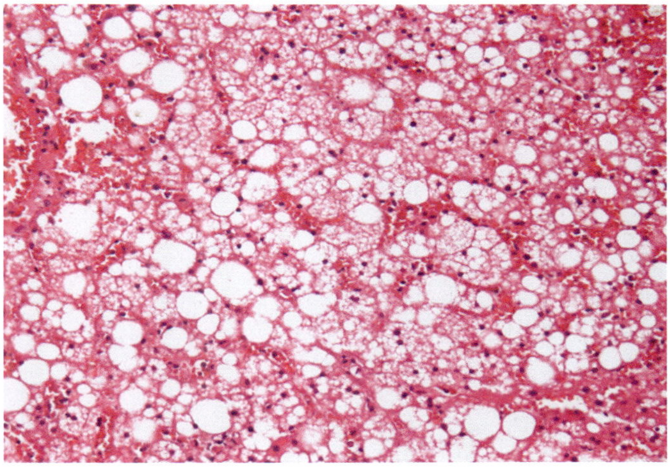

사진 22-10 **급성지방간.** 간세포 전반에 지방변성이 있음.

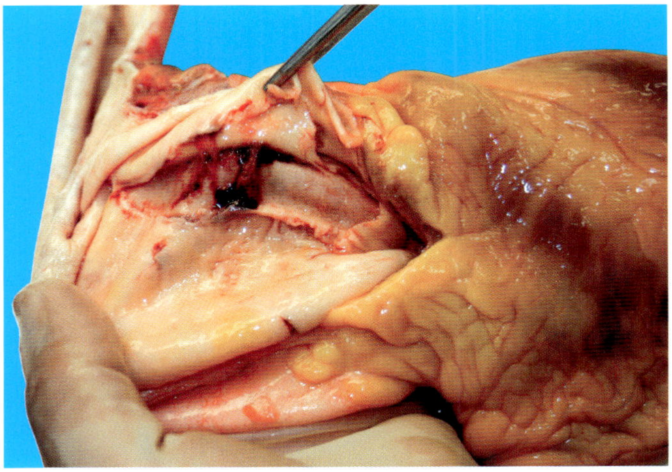

사진 22-11 **대동맥박리.** 대동맥벽이 대동맥 기시부에서 박리됨.

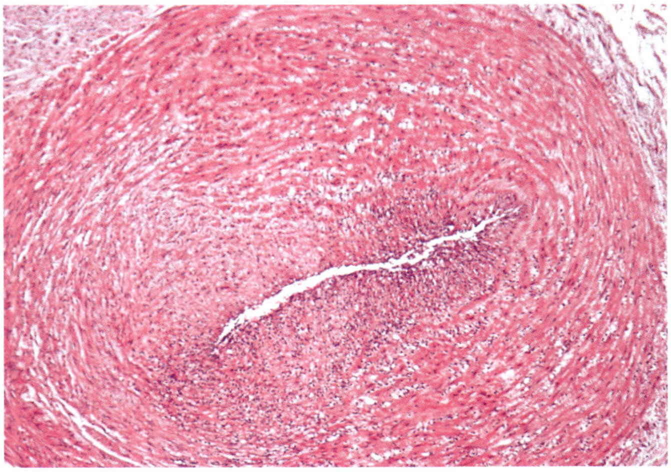

사진 22-12 **탯줄염.** 탯줄동맥벽에 호중구가 침윤됨.

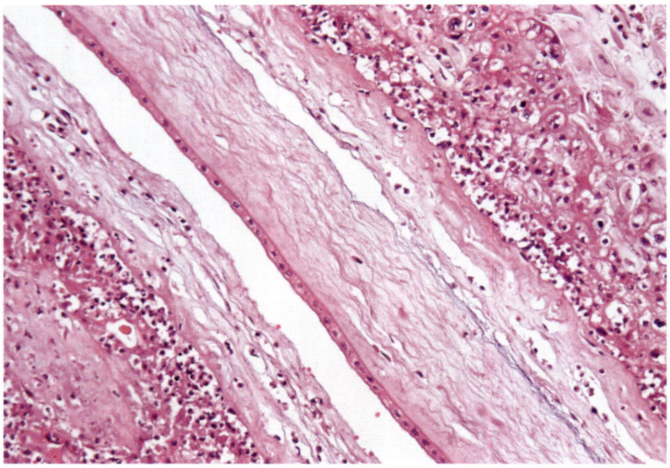

사진 22-13 **융모양막염.** 태막에 급성염증세포가 침윤됨.

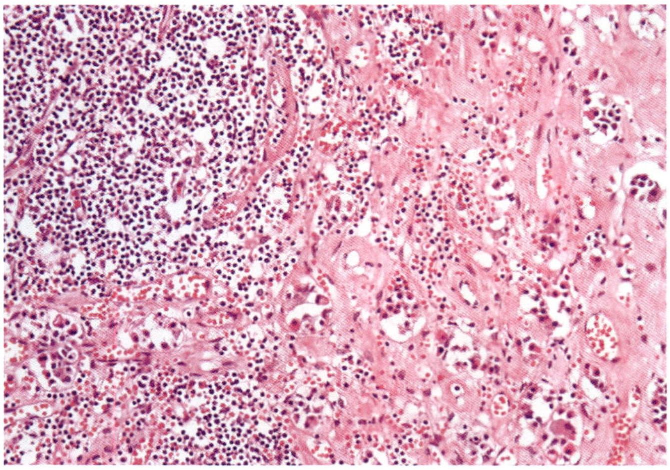

사진 22-14 **림프구성 뇌하수체염.** 뇌하수체 전엽에 림프구가 침윤됨.

Chapter 23

신생아와 소아사망

생산아와 사산아

- 생산아와 사산아의 감별은 법의학적으로 매우 중요하며 폐부유실험과 함께 폐조직검사가 가장 중요하다.
- 육안검사 : 생산아의 폐는 팽창되고 말랑말랑하며 절단면상 미세한 포말이 혼재된 혈액이 누출된다. 사산아의 폐는 비교적 단단하고 절단면상 포말이 없이 혈액만 누출된다.
- 현미경소견 : 생산아의 폐는 호흡세기관지, 폐포관, 폐포가 확장되고, 폐포중격이 얇다. 반면 사산아의 폐는 세기관지와 폐포가 확장되지 않고 폐포중격이 두껍다.
  호흡세기관지와 폐포관의 팽창은 생산아에서만 볼 수 있고, 유리질막도 생산아에서만 관찰된다
- 부패된 폐는 부패가스로 인한 공포를 형성하는데 이 때 확장된 공기강과 감별하여야 한다. 공기강은 본래의 폐포 형태가 잘 유지되면서 비교적 균일하게 확장되는데 반해 부패가스는 폐포의 형태를 파괴하여 기종모양으로 보인다.

양수와 태변흡입증

- 급성 저산소증에 의해 태변이 양수내로 방출
- 재태 38주전에는 흔하지 않다.
- 육안소견 : 질식으로 인한 점상출혈이 있고, 폐에 압박을 가하면 작은 기관지에서 태변이 빠져나온다.
- 현미경소견
  - 기관지와 폐포에서 태아피부상피세포, 배냇솜털, 점액 등 양수물질과 태변을 관찰
  - 태변은 점액, 호산성의 과립물질, 황색의 작은 태변소체로 구성됨

- 때로는 급성 염증을 동반함(담즙에 대한 화학반응 또는 태변과 함께 흡입된 세균 감염)

태변복막염(Meconium peritonitis)

- 자궁속 태아의 장이 파열되어 태변이 복막으로 방출됨.
- 원인 : 낭섬유증(cystic fibrosis)으로 인한 장폐색증, 장폐쇄, 장염전, 장간막탈출 등
- 현미경소견 : 태아복막의 섬유증과 유착이 있고, 석회화된 점액, 담즙, 각질화된 상피가 침착되고 이물반응을 일으킴.

유리질막병(Hyaline membrane disease)

- 원인 : 신생아 폐의 표면활성물질의 감소
- 사산아나 생후 2~3시간 이내에 사망한 신생아에서는 볼 수 없다.
- 육안소견 : 폐의 무게는 정상이지만 간과 같은 경도와 붉은 색을 띰
- 현미경소견
  - 무기폐
  - 호산성의 유리질막이 호흡세기관지, 폐포관, 폐포안쪽벽에 형성됨
  - 호중구의 침윤은 거의 볼 수 없음
  - 48시간 이상 생존하면 유리질막은 폐포내로 탈락하여 대식세포에 의해 포식되고 폐포세포는 재생됨.

기관지폐이형성증(Bronchopulmonary dysplasia)

- 유리질막병이 있는 신생아가 기계호흡과 고농도의 산소를 투여받았을때 발생하는 후유증
- 초기 4~10일 : 유리질막의 일부가 남아있고 세기관지의 괴사와 편평상피화생, 간질부종, 폐포중격섬유증
- 10~20일 : 유리질막은 거의 볼 수 없고, 지속적인 폐포상피세포의 손상, 폐쇄세기관지염, 기관지확장증, 간질섬유증, 제2형 폐포세포의 증식과 재생을 본다.
- 1개월 이상 : 심한 폐포중격섬유증, 벌집폐, 폐고혈압증, 우심실 비후 등이 초래된다.

선천폐림프관확장증(Congenital pulmonary lymphangiectasia)

- 무비증(asplenia)이나 선천심장병 즉 total anomalous venous drainage, common atriovenous valve defect, pulmonary stenosis, 심실중격결손 등과 잘 동반됨

- 생후 수시간내에 호흡곤란
- 육안검사 : 폐가 정상보다 크고 탄성이 없으며 단단하고 1.5cm 이하의 작은 낭들을 형성
- 현미경소견 : 소엽간중격과 흉막에 있는 림프관이 심하게 확장됨
- 간질폐기종(interstitial emphysema)과 감별 필요

급성세기관지염

- 바이러스나 세균감염에 의한 세기관지의 염증으로 주로 어린이에게 잘 발생하고 호흡곤란을 일으킨다.
- 현미경소견상 기관지 또는 세기관지의 상피세포가 괴사되어 탈락하고 염증세포가 세기관지벽과 내강에 침윤한다.

심장기형

- 단순 심장기형 : 심실중격결손, 심방중격결손, 동맥관개존증
- 복합 심장기형 : 심실과 동맥의 연결이상이 동반된 경우 즉 Fallot 4징증(TOF), 양대혈관 우심실기시증(double outlet right ventricle), 대혈관전위(transposition of great vessels)등

가와사키병

- 영유아에 주로 발생하는 급성혈관염
- 고열, 발진, 결막염, 점막염증, 경부림프절종대 등이 특징
- 저절로 회복되는 경우가 많지만 약 10~20%는 심장동맥의 동맥류가 발생하고 때로는 혈전을 형성하여 심근경색증으로 사망
- 현미경소견 : 급성혈관염이 심장동맥에 잘 생기고 결절다발동맥염(polyarteritis nodosa)과 유사하지만 섬유소괴사(fibrinoid necrosis)는 잘 볼 수 없다.

선천거대결장증

- 선천적으로 결장벽의 신경절세포가 결손되고 신경섬유가 과도하게 증식
- 환자의 약 75%는 신경절세포의 결손이 직장과 하부 S결장에 국한되지만, 약 15%는 횡행결장까지 이르고, 나머지는 결장전체에 이른다.

신생아괴사소장결장염(Neonatal necrotizing enterocolitis)

- 미숙아 특히 체중이 1500그램 이하인 아기에서 생후 첫 2주 이내에 잘 발생
- 종말공장(terminal ileum), 맹장, 우측 결장에 잘 생기고, 심한 경우에는 소장 전체와 결장의 대부분에 발생
- 육안소견 : 소장은 힘이 없고, 확장되며, 출혈과 괴사를 일으킨다.
- 합병증 : Pneumatosis intestinalis(작은 공기방울이 장막에 형성), 장천공, 복막염

장림프관확장증(Intestinal lymphangiectasia)

- 장의 림프관이 확장되어 림프액이 소장의 내강으로 유출되어 단백소실창자병(protein-losing enteropathy)을 일으키는 질환임.
- 원인불명이고 보통 3세 이전에 발생함.
- 하지부종, 체중감소, 설사 등의 증세가 있고, 림프구감소증, 저알부민혈증, 저감마글로부린혈증, 대변내 alpha 1-antitrypsin의 증가를 본다.
- 현미경소견 : 소장점막과 점막하층의 림프관이 확장되고 융모가 둔해진다.

감염병

- 감염된 양수를 흡입하거나 분만 중 산도를 통과하면서, 또는 태반을 통해서 발생한다.
- 태반과 제대의 염증, 폐렴, 패혈증, 뇌막염 등
- TORCH
  - Toxoplasma, rubella, cytomegalovirus, herpesvirus
  - 태반을 통하여 감염
  - 발열, 뇌염, 맥락망막염, 간비종대, 폐렴, 심근염, 수포성 또는 출혈성 피부병소
  - 거대세포바이러스 감염인 경우 신장, 침샘, 간, 폐, 장, 췌장, 갑상샘, 부신, 뇌 등의 상피세포에 핵내봉입체와 작은 세포질내봉입체를 형성하고, 각 장기의 국소적인 괴사와 경미한 염증을 일으킨다.

영아급사증후군

- 한살 이하의 건강한 아기가 아무런 조짐이나 원인없이 갑자기 사망하는 것으로 생후 1~4개월 사이에 가장 많이 발생한다.
- 부검소견
  - 병변이 경미하거나 특기할만한 질환이 없음

- 호흡기감염, 뇌간의 신경아교증(astrogliosis), 간의 골수외조혈, 부신의 친크롬세포의 증가, 부신주위 갈색지방, 폐소동맥벽 비후, 우심실 비후, 흉막과 심외막의 점상출혈, 폐의 울혈, 부종, 폐포강출혈과 대식세포의 증가, 침샘의 거대세포바이러스감염 등이 보고되어 있다.

다낭신장과 다낭간, 영아형

- 신장과 간의 선천성 질환으로 영아기에 신부전이 빠르게 진행되어 사망한다.
- 신장 : 육안적으로 다수의 작은 낭들이 겉질과 속질에 존재하여 해면조직처럼 보이고 이들 낭들은 겉질에 수직으로 배열된다. 현미경소견상 신장의 모든 집합요세관(collecting tubules)이 낭 또는 원통형으로 늘어난다.
- 간 : 선천간섬유증(congenital hepatic fibrosis)의 소견으로서 문맥이 아교조직의 불규칙한 증식으로 크게 확장되고 비정상모양의 담관이 증식하는데 때로는 구부러진 모양의 길게 늘어난 담관들이 문맥주위에 동심원 모양으로 배열된다.

진탕아증후군(Shaken baby syndrome)

- 어린이를 세차게 잡아흔들면 경막밑출혈, 거미막밑출혈, 뇌손상, 망막출혈, 골절 등의 손상이 생기는 것으로서 피학대아증후군의 한 형태이다.
- 현미경소견 : 망막출혈이 있고 출혈이 시신경을 따라 후방으로 진행되기도 함

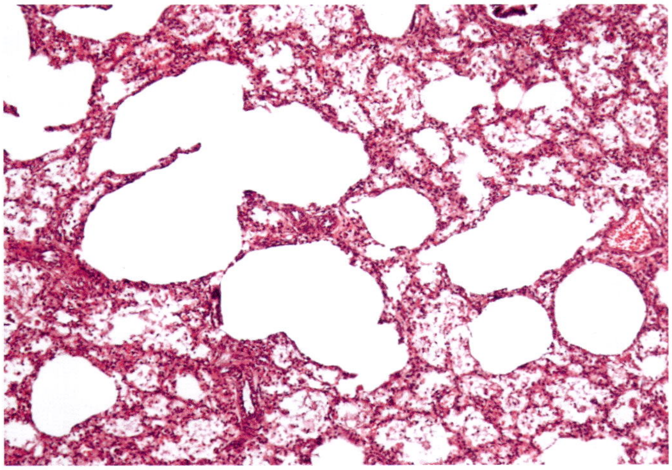

사진 23-1 **생산아.** 폐의 공기강이 확장됨.

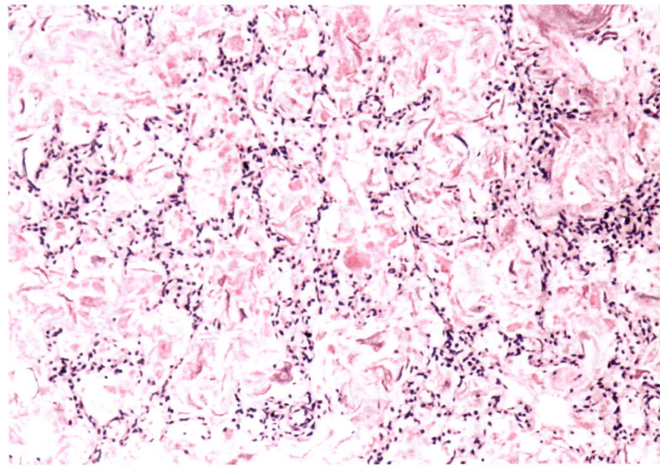

사진 23-2 **양수흡입증.** 신생아 폐포에 태아피부상피세포가 가득 참.

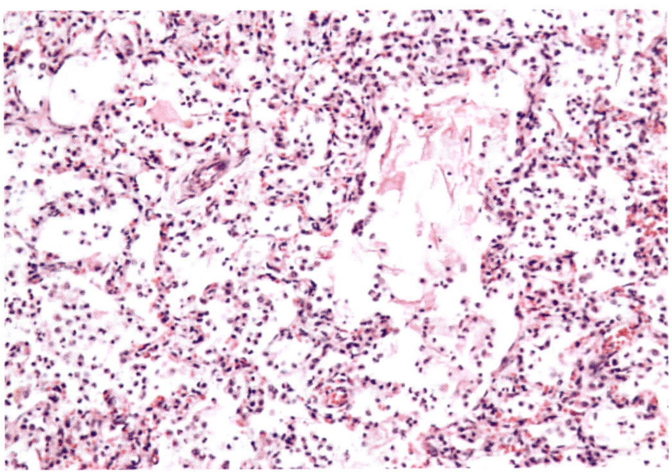

사진 23-3 **폐렴을 동반한 양수흡입증.** 폐포에서 태아피부상피세포 뿐 아니라 염증삼출물을 봄.

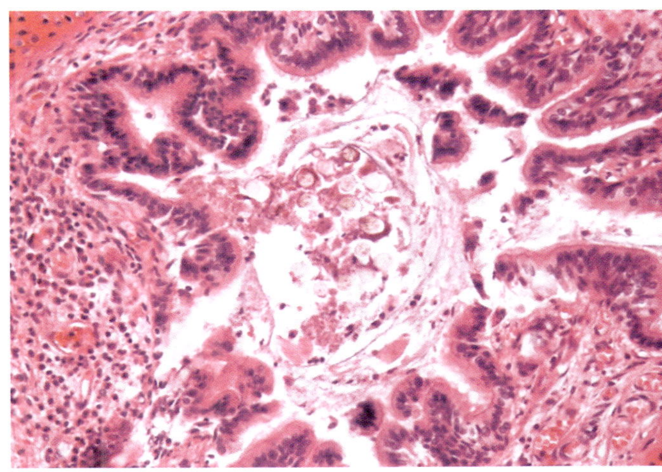

사진 23-4 **양수흡입증.** 세기관지에서 다수의 배냇솜털과 점액을 봄.

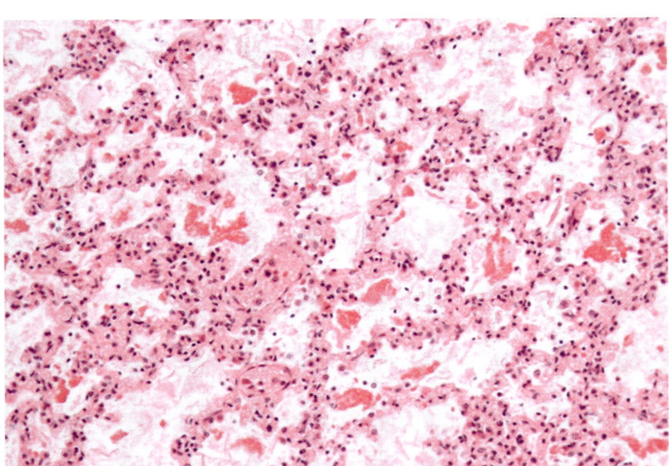

사진 23-5 **태변흡입증.** 폐포에 황갈색의 태변소체가 있음.

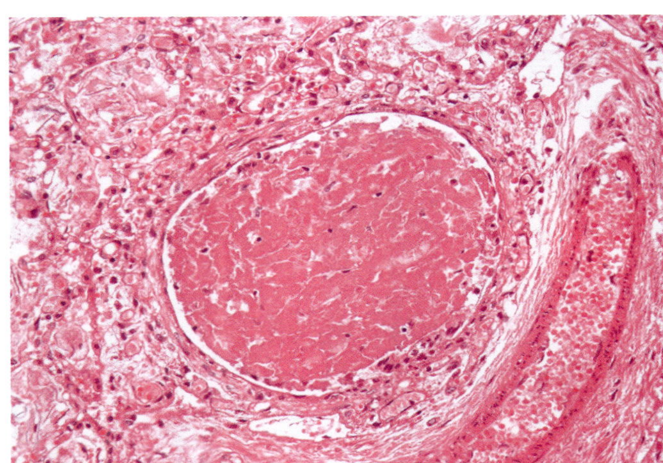

사진 23-6 **태변흡입증.** 태변은 호산성의 농밀한 무형질 형태임.

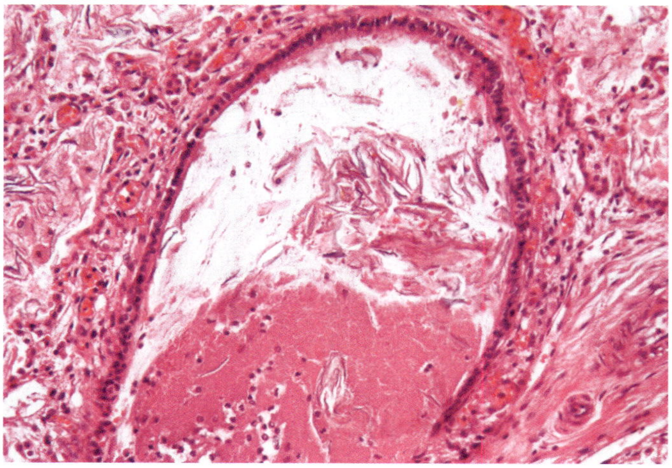

사진 23-7 **양수와 태변흡입증.** 세기관지에 점액, 태아상피세포, 태변이 차 있음.

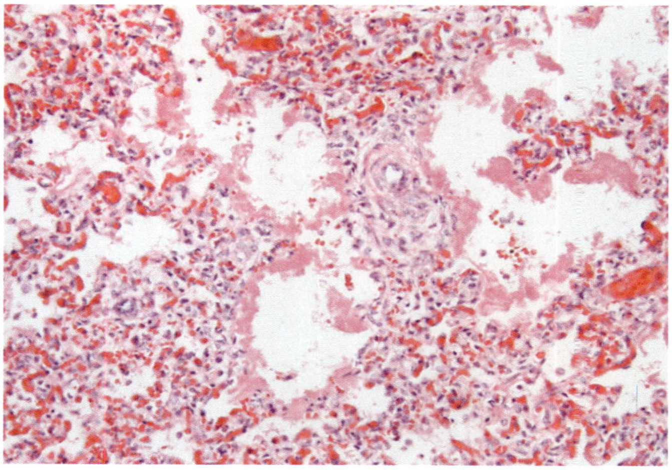

사진 23-8 **유리질막병.** 폐포관의 안쪽벽에 호산성의 유리질막이 형성됨.

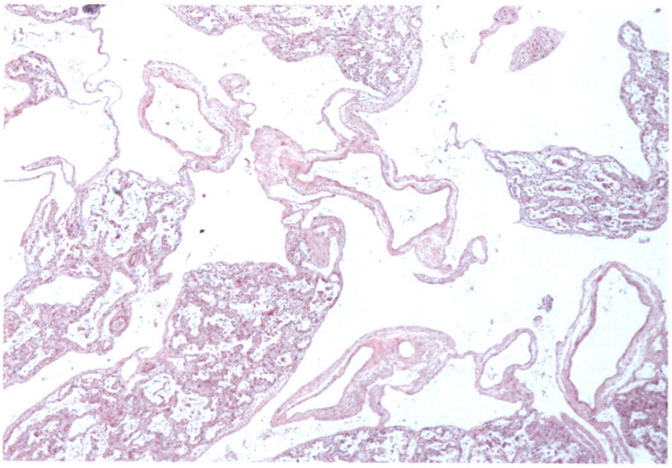

사진 23-9 **선천폐림프관확장증.** 신생아 폐소엽사이의 림프관이 매우 확장됨.

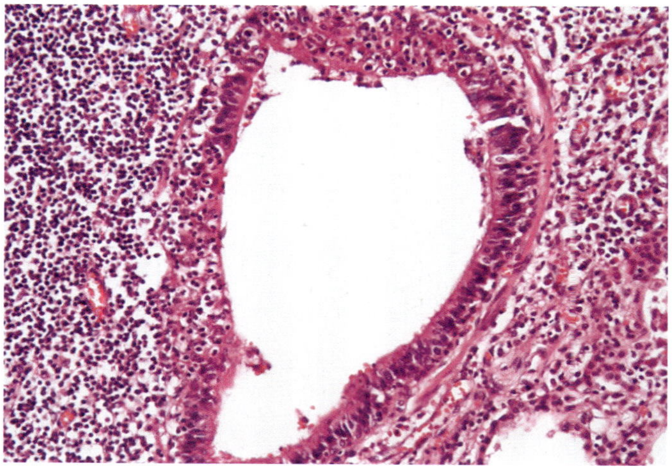

사진 23-10 **급성세기관지염.** 세기관지 상피세포가 괴사되고 호중구가 침윤됨.

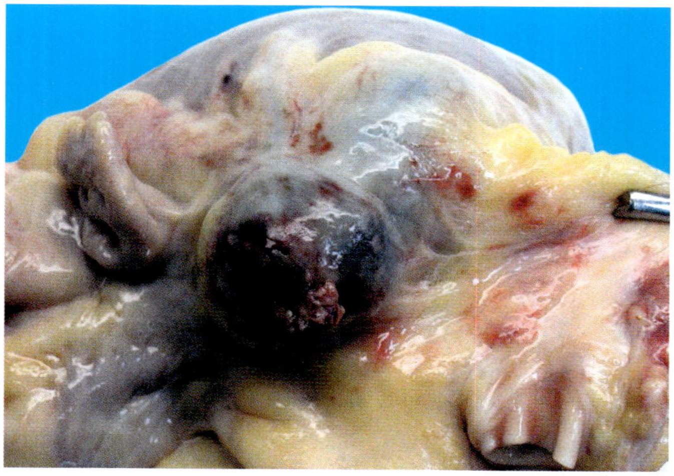

사진 23-11 **가와사키병.** 동맥류를 형성한 심장동맥이 파열됨.

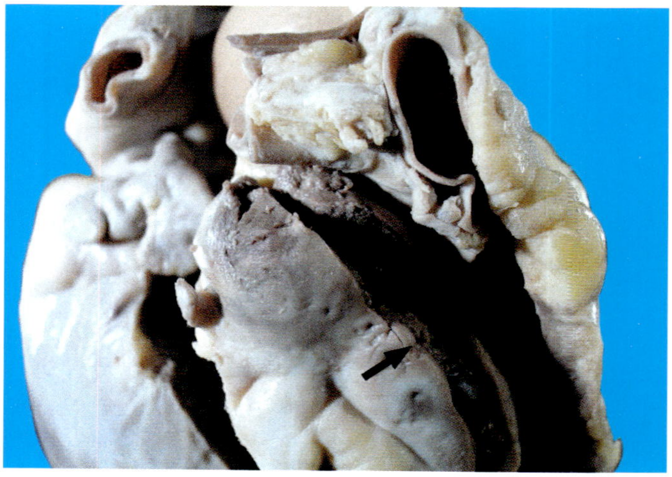

사진 23-12 **가와사키병.** 확장된 우심장동맥에 혈전(화살표)이 형성됨.

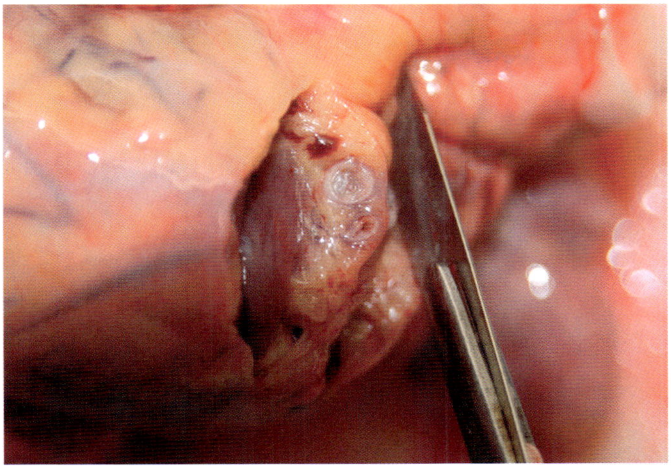

사진 23-13 **가와사키병.** 심장혈관이 기질화된 혈전으로 폐쇄됨.

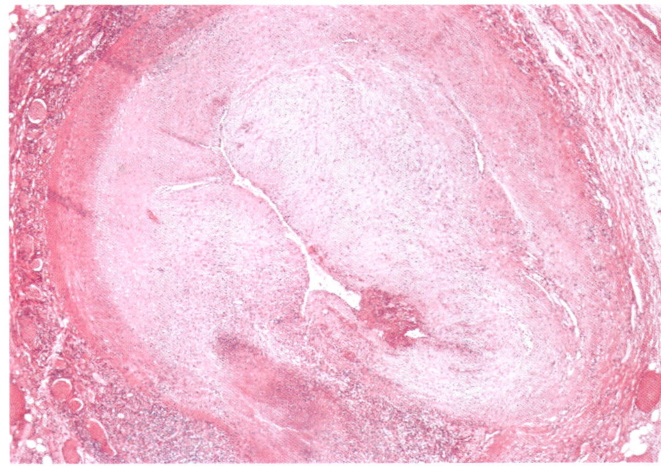

사진 23-14 **가와사키병.** 확장된 심장동맥의 내막이 매우 두껍고 혈전을 형성함.

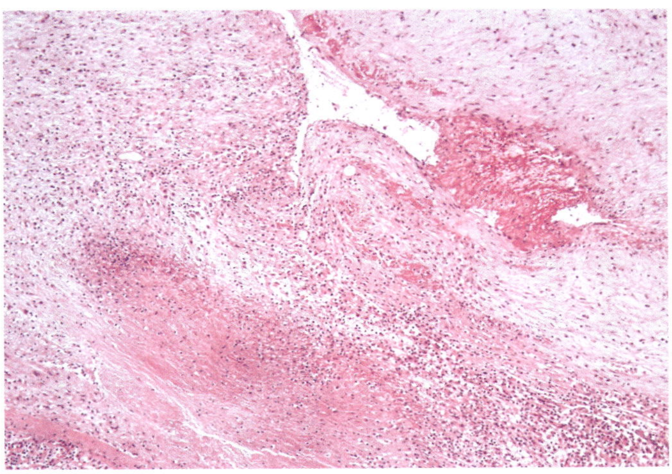

사진 23-15 **가와사키병.** 심장동맥벽에 염증세포가 침윤됨.

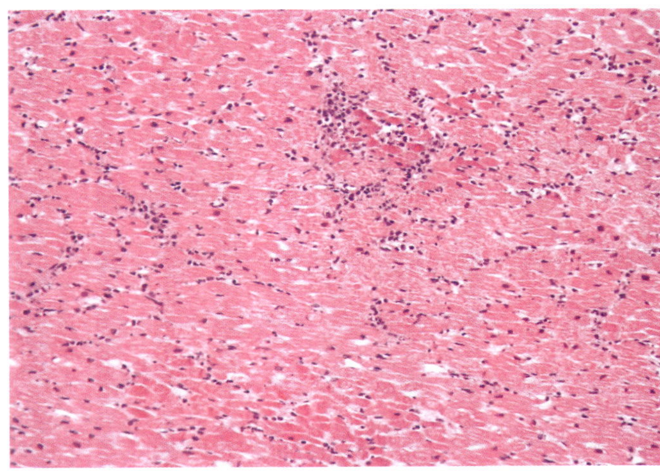

사진 23-16 **가와사키병.** 급성심근경색증을 봄.

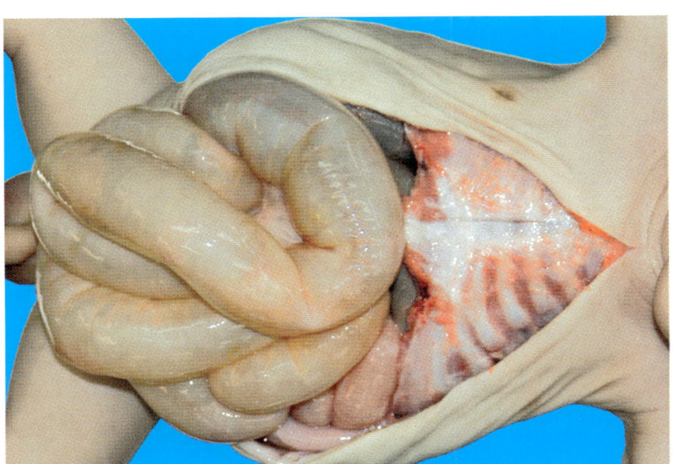

사진 23-17 **선천거대결장증.** 결장 전체가 거대하게 확장됨.

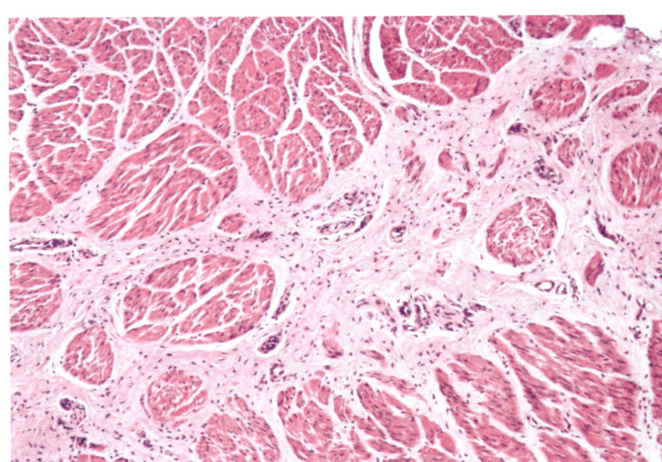

사진 23-18 **선천거대결장증.** 결장벽의 신경절세포가 소실됨.

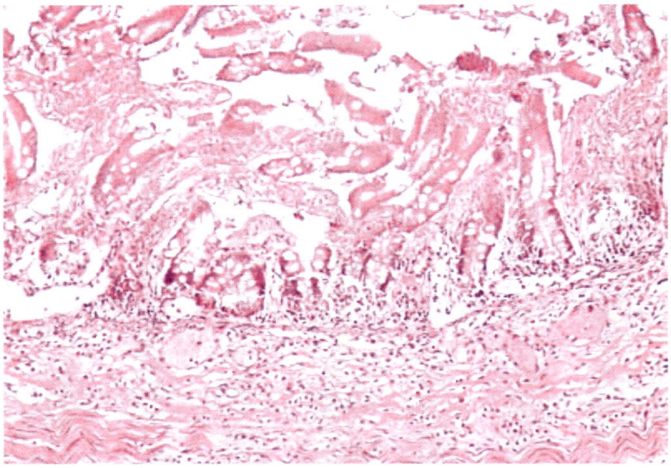

사진 23-19 **신생아괴사소장결장염.** 소장점막이 괴사되고, 점막하층에 염증세포가 침윤됨.

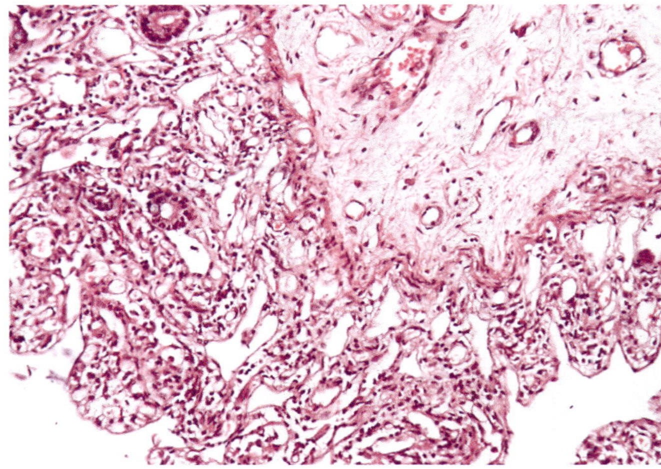

사진 23-20 **장림프관확장증.** 소장점막의 림프관이 확장되고 융모가 뭉툭해짐.

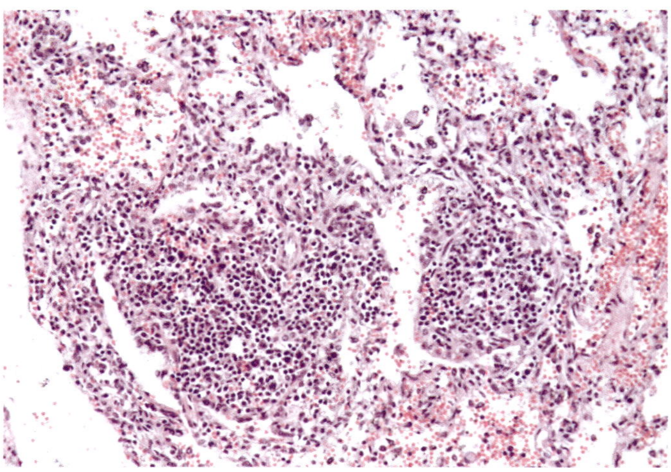

사진 23-21 **거대세포봉입체병.** 폐포중격에 림프구와 형질세포가 침윤하고 림프소절을 형성함.

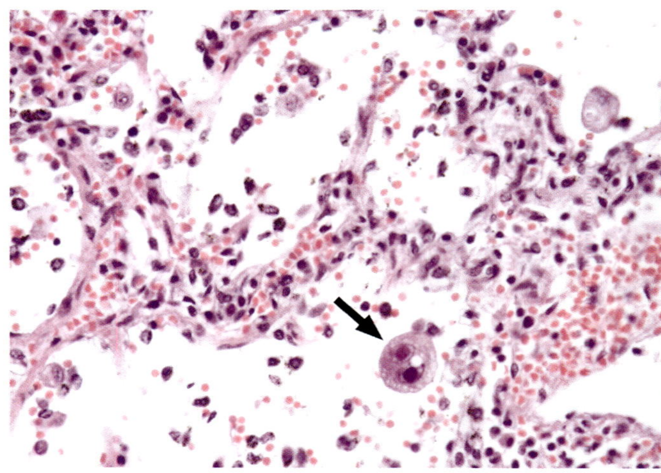

사진 23-22 **거대세포봉입체병.** 탈락된 폐포세포의 핵에서 봉입체를 봄.

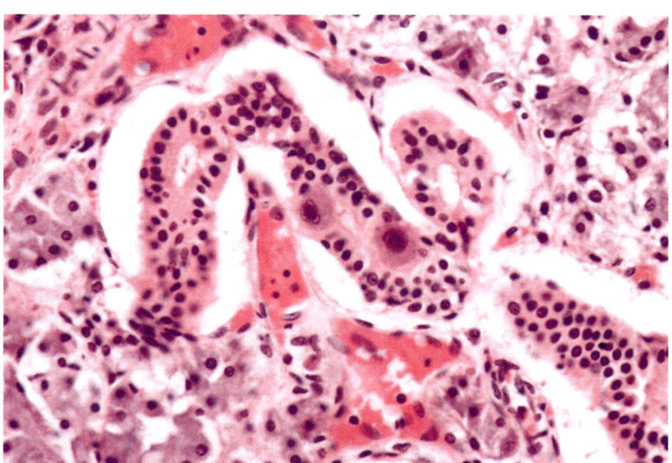

사진 23-23 **거대세포봉입체병.** 침샘의 관상피세포의 핵에서 봉입체를 봄.

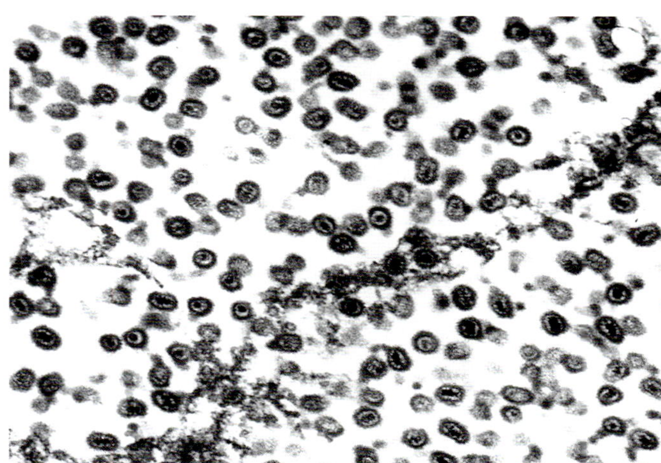

사진 23-24 **거대세포봉입체병.** 전자현미경소견상 침샘세코의 핵에서 중심핵이 있는 둥근 바이러스입자들을 봄.

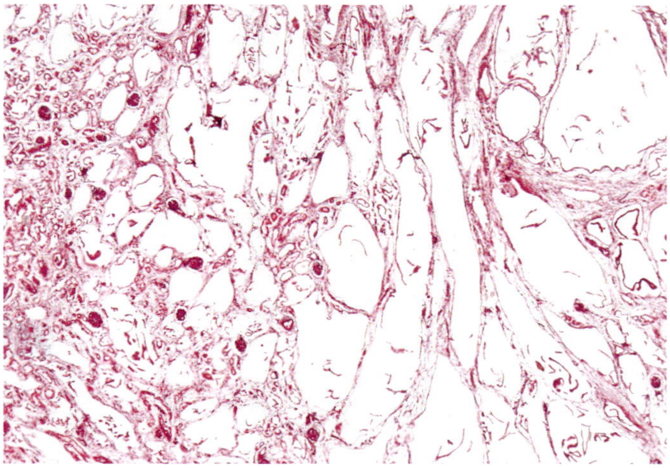

사진 23-25 **다낭신장, 영아형.** 콩팥의 요세관이 낭 또는 원통형으로 늘어남.

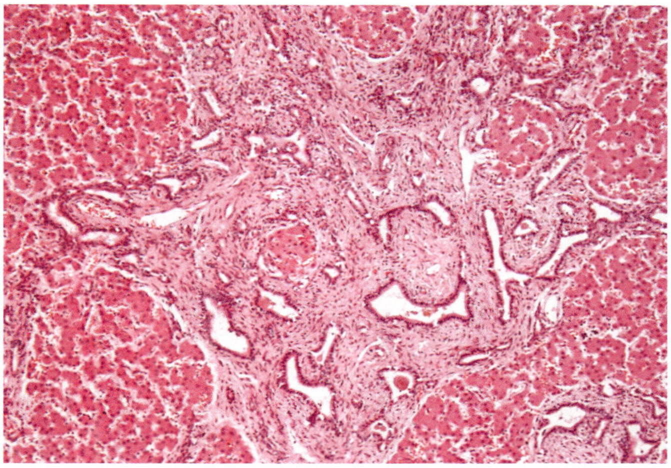

사진 23-26 **다낭간, 영아형.** 섬유화된 문맥에 담관이 증식함.

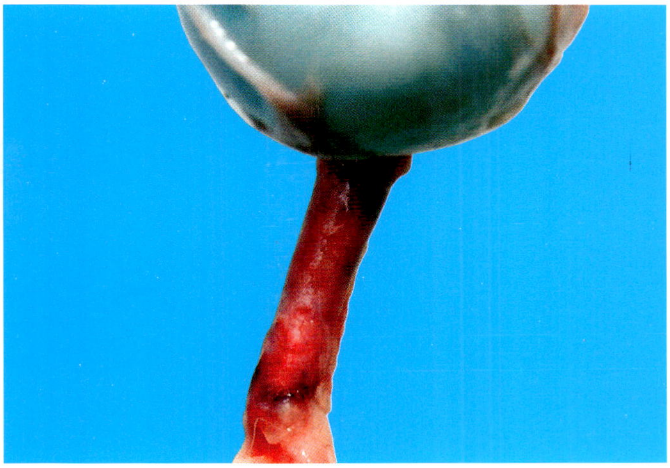

사진 23-27 **진탕아증후군.** 시신경이 충혈됨.

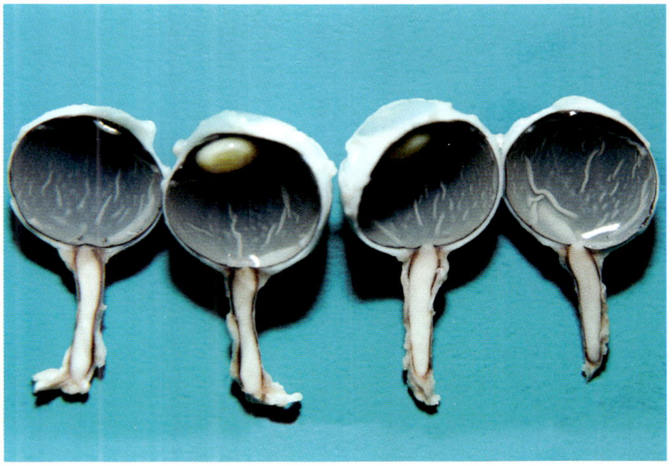

사진 23-28 **진탕아증후군.** 안구의 단면상 시신경을 싸는 막을 따라서 출혈됨.

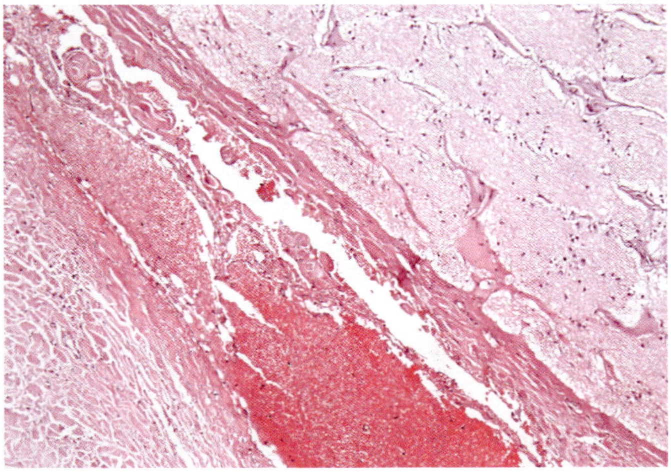

사진 23-29 **진탕아증후군.** 현미경소견상 시신경막의 출혈을 봄.

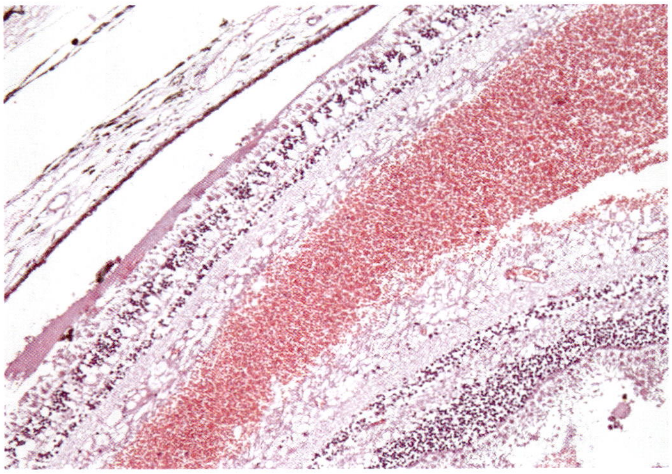

사진 23-30 **진탕아증후군.** 망막출혈을 봄.

Chapter 24 대사질환

아밀로이드증

- 각 장기의 세포사이에 병적인 단백물질이 침착하여 장기부전을 일으키는 병
- 원인 : 특정한 질환없이 면역이상으로 발생하거나 만성염증이나 다른 심각한 질환과 동반하여 발생한다.
- 현미경소견 : H&E염색상 호산성의 무형질 물질이 세포밖에 침착하여 실질세포를 압박, 위축시킨다. 이 물질은 콩고레드 염색 후 편광현미경으로 보면 녹색 굴절을 보이므로 다른 유사물질과 구별된다.
- 전자현미경소견 : 아밀로이드는 일정한 방향성 없이 배열되는 원섬유의 덩어리로서 각각의 원섬유는 가지를 치지 않는 경직되고 가늘고 긴 막대모양으로서 길이는 무한대하다.

당원축적병

- 당대사의 장애로 조직에 글리코겐이 과다하게 축적되는 병.
- 제 1형 : 가장 흔한 유형이고 glucose-6-phosphatase의 결손으로 주로 간이나 신장에 글리코겐이 과다 축적하여 간비대, 저혈당증, 과요산혈증을 일으킨다.
  현미경소견상 간세포와 요세관 상피세포의 세포질에 글리코겐이 가득 차서 크고 투명하게 보이고 소량의 지방방울이 존재한다.
- 제 2형 : Pompe병이라 하고 acid maltase의 부족으로 심장비대, 근무력증, 간비대 등을 유발한다. 현미경소견상 심근세포와 간세포가 크고 투명하게 보이며, 전자현미경소견상 글리코겐이 특징적으로 리소솜내에 들어있어 막으로 둘러싸이고 세포질에도 미만분포한다.

기타

- 윌슨병, 혈색소증, 고세병(Gaucher disease), 니만-피크병(Niemann-Pick disease), 뮤코다당체침착증 등 여러 질환이 있다.

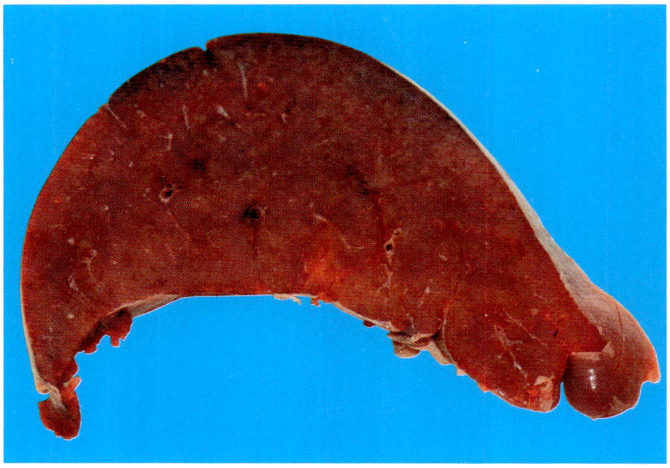

사진 24-1 아밀로이드증(비장). 비장의 단면이 단단하게 보임.

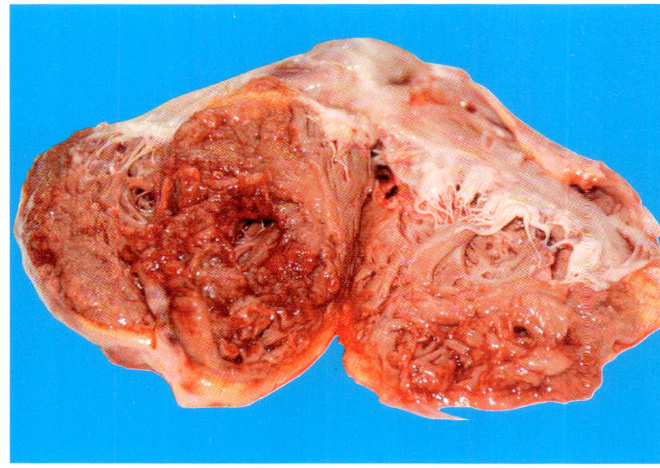

사진 24-2 아밀로이드증(심장). 심장근육이 창백하고 단단함.

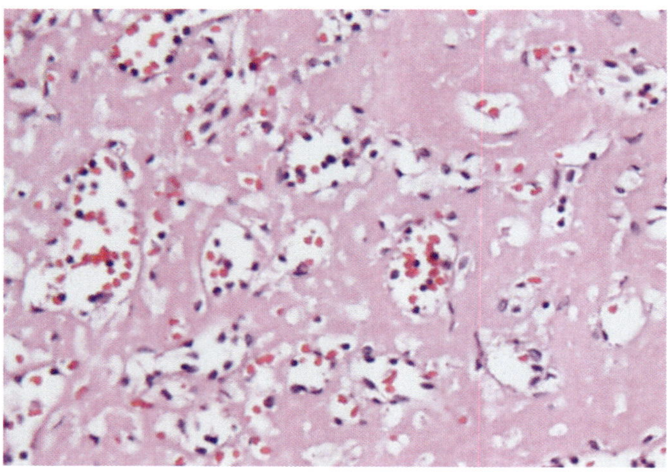

사진 24-3 아밀로이드증(비장). 호산성 무형물질인 아밀로이드의 침착으로 비장의 정상구조가 소실됨.

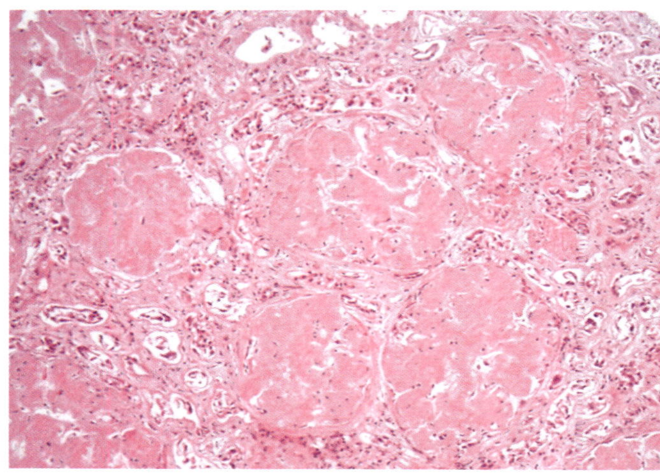

사진 24-4 아밀로이드증(신장). 사구체와 혈관벽에 아밀로이드가 침착됨

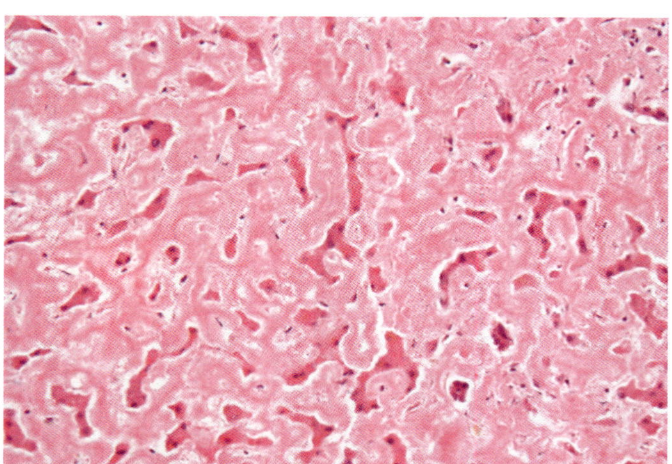

사진 24-5 아밀로이드증(간). 아밀로이드 침착으로 간세포가 압박되고 위축됨.

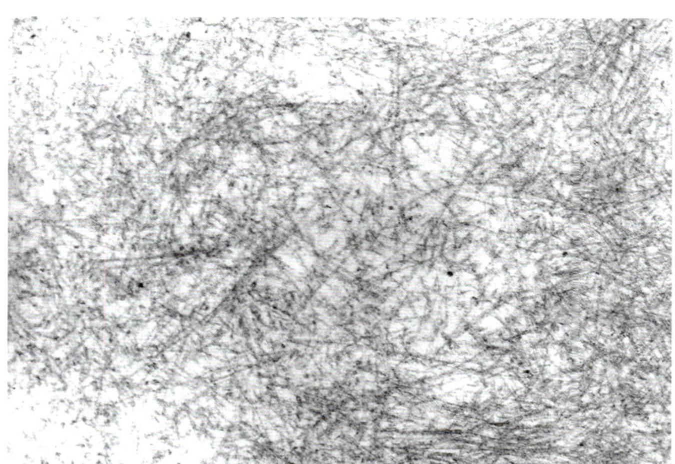

사진 24-6 아밀로이드증. 전자현미경소견상 아밀로이드는 가지를 치지않는 경직된 긴 막대모양임.

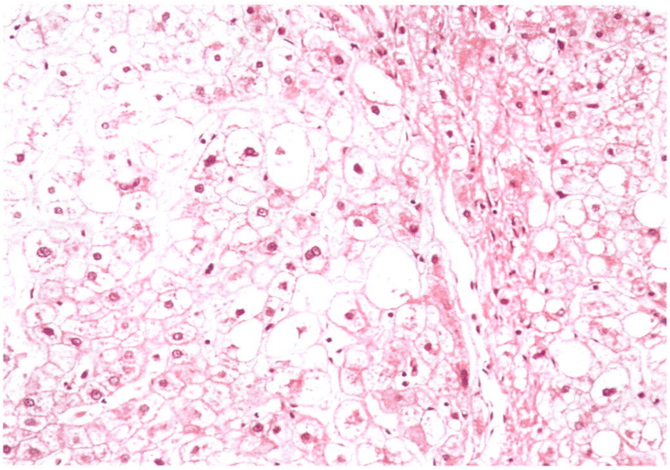

사진 24-7 **제1형 당원축적병.** 간세포가 투명하게 커짐.

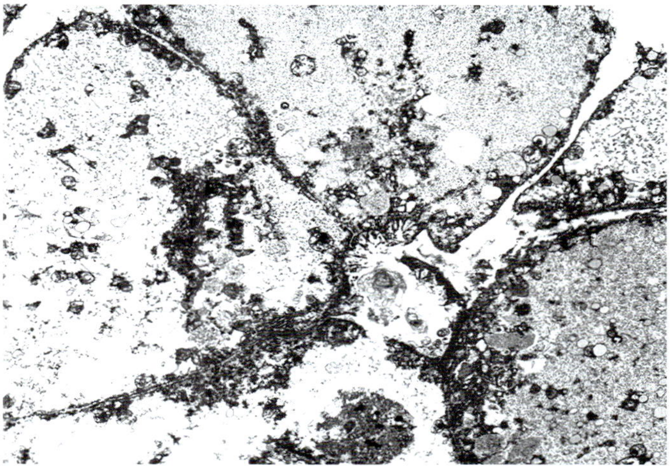

사진 24-8 **제1형 당원축적병.** 전자현미경소견상 간세포에 다량의 글리코겐이 축적되어 소기관들이 세포막으로 밀려남.

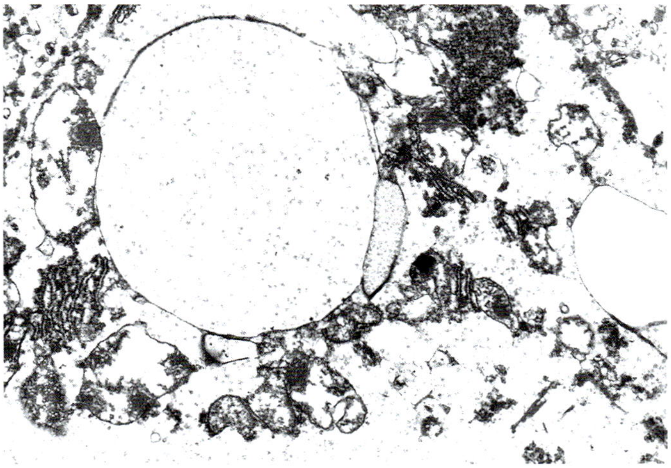

사진 24-9 **Pompe병.** 전자현미경소견상 글리코겐이 간세포의 세포질뿐 아니라 리소솜에도 축적됨.

국문 색인

ㄱ...

ㄴ...

ㄷ…

ㄹ…

ㅁ…

ㅂ…

ㅅ…

ㅇ…

ㅈ…

ㅊ…

ㅋ…

ㅌ…

ㅍ…

ㅎ…

영문 색인

A…

B…

C…

D…

E…

F…

G…

U...

W...

■ **저자약력**

현 국립과학수사연구원 법의학과

이화여자대학교 의과대학 졸업

연세의대 병리학교실 전공의, 전임의

순천향대학병원 병리과 전임강사, 조교수

■ **저서**

Diagnostic Ultrasturctural Pathology 권태정, 지제근

전자현미경진단학 권태정, 지제근

법의병리학

2011년 1월 3일 1판 1쇄 인 쇄
2011년 1월 10일 1판 1쇄 발 행

저 자 : 권 태 정
발 행 자 : 최 병 진

정가 30,000원

발 행 처 : 도서출판 **고 려 의 학**
(136-821) 서울 성북구 성북동 115-24 보문빌딩 3층
Tel. 765-0333, 0337
Fax. 743-2288

ISBN 978-89-7043-782-8
등록번호 : 제 1-519호 1978. 6. 29.